D1997444

Silke Birgitta Gahleitner
und Connie Lee Gunderson (Hg.)

Gender – Trauma – Sucht

Psychotraumatologie
Psychotherapie
Psychoanalyse

Herausgegeben von
PD Dr. phil. Rosmarie Barwinski
PD Dr. med. Robert Bering
Prof. Dr. Gottfried Fischer
Prof. Dr. León Wurmser

Alle Titel dieser Reihe siehe Seite 327–329

Silke Birgitta Gahleitner
Connie Lee Gunderson (Hg.)

Gender Trauma Sucht

Neues aus Forschung, Diagnostik und Praxis

Geleitwort von Michaela Huber

Asanger Verlag • Kröning

Die Herausgeberinnen
Silke Birgitta Gahleitner, Professorin für Sozialarbeit und Klinische Psychologie an der Alice Salomon Hochschule, Berlin. Arbeitsschwerpunkte u.a. Traumatherapie, Genderforschung, häusliche Gewalt.
Connie Lee Gunderson, Sozialarbeiterin (M.A.), geprüfte Suchtberaterin in den USA. Gründerin von „newbeginnings“, einer Einrichtung für ganzheitliche Fort- und Weiterbildung sowie Genesung von Trauma und Sucht.

Lektorat, Satz und Layout:
Ilona Oestreich

Titelbild:
Aleksander Fisher “Wenn die Besinnung kommt”

Umschlaggestaltung:
liveo grafikdesign, Angelika Krikava, info@liveo.de, www.liveo.de

Druck:
xPrint s.r.o., Czech Republic

Bibliographische Informationen der Deutschen Nationalbibliothek:
Die Deutsche Nationalbibliothek verzeichnet diese Publikation in der Deutschen Nationalbibliographie; detaillierte bibliographische Daten sind im Internet über http://dnb.d-nb.de abrufbar.

Das Werk einschließlich aller seiner Teile ist urheberrechtlich geschützt. Jede Verwertung außerhalb der engen Grenzen des Urheberrechtsgesetzes ist ohne Zustimmung des Verlags unzulässig und strafbar. Das gilt insbesondere für Vervielfältigungen, Übersetzungen, Mikroverfilmungen und die Einspeicherung und Verarbeitung in elektronischen Systemen.

© 2009 Asanger Verlag GmbH Kröning • www.asanger.de
ISBN 978-3-89334-542-7

Inhalt

Aus der Forschung für die Praxis

Aus der Praxis für die Praxis

Michaela Huber

Geleitwort

Jungen erleben andere Traumatisierungen als Mädchen und reagieren sehr spezifisch auf sie. Frauen reagieren anders auf Traumatisierungserfahrungen als Männer. Wenn ich das so sage, erlebe ich in Seminaren und Vorträgen, dass die Zuhörer still und aufmerksam werden, weil das Thema sie offenkundig sehr interessiert. Umso seltsamer ist es, dass nur wenige Publikationen sich genau diesem Thema widmen: den geschlechtsspezifischen Unterschieden im Bereich Trauma und den Folgen, zu denen auch das Thema Suchterfahrung gehört.

Jungen und Männer erleben mehr „Kampftraumata“: Sie werden häufiger geschlagen, sind häufiger Opfer von Raub, versuchtem Totschlag und Körperverletzung. Sie berichten insgesamt über eine höhere Anzahl von Gewalterfahrungen, die seltsamerweise mehr ich-synthon erscheinen („gehört einfach dazu, wenn man ein Mann wird/ist“). Sie werden weit häufiger mit Waffen bedroht, haben eine aktivere Beteiligung bei körperlichen Auseinandersetzungen, einschließlich Krieg und Gefangenschaft. Sie setzen häufiger die erlittene Gewalt umgekehrt ein, also sie viktimisieren Schwächere (Kinder, Partnerin, Frauen, Behinderte, Anders-Aussehende…) in weitaus größerem Maße als es das weibliche Geschlecht macht. Mädchen und Frauen andererseits erleben mehr „Bindungsverrat“ (nicht geschützt, sondern der Gewalt ausgeliefert werden) und Traumatisierungen durch enge Bindungspersonen; sie erleben deutlich mehr sexualisierte Gewalt. Von letzterer wissen wir, wie zerstörerisch sie ist für die Identitätsentwicklung, für Selbstbild und Selbstwertgefühl.

Mädchen und Frauen verstehen ihre Gewalterfahrung noch viel mehr als Jungen/Männer als Tabu, sie sprechen seltener darüber, vielleicht auch, weil sie weniger darüber wissen: Sie dissoziieren deutlich mehr als Jungen und Männer, und zur Dissoziation gehört auch die Amnesie, also das Nicht-sich-erinnern-Können. Die Amnesierate hat wiederum etwas damit zu tun, ob die Gewalterfahrung „wahr" im sozialen Sinne werden darf, also ob die Mitmenschen diese Gewalterfahrung anerkennen und darüber sprechen, oder nicht. Da für das weibliche Geschlecht die wesentlichen Gewalterfahrungen im Nahraum von Familie und Partnerschaft gemacht werden, ist die Anerkennungsrate sehr viel geringer. Und dies bewirkt, dass die Gewalt gegen Frauen zwar einerseits statistisch normal ist, andererseits im öffentlichen Raum als „selten" wahrgenommen wird.

Die von der Bundesregierung in Auftrag gegebene, 2004 veröffentlichte, erste repräsentative Studie zu geschlechtsspezifischer Gewalt gegen Frauen hat das Ausmaß der erlittenen Gewalt von Mädchen und Frauen zwischen 16 und 80 Jahren auf geradezu erschreckende Weise deutlich gemacht. Jede vierte Frau lebt heute in einer Partnerschaft, in der körperliche oder sexuelle Gewalt herrschen, oder sie lebte früher in einer solchen Partnerschaft. Insgesamt erlebt etwa jede dritte Frau im Laufe ihres Lebens mindestens einmal sexualisierte Gewalt. Von Erfahrungen mit Stalking bzw. sexueller Belästigung berichten zwei Drittel der Frauen. Drei Viertel der körperlichen Gewalt und 99 Prozent der sexualisierten Gewalt erleben die Mädchen und Frauen durch das andere Geschlecht, aber etwas mehr als die Hälfte der Erfahrungen seelischer Gewalt durch das eigene, also durch andere Mädchen/Frauen!

Es scheint eine Art Krieg zu herrschen. Gewalt erleiden beide Geschlechter, aber in anderer Weise. Und sie setzen die Gewalt anders um: Traumatisierte Männer neigen dazu, Kinder und Frauen aktiv körperlich und in sexualisierter Weise anzugreifen. Umgekehrt neigen Mädchen und Frauen dazu, die erlittene Gewalt mental gegen sich selbst zu richten (Selbsthass, Selbstentwertung, Abhängigkeit von anderen) und gegen andere Mädchen/Frauen: Sie haben eine geringe Meinung von Mädchen und Frauen, ziehen sich gegenseitig „eher runter" als sich zu ermutigen und beherrschen die psychische Kriegsführung. Und sie neigen dazu, ihren Körper für das Erlittene zu „bestrafen". Überspitzt könnte man sagen: Jungen/Männer explodieren, Mädchen/Frauen implodieren. Oder: Jungen/Männer liegen mit anderen im Krieg, Mädchen und Frauen mit sich selbst und untereinander – und dies bei fortgesetzter Opfererfahrung:

entwertet und seelisch gequält/gemobbt durch das eigene, körperlich und sexualisiert attackiert durch das andere Geschlecht.

Ja, ich weiß, es gibt Ausnahmen, Entwicklungen, Tendenzen, die ein wenig in andere Richtungen weisen: Körperlich aggressive Mädchen, sexuell übergriffige Mütter etc. Doch insgesamt gilt das, was ich gerade beschrieben habe, nach wie vor, wie die Studien zeigen. In diesem Buch finden Sie einiges darüber, wie wir solche unterschiedlichen geschlechtsspezifischen Erfahrungen bewerten könnten.

Lassen Sie mich noch einige zusätzliche Fragen stellen, die wir in Zukunft beantworten müssen: Kann es sein, dass die Geschlechtertypisierungen vor allem die geschlechtstypischen Traumatisierungserfahrungen (auch die im „Krieg der Geschlechter") widerspiegeln, die Jahrhunderte, vielleicht Jahrtausende alt sind? Und wenn wir sie verändern wollen, was müssten wir tun?

Wie wirken sich die unterschiedlichen Erfahrungen und Verarbeitungsweisen auf das Suchtverhalten aus? Wenn Mädchen und Frauen mehr dissoziieren, wenn ihr serotonerges neuronales System mehr attackiert wird (Jungen und Männer stellen lebenslang über 50% mehr Serotonin her und halten es zur Verfügung), was bedeutet das für ihr Suchtverhalten? Wieso schneiden sie sich so oft, haben so häufig eine Essstörung – im Gegensatz zu den Jungen/Männern? Hat es nur mit der Geschlechter-„Zurichtung" zu tun oder nicht auch mit der unterschiedlichen (hirn-)organischen Verarbeitung, dass sie sich so verhalten?

Wie sieht es bei traumatisierten Jungen aus? Könnte es sein, dass sie ihren „Schlag weg" bekommen vor allem im dopaminergen System und (unter anderem) deshalb – und nicht nur wegen der unterschiedlichen Geschlechterrollen – so viele Aufmerksamkeitsdefizit- und Hyperaktivitätsstörungen bekommen, deshalb so eine andere Suchtstruktur aufbauen, deshalb so viel Acting out und Dissozialität entwickeln?

Wir stehen erst am Anfang einer interessanten Diskussion. Das vorliegende Buch bietet einen hervorragenden Einstieg. Es beleuchtet sowohl gesellschaftspolitische Aspekte der Genderdiskussion hinsichtlich Trauma und Sucht als auch konkrete Erfahrungen im Bereich von Klinik, Psychotherapie, Beratung. Es ist immer wieder interessant zu sehen, wie selten und kostbar es ist, wenn KollegInnen wissenschaftliche Untersuchungsergebnisse nicht geschlechtsneutral, sondern geschlechtsspezifisch auswerten und dabei eine Diskussion um das Genderverständnis führen. Erst dann – und diese Überzeugung teile ich mit den AutorInnen des vorliegenden Bandes – können wir mehr zum Thema Trauma und Sucht verstehen. Ich wünsche diesem Buch eine große Verbreitung und freue mich auf die angeregten Gespräche, die es auslösen wird.

Göttingen, im Juni 2009
Michaela Huber

Silke Birgitta Gahleitner

Das Dreieck „Gender / Trauma / Sucht“

Das vorliegende Buch entstand aus einer mehrjährigen Zusammenarbeit einer Reihe von Wissenschaftler/-innen, Theoretiker/-innen und Praktiker/-innen in Deutschland und den USA, die sich viele Jahre in verschiedensten Zusammenhängen mit den Themen Trauma, Sucht und Geschlecht auseinandergesetzt haben und sich der Beantwortung der Frage widmen, wie Frauen und Männer möglichst optimal bei der Genesung unterstützt werden können. Der vorangegangene Band mit dem Thema „Fraucn – Trauma – Sucht“ zur gleichnamigen Tagung 2006 erschien im Frühjahr 2008 dank des großen Engagements der Mitarbeiter/-innen des Buchherstellungsprozesses und Verlages gerade noch rechtzeitig zur zweiten Fachtagung. Dieser zweite Kongress mit dem Titel „Gender – Trauma – Sucht“ im Frühjahr 2009 versuchte in einer Fortführung und Perspektiverweiterung an die erste Tagung anzuknüpfen und Trauma und Sucht in ihrem Zusammenspiel und im Kontext ihrer geschlechtsspezifischen Faktoren – also bezogen auf Frauen *und* auf Männer – zu verstehen.

Für die Problematiken Trauma und Sucht haben Forschung und Praxis inzwischen eine erstaunlich solide Wissensbasis geschaffen, häufig jedoch ohne eine Verknüpfung beider Problemfelder oder den Einbezug weiterer wesentlicher Einflussfaktoren wie des Geschlechts. Es gibt jedoch eine Reihe geschlechtsspezifischer Faktoren, die Frauen und Männer zusätzlich zu ihrer Traumatisierung und Abhängigkeit teilen oder gerade nicht teilen. Die Verbindungen bezogen auf alle drei Themenfelder sind vielschichtig, ganz zu schweigen von der Vielfältigkeit des Phänomens „Geschlecht“ an sich, die sich an vielen Stellen bis heute nicht angemessen widerspiegeln lässt. So ist inzwischen z. B. eine breite Verständnisgrundlage über Gewaltphänomene erarbeitet – gesellschaftstheoretisch, politisch wie auch klinisch –, sie spiegelt sich an vielen Stellen jedoch noch nicht im Behandlungssystem wieder. Die Wahrnehmung von Gewalt gegen Jungen und Männer im Hilfesystem scheint nach wie vor stark tabuisiert zu sein. Jedoch auch die spezifische Betrachtung der psychosozialen Situation von gewaltbetroffenen Frauen und Mädchen wird seit der Einführung der Gender-Mainstreaming-Debatte unterschiedlich diskutiert.

Allgemeine Programme im Bereich der Trauma- und Suchttherapie lassen daher diesen Zusammenhang oft vermissen, sind entweder von völlig verschiedenen, singulär konzipierten Perspektiven gestaltet, oder aber sie stammen aus einer eklektischen Vielfalt von Quellen, die in ihren theoretischen Grundlagen schlecht miteinander vereinbar sind. Der angloamerikanische Sprachraum bietet zumindest im Bereich der Publikationen bzgl. der Verknüpfung beider Themenstränge eine deutlich größere Breite und Reichhaltigkeit. Viele der dort forschenden und praktizierenden Kollegen/-innen sind in Deutschland bisher nicht bekannt. Auf den beiden Tagungen und im Anschluss daran sind aus diesem internationalen Austausch anregende Diskussionen entstanden, die im vorliegenden Buch zunächst aus übergreifender Perspektive, anschließend aus der Perspektive von Forschung und Theoriebildung und im letzten Teil des Buches aus der anwendungsorientierten Perspektive der Praxis vorgestellt werden.

Der vorangestellte Artikel von *Silke Birgitta Gahleitner* „Gender matters" soll in die komplexe Thematik von Fragen rund um das Phänomen Geschlecht einführen. Geschlecht ist neben dem Alter das wichtigste zur allgemeinen Charakterisierung eines Menschen herangezogene Merkmal. In jeder uns bekannten menschlichen Gesellschaft wird das Geschlechterverhältnis daher durch Vorschriften und Bräuche reguliert, die sich in der lebenslangen Interaktion des Individuums mit seiner Umwelt bis hinein in die Psyche manifestieren. Wir haben daher ein deutliches Bild davon, was „Mann" und „Frau" jeweils symbolisch vertreten. Geschlecht wird traditionell biologisch zu definieren versucht. Es hat sich inzwischen jedoch herausgestellt, dass eine biologisch determinierte dichotome Geschlechtlichkeit in dieser Reinform gar nicht existiert. Zur tiefergehenden Analyse ist hier die Gender-Forschung gefordert. Sie liefert in diesem Kontext Antworten, ob und welche Gemeinsamkeiten und Differenzen es zwischen den Geschlechtern gibt, wie sie eventuell zustande kommen, und sie gibt auch erste Hinweise darauf, welche Auswirkungen diese Erkenntnisse auf die Interventionsplanung in klinischen Arbeitsbereichen haben können.

Die weiteren vier Artikel aus dem einführenden Teil des Buches knüpfen an die Genderperspektive an und beleuchten das Phänomen aus verschiedenen Disziplinen und Blickwinkeln. *Ruth Großmaß* reflektiert den Themenbereich in ihrem Artikel „Achtung, Differenzsensibilität, Beziehungsverantwortung – Ansatzpunkte einer Ethik psychosozialer Arbeit“ aus ethischer Sicht. In den letzten zehn Jahren werden zunehmend Theorien aus der praktischen Philosophie herangezogen, um der ethischen Dimension in der beruflichen Praxis ein Instrumentarium der Reflexion gegenüberzustellen. Häufig wird dabei unterstellt, ethische Reflexion habe es vorher in den fachlichen Diskursen überhaupt nicht gegeben. Psychotherapie, Beratung und sozialpädagogische Fallarbeit haben sich jedoch bereits seit Ende der 1960er-Jahre mit der Machtdimension der professionellen Beziehung beschäftigt. Auch die feministische Diskussion der 1970er-/1980er-Jahre – eine wesentliche Grundlage parteilicher Mädchen- und Frauenarbeit sowie des heute praktizierten Konzepts der Gendersensibilität – hat sich maßgeblich an den Kategorien „Gleichheit“ und „Differenz“ abgearbeitet. Beide Diskussionsstränge behandeln ethische Fragen – wenn auch nicht unter dieser Überschrift. Der Aufsatz zeigt Kontinuitäten und Erweiterungsbedarf in der fachlichen Auseinandersetzung um die ethische Dimension der Profession auf.

Luise Reddemann vertieft in ihrem Artikel „Gleichwertigkeit und Würde: Voraussetzung jeder Behandlung in der Suchtkrankenhilfe“ einen Aspekt aus dem vorangegangenen Artikel und konkretisiert ihn an einer Reihe von praktischen Fallbeispielen. Würdeorientierung ist bis jetzt nach Ansicht der Autorin so gut wie kein Gegenstand von Psychotherapie und Beratung. Die Autorin vertritt die These, dass der Mangel an Würdeorientierung auf unbewusste narzisstische (Abwehr-)Mechanismen von Professionellen zurückzuführen ist. Diese könnten mit einer kollektiven Angst vor Endlichkeit im weitesten Sinn zusammenhängen. Die starke Anlehnung an Defizitmodelle führt dazu, dass viele Patienten/-innen oder Klienten/-innen nach einem patriarchal-paternalistischen Modell behandelt werden und auch moderne Überlegungen zur partizipativen Entscheidungsfindung und zum „informed consent“ so gut wie keine Rolle spielen. Diese Frage wird auch im Kontext von Gender diskutiert und konkrete Vorschläge für mehr Würdeorientierung in der Behandlung werden unterbreitet.

Die herrschende Theoriebildung beeinflusst die klinische Praxis. Eigentlich jedoch sollte in erster Linie die klinische Praxis die Theoriebildung beeinflussen. In ihrem einführenden Artikel „Beziehungssensible Kulturtheorie“ stellt *Connie Lee Gunderson* im Kontrast zu vielen anderen theoretischen Konzeptbildungen, die an derartigen Phänomenen vorbeigehen, die beziehungssensible Kulturtheorie vor, ein Modell der Psychologie und der sozialen Intervention, das im Laufe der letzten 30 Jahre insbesondere im angloamerikanischen Raum Anerkennung erfahren hat. Ein kurzer Überblick über traditionelle Entwicklungsmodelle, eine historische Perspektive der Entstehung der beziehungssensiblen Kulturtheorie sowie die Grundsätze dieses Modells ermöglichen, die verschiedenen Paradigmen ihrer Wirksamkeit kritisch zu reflektieren.

Auf der Basis dieser vielfältigen Auseinandersetzung mit dem Phänomen Geschlecht zeigt *Sabine Scheffler* in ihrem Artikel „Trauma und Gender: Kritische Anmerkungen aus der Geschlechterforschung“, wie stark Forschung und Anwendung mit kulturellen und gesellschaftlichen Sichtweisen und Bewertungen verknüpft sind und den Blick tendenziell eher verstellen als das Phänomen klären zu helfen. Der Artikel beschäftigt sich mit der Geschichte der Traumaforschung und ihrer Verknüpfung mit gesellschaftlichen Vorstellungen von Männlichkeit und Weiblichkeit. Es wird deutlich, wie stark Fragen von Dominanz und Herrschaft generell und vom Geschlechterverhältnis im Besonderen als Bedingung für Traumatisierung immer wieder aufs Neue in den Hintergrund treten und wie häufig „vergessen“ wird, wie stark Männlichkeits- und Weiblichkeitskonstrukte und daraus resultierende gesellschaftliche Positionen zu den alltäglich stattfindenden traumatisierenden Erfahrungen beitragen. Der Artikel sensibilisiert für diese Blickrichtung und ist damit eine gute Voraussetzung zum Verständnis des zweiten Teils des Buches, der sich mit den Ergebnissen der Forschung für die klinische Praxis beschäftigt.

Stephanie S. Covington zeigt in dem einleitenden Artikel zum zweiten Teil des Buches „Trauma- und gendersensible Interventionen für Frauen während der Suchtbehandlung“ auf, dass die komplexen Bedürfnisse von Frauen mit den Doppel-Diagnosen Substanzmissbrauch und psychischen Störungen zunehmend in der Forschung manifest werden. Forschungsarbeiten weisen nach, dass 55 bis 99 Prozent der Frauen mit gleichzeitig auftretenden Störungen aufgrund von Missbrauch Traumata erlebt haben und dass missbrauchte Frauen zu selbstzerstörerischem Verhalten neigen. Für diese Frauen sind die an ihrem Wohnort vorhandenen Behandlungsangebote häufig nicht angemessen. Sie bieten Behandlungen für Substanzmissbrauch und psychische Störungen getrennt an, obwohl wissenschaftlich belegt ist, dass integrierte, traumasensible Versorgung den Erfolg der Genesung steigern.

Aus einer ebenfalls stark forschungsorientierten Perspektive rekonstruiert *Rudolf Schmitt* in seinem Artikel „Starke Trinker und arme Würstchen: Metaphern der alkoholvermittelten Konstruktion von Männlichkeit“ die durch gesellschaftliche Deutungsmuster vermittelte „Männlichkeit“ des Alkoholkonsums. Der Aufsatz skizziert zunächst die Eckpunkte einer systematischen Metaphernanalyse für die qualitative Forschung. Der zweite Teil diskutiert die mit dieser Methode erhaltenen metaphorischen Konzepte aus einem Projekt zur Untersuchung des alltagsintegrierten Alkoholge- und -missbrauchs sowie der Abstinenz. Der Autor zeigt mit seinem Artikel zugleich die Geschlechtsblindheit der bisherigen Alkoholforschung auf. Bei genauerer Betrachtung zeigt sich, dass der statistisch signifikant deutlichere männliche Alkoholgebrauch sich in Deutungsmustern vollzieht, die in engem Zusammenhang zur Sozialisation einer „hegemonialen Männlichkeit“ zu sehen sind. Einige Implikationen dieser Befunde für Beratung und Therapie von trinkenden Männern werden im letzten Abschnitt kurz referiert.

Mit Hilfe einer qualitativ-empirischen Längsschnittstudie analysiert *Natalie Eppler* im folgenden Artikel den Ausstiegsprozess einer drogenabhängigen Klientin. In ihrem Beitrag werden unter dem Titel „‚Leiden zieht mich an‘ – Trauma und Sucht aus lebensgeschichtlicher Perspektive“ Zusammenhänge zwischen Trauma und Sucht unter Berücksichtigung geschlechtsspezifischer Aspekte deutlich. Basis ihrer Ausführungen ist ein größeres Sample problemzentrierter Interviews mit drogenkonsumierenden Frauen und Männern. In der dargestellten Fallanalyse ist der Fokus auf biografische Ressourcen und Bewältigungsstrategien gerichtet. Im Anschluss an die Rekonstruktion des biografischen Verlaufs erfolgt die Analyse der Ausbildung und Weiterentwicklung der Copingstrategien, ihre Anwendung für den Umgang mit belastenden Lebenssituationen und ihre Relevanz für die Drogenhilfe.

Ungefähr 250.000 Kindersoldaten werden aktuell weltweit in Armeen und Rebellenverbänden eingesetzt – für Hilfstätigkeiten bis hin zur Beteiligung am Kampfeinsatz oder bei Gewaltakten gegen Zivilisten. Durch die Erfahrung extremer Gewalt als Opfer, Zeugen und Täter tragen diese Kinder und Jugendlichen meist schwere Traumatisierungen davon. *Dima Zito* schildert in ihrem Artikel „Kindersoldaten als Flüchtlinge in Deutschland" ihre Situation. Der Artikel basiert auf Forschung, reflektiert jedoch den aktuellen Umgang mit ehemaligen Kindersoldaten in Deutschland hautnah. Denn diejenigen, die als Flüchtlinge nach Deutschland kommen, leben oft unter Bedingungen struktureller Ausgrenzung und Unsicherheit, da ihre spezifische Verfolgungserfahrung häufig nicht zu einer Anerkennung im Asylverfahren führt. Viele von ihnen haben zudem Schwierigkeiten, angemessene psychosoziale Unterstützung zu erhalten – aufgrund der eingeschränkten therapeutischen Versorgung für Flüchtlinge und auch der Vielschichtigkeit der Anforderungen. Die Autorin möchte für dieses Thema sensibilisieren, das auch im Fachdiskurs noch in Kinderschuhen steckt.

Einem äußerst randständigen Thema widmet sich *Kaja Swanhilt Haeger* mit ihrem Artikel „Das Ritual der männlichen Beschneidung – Überlegungen im Rahmen von Gender und Trauma". Bislang gibt es nur vereinzelte Forschungsergebnisse zur männlichen Beschneidung. Die Autorin hat sich daher in einer qualitativen Untersuchung zum Ziel gesetzt, junge Männer über die eigene Beschneidung zu befragen. Um das Ritual darzustellen, die persönliche Wahrnehmung einzufangen und seine Auswirkungen auf das weitere Leben der Männer aufzuzeigen, wurden Interviews inhaltsanalytisch und tiefenhermeneutisch interpretiert. Die Ergebnisse zeigen, dass das Ertragen der Schmerzen zwar bewusst erlebt, anschließend jedoch beinahe gänzlich verdrängt oder zumindest verharmlost wird. Eine dezidierte Auseinandersetzung über die Auswirkungen der Beschneidung auf das eigene Leben und die Folgen des verdrängten Schmerzes erfolgt zumeist nicht und steht daher im Zentrum des Beitrages, ohne damit die weitreichenden Erfahrungen von Frauen in diesem Themenkreis leugnen oder bagatellisieren zu wollen. Der zu kontroversen Diskussionen anregende Artikel schließt den forschungsorientierten Abschnitt des Bandes ab.

Der praxisorientierte Teil des Buches wird eingeleitet durch die Betrachtung „Gendersensible Diagnostik“ im Suchtbereich von *Silke Birgitta Gahleitner*. Diagnostik im Trauma- und Suchtbereich ist in besonderer Weise verpflichtet, die Schnittstelle zwischen psychischen, sozialen, medizinischen und alltagssituativen Dimensionen auszuleuchten. Der Artikel knüpft dafür an klinisch-sozialarbeiterischen bio-psycho-sozialen Konzepten sowie an Erkenntnissen aus der Genderforschung an. Impliziert die gesellschaftliche Ungleichheit zwischen den Geschlechtern in der Regel eine Schlechterstellung von Frauen, so kann für den Sucht- und Traumabereich verzeichnet werden, dass beide Geschlechter durch die Geschlechts-Segregation auf die Seite der Verlierer/-innen geraten. Um dies zu verdeutlichen, wird im Artikel zunächst ein Einblick in das Bewältigungsverhalten von Männern und Frauen nach frühem Trauma gegeben, um auf dieser Basis ein Diagnostikmodell vorzuschlagen, das im Vorgehen der Diagnostik und in der Interventionsplanung Gendersensibilität erlaubt.

Die Fachklinik „Beusingser Mühle“ begreift die Geschlechterperspektive als Querschnittsstrategie im Sinne des „Gender Mainstreaming“ über das gesamte medizinisch-therapeutische Behandlungsspektrum der Klinik. In ihrem Artikel „Gender-Praxis in einer Klinik für Drogenabhängige mit Traumafolgestörungen“ schildern *Sybille Teunißen* und *Michael Engels* exemplarisch indikationsbezogene therapeutische Leistungen für Frauen und Männer, die die häufig von Traumatisierungen geprägte Lebensgeschichte der Suchtmittelabhängigen in ihren Folgeerscheinungen berücksichtigt. Auf dem Hintergrund der Erfahrung mit dem geschlechtsdifferenzierenden integrativen Behandlungskonzepts für Drogenabhängigkeit und Traumatisierung in einem Therapiezentrum für Suchterkrankungen werden die geschlechtsbezogenen therapeutischen Leistungen praxisnah ausführlich erläutert.

Deutsche Studien zur Korrelation von Sucht und Trauma bei Männern sind rar, die Ergebnisse jedoch umso prägnanter: 56% der männlichen Drogenabhängigen sprachen von Erfahrungen mit sexualisierter Gewalt, 40% aller Männer gaben an, dass die Übergriffe Geschlechtsverkehr beinhalteten. Dabei sind fast drei Viertel der Abhängigen zwischen 18 und 59 Jahren Männer. In der Suchtarbeit spielte die Thematik Trauma bisher kaum eine Rolle. Erst seit einigen Jahren wird dieses Phänomen wissenschaftlich behandelt. *Steffen Boldt* hat sich in seinem Artikel „Suchtarbeit mit Männern vor dem Hintergrund von Trauma“ diesem Thema gewidmet und beleuchtet es eingehend aus der Sicht von Forschung und bestehenden Theorien zum Phänomen der „Männlichkeit“. Genderspezifische Aspekte bei der Bewältigung von Sucht und Trauma sind vielen Helfer/-innen unbekannt. Daher werden zum Ende des Artikels sehr konkret mögliche Konsequenzen für die Praxis der Suchtarbeit dargelegt.

Einen ähnlichen Faden – jedoch mitten aus dem Praxisalltag – greift *Dieter Horlacher* auf. Unter dem Titel „‚Bin ich denn gar nichts wert?‘ – Zur strukturellen Benachteiligung von Menschen mit Traumatisierungsstörung und Suchtmittelabhängigkeit“ beschreibt er die Problematik für Menschen mit der Komorbidität Traumatisierungsstörung und Suchtmittelabhängigkeit, im derzeit vorherrschenden Gesundheits- und Rehabilitationssystem in vielen Fällen keine adäquate Behandlung zu erhalten. Diese Behauptung wird anhand einer Vielzahl von Beispielen aus der Praxis belegt. Als Konsequenz daraus werden vor allem die Kostenträger aufgerufen, für traumatisierte Abhängige nicht erst bei Vorliegen einer stabilen Abstinenz eine therapeutische Behandlung zu bewilligen und zusätzliche Praxen mit entsprechender Spezialisierung außerhalb einer mangelhaften Bedarfsplanung zuzulassen. Zudem liegt es nach Ansicht des Autors an den behandelnden Fachkliniken und Einrichtungen der ambulanten Suchthilfe, gemeinsam mit den Betroffenen neue Wege der Behandlung, vor allem im Hinblick auf die Themen Abstinenz, Rückfälligkeit und Primat der Gruppentherapie, zu erkunden. Hierbei sind sexuell traumatisierte Frauen in besonderem Maße vor weiteren Übergriffen zu schützen.

Mit jungen Männern zu arbeiten, um Alternativen zu Gewalt anzubieten und ihre Stärke, Erfahrung und Kreativität weiterzuentwickeln, ist anspruchsvoll und lohnend. *Paul Kivel* und *Connie Lee Gunderson* entwickeln in ihrem Artikel „Die Männer von Morgen: Jungen mit Mut, Mitgefühl und Gemeinschaftssinn“ dafür viele anregende Ideen. Ihr Ziel ist es dabei, nicht nur Alternativen zu destruktivem Verhalten zu entwickeln, sondern jungen Männern zu ermöglichen, gegenseitig Erfolge zu unterstützen, stärkere Verbündete ihresgleichen zu werden und an den fortwährenden Anforderungen für mehr Gleichheit und soziale Gerechtigkeit in ihrem Land teilzunehmen. Die zuletzt gestellte Frage: „Was benötigen Jungen von uns?“ widmet sich der Überzeugung, dass wir starke Verbündete für sie sein müssen, um eine Gemeinschaft aufzubauen, in der junge Männer vollwertige und aktive Mitglieder sind. Hier zeigt sich die Wichtigkeit, als erwachsener Partner für junge Männer zu fungieren und dadurch aktiv an dem Aufbau einer gerechten, gewaltfreien Gesellschaft beteiligt zu sein.

Ausgehend von konkreten Erfahrungen in der Beratungsarbeit einer Anlaufstelle für Männer, die als Junge Opfer sexueller Gewalt wurden, nimmt *Thomas Schlingmann* in seinem Artikel „Männlichkeit, sexuelle Gewalterfahrung und Drogenkonsum“ theoretische Perspektiven zum Thema männliche Opfer sexueller Gewalt und Drogenkonsum unter die Lupe. Aus der Psychotraumatologie stammende Ansätze reichen nach Ansicht des Autors nicht aus, um diese komplexen Problemlagen theoretisch zu fassen. Oft greifen sie aufgrund des Verharrens in diagnostischen Rastern zu kurz. Erfreulicherweise gibt es im Bereich der Drogenarbeit in den letzten Jahren Ansätze, die versuchen, Zusammenhänge zwischen Männlichkeitskonstruktionen und Drogenkonsum herauszuarbeiten. Diese verschiedenen Stränge zusammen können nach Ansicht des Autors zu einem besseren Verständnis von Männern beitragen, die als Junge Opfer sexueller Gewalt wurden und später Drogen konsumieren. Der Beitrag schließt mit anregenden Veränderungen, die in der praktischen Arbeit der erwähnten Anlaufstelle in den letzten Jahren stattgefunden haben.

Feministische parteiliche Arbeit mit jugendlichen Täterinnen sexualisierter Gewalt stellt eine besondere Anforderung an die Mitarbeiterinnen in der Mädchenarbeit dar. *Dorothea Zimmermann* beleuchtet in ihrem Artikel „Jugendliche Mädchen als Täterinnen – Zur parteilichen Arbeit in der stationären Jugendhilfe von Wildwasser e.V." die zahlreichen Wahrnehmungsblockaden, die immer noch vor allem in der Praxis den Blick auf die Grenzüberschreitungen der Mädchen verstellen, sodass weggeschaut, bagatellisiert, uminterpretiert oder nicht geglaubt wird. Der Artikel setzt sich zum Ziel, Handlungsspielräume zu eröffnen und zu vermitteln, dass gerade auch mit feministischer Gesellschaftsanalyse Konzepte für die Mädchenarbeit zu entwickeln sind, die Mädchen nicht nur Opfer sehen. Immer noch jedoch fällt es schwer, den gewalttätigen (sexuellen) Übergriffen der Mädchen mit der gleichen Klarheit zu begegnen, wie sie in der Täterarbeit mit Jungen erwartet wird. Es liegt nach Ansicht der Autorin in der Verantwortung der Mitarbeiter/-innen in der Mädchenarbeit, up to date zu sein, diesen Kreislauf zu durchbrechen und neue Konzepte zu implementieren.

Einer historischen und zugleich hochaktuellen Problematik widmen sich *Sabine Bode* und *Georg Bode* in ihrem Artikel „Die ‚Kriegsenkel' melden sich zu Wort: Lange Schatten der deutschen Vergangenheit". Die große Mehrheit der deutschen Bevölkerung ist im Frieden aufgewachsen. Sie kennen den Zweiten Weltkrieg nur aus Fernsehdokumentationen und Spielfilmen, allenfalls aus den Erzählungen der Älteren. Dabei handelt es sich im Wesentlichen um die 60er-Jahrgänge, die „Kinder der Kriegskinder". Ihnen bieten Sabine und Georg Bode Seminare an. Auf die dort gemachten Erfahrungen stützt sich dieser Beitrag. Die „Kriegsenkel" in den Seminaren machten deutlich, wie stark Mutter und Vater, überwiegend ehemalige Flüchtlingskinder, durch Vertreibung und durch den Neubeginn in einer größtenteils feindseligen Umgebung Zeit ihres Lebens belastet blieben. Es geht in diesem Beitrag nicht darum, die Beziehungen zwischen den Kriegskindern und den Kriegsenkeln als grundsätzlich spannungsreich darzustellen, sondern auf die Spätfolgen von NS-Zeit und Krieg in vielen deutschen Familien aufmerksam zu machen.

Gerade die letzten Artikel machen deutlich, welche Vielzahl von Phänomenen sich um das Dreieck „Gender / Trauma / Sucht" ranken, die an vielen Stellen zwar bereits Beachtung und angemessene psychosoziale Unterstützung erfahren, jedoch an anderen Punkten noch lückenhaft und für Betroffene zu risikoreich durchdekliniert sind. Wir hoffen, es ist uns gelungen, mit dem Buch einen Beitrag zur Beantwortung entscheidender Fragen zu leisten, die Mädchen *und* Jungen sowie Frauen *und* Männer auf ihrem Weg aus dem Trauma und aus der Sucht noch besser unterstützen zu können.

Silke Birgitta Gahleitner
Berlin, Mai 2009

Gendersensible Behandlung von Trauma und Sucht

Silke Birgitta Gahleitner

Gender Matters

Welchem Geschlecht jemand angehört, ist neben dem Alter das wichtigste zur allgemeinen Charakterisierung eines Menschen herangezogene Merkmal. In jeder uns bekannten menschlichen Gesellschaft wird das Geschlechterverhältnis daher durch Vorschriften und Bräuche reguliert, die sich in der lebenslangen Interaktion des Individuums mit seiner Umwelt bis hinein in die Psyche manifestieren. In diesem „kulturellen System der Zweigeschlechtlichkeit“ (Hagemann-White, 1984) haben wir ein deutliches Bild dessen, was „Mann“ und „Frau“ jeweils symbolisch vertreten. Ein Blick in eines der bedeutenden Lexika weist eine Serie geschlechtsstereotyper Synonyme auf. Für das Wort „weiblich“: zierlich, zart, fügsam, ergeben, weichlich, feminin. Für „männlich“: robust, stark, tatkräftig, machtvoll, potent, tapfer, angst- und furchtlos und herrisch (ebenda).

Geschlecht wird traditionell zumeist biologisch zu definieren versucht. Es hat sich inzwischen jedoch herausgestellt, dass eine biologisch determinierte dichotome Geschlechtlichkeit in dieser Reinform gar nicht existiert (vgl. z. B. Asendorpf, 1999, S. 347), sondern bei neugeborenen Menschen bis heute zum Teil operativ „erzeugt“ wird (Hirschauer, 1993). Die Herausbildung der Geschlechtsidentität ist daher in erster Linie sozial und sprachlich-kulturell verankert und wird wesentlich durch das jeweilige kulturelle Geschlechtsverständnis geprägt. Sandra Bem (1975), eine bedeutende amerikanische Forscherin auf dem Gebiet des Geschlechts, kommentiert lakonisch: „Men are supposed to be masculine, women are supposed to be feminine, and neither sex is supposed to be much like the other.“ (ebenda, S. 59)

Wie aber lässt sich, wenn die Biologie doch nur marginal, wenn überhaupt dazu herangezogen werden kann, dieses Phänomen erklären? Zur tiefergehenden Analyse ist hier die Gender-Forschung gefordert. Sie liefert in diesem Kontext Antworten, ob und welche Gemeinsamkeiten und Differenzen es zwischen den Geschlechtern gibt, wie sie eventuell zustande kommen und sie gibt auch Hinweise darauf, welche Auswirkungen diese Erkenntnisse auf die Interventionsplanung in klinischen Arbeitsbereichen haben könnten.

Geschlechtsspezifische Sozialisation: Was ist das eigentlich?

Moderne sozialisationstheoretische und entwicklungspsychologische Ansätze präferieren multifaktorielle und auf den gesamten Lebensverlauf bezogene bio-psycho-soziale Konzepte unter dem Dach des Metamodells eines „produktiv-realitätsverarbeitenden Subjekts“ (Hurrelmann, 1983). Es ist also inzwischen disziplinübergreifend Konsens, dass die (Geschlechts-) Identät von klein auf in „aktiver Auseinandersetzung mit der ... Umwelt“ (Hurrelmann & Ulich, 1998, S. 4) aufgebaut wird. Bereits die frühkindliche Entwicklung gestaltet sich dabei für weibliche und männliche Kinder so unterschiedlich, dass sich als Ergebnis i. d. R. in den ersten drei Jahren eine differente, geschlechtsgebundene Identität herausbildet. Im Vorschulalter bzw. frühen Grundschulalter haben die Kinder ihre Geschlechtsrolle erworben, Geschlechtsstereotype internalisiert und das Konzept der Geschlechtskonstanz akzeptiert (Trautner, 1991). Das zunächst resultierende sehr rigide Geschlechtsverständnis gewinnt in den folgenden Jahren wieder an Flexibilität und bringt im weiteren Verlauf der lebenslangen Sozialisation immer neue Aspekte mit sich (Trautner, 1991; Faulstich-Wieland, 2000). Auf diese Weise entwickelt sich die Geschlechtsidentität – als Bewusstsein, ein männliches oder weibliches Individuum zu sein und als die Integration dieser Erkenntnis in das Selbstkonzept (Bilden, 2001).

Was vom einen Geschlecht erwartet wird, ist dem anderen versagt. Es sollte also eigentlich ein Leichtes sein, diesen Unterschieden empirisch nachzugehen. Bei genauerer Betrachtung entpuppt sich diese Annahme jedoch als Illusion. Klassischerweise richtete sich das Hauptinteresse der Erforschung von Geschlechtsunterschieden auf die Annahme, dass Mädchen und Jungen bzw. Männer und Frauen sich unterschiedlich verhalten. In der Tat können einzelne Untersuchungen auf vertraut wirkende Unterschiede zwischen den Geschlechtern verweisen. Trotz statistisch signifikanter Mittelwertsunterschiede jedoch stellt sich die Bandbreite der Variation innerhalb eines Geschlechts meist ebenfalls als sehr groß und heterogen dar (Maccoby & Jacklin, 1974). Die meisten Messungen von „Männlichkeit" und „Weiblichkeit" beruhen zudem auf Selbsteinschätzungen, die der Messung von Stereotypen näher kommen als dem tatsächlichen Verhalten (Hagemann-White, 1984). Die Fokussierung auf das Geschlechterverhältnis in der Forschung führt so zu einer Überfokussierung der Geschlechterdifferenzen und damit „Reifizierung" des Systems der Zweigeschlechtlichkeit. Sichtbar wird dabei eher das geschlechtstypische Verhalten der Wissenschaftler/-innen als tatsächliche Unterschiede zwischen den Geschlechtern. Eine Reihe von Geschlechtsunterschieden, die vor einigen Jahren als gesichert galten, sind seit dieser kritischeren Herangehensweise daher sukzessive verschwunden (Bilden, 1998).

Als Beispiel sei hier der beliebteste und zugleich umstrittenste Verhaltenskomplex herausgegriffen: die Aggressivität. Nahezu alle Autoren/-innen sind sich einig, dass Aggression auf der sichtbaren Ebene bei Jungen und Männern stärker ausgeprägt ist als bei Mädchen und Frauen (Maccoby & Jacklin, 1974; Alfermann, 1996). Die Forschung ist von dieser Geschlechtstypik so beeindruckt, dass sie die Vermutung einer biologischen Komponente dieses Phänomens nahe legt. Sie wurde durch kulturvergleichende Studien, biochemische Studien und Tierversuche zahlreich zu bestätigen versucht, ist jedoch bis heute äußerst umstritten geblieben (Hagemann-White, 1984; Alfermann, 1996). So zeigen aktuelle Untersuchungen im Jugendbereich z.B. einen Anstieg weiblicher Kriminalität und im Zuge der Veränderung der Geschlechtsrollenkonzepte zunehmend auch Selbstbilder von Weiblichkeit, in die Aggression und Gewaltbereitschaft integriert ist (Bruhns & Wittmann, 2001). Andererseits kann Aggressivität nur dann ein sozialisationsbedingtes Verhalten sein, wenn es sich im Verlauf der Sozialisation herausbildet. Dagegen spricht, dass Untersuchungen schon ab dem Alter von ca. zweieinhalb Jahren Unterschiede belegt haben – einem Zeitpunkt, zu dem die Herausbildung der Geschlechtsidentität noch nicht gefestigt ist (Maccoby & Jacklin, 1974).

So existiert eine nahezu unübersehbare Menge an psychologischer und soziologischer Forschung zu Geschlechtsunterschieden, die sich bei genauerem Hinsehen als äußerst heterogen und widersprüchlich erweist (Alfermann, 1996). Nichtsdestotrotz gibt es für die tendenziell beobachtbaren Geschlechtsunterschiede und ihre Entstehung eine große Anzahl von Erklärungsversuchen.

Die Frage nach dem Warum und Woher: Geschlechtsspezifische Erklärungsmodelle

Im Verlauf der Forschungsgeschichte gab und gibt es zahlreiche und zum Teil intensive Bemühungen, Geschlechterdifferenzen und ihre Entstehung theoretisch zu fassen: angefangen vom Rückgriff auf biologische und phylogenetische Erklärungsversuche über struktur- und lerntheoretische sowie kognitive und psychoanalytische Modelle bis hin zu den heutigen sozialkonstruktivistischen und interaktionistischen Modellen. Im Folgenden soll in aller Kürze ein Überblick gegeben werden.

Da Verhaltensunterschiede zwischen Mädchen und Jungen bereits sehr früh auftauchen, hat man immer wieder nach den biologischen oder evolutiven Wurzeln der Entstehung von Geschlechtsunterschieden gefragt (Faulstich-Wieland, 2000). Diese zumeist evolutionsbiologisch orientierten Erklärungen gehen davon aus, dass Frauen und Männer durch ihre verschiedenen Fortpflanzungsfunktionen und Lebensaufgaben im Verlauf der Evolution verschiedene Fähigkeiten ausgebildet haben, die sich bis hinein in das heutige Verhalten auswirken (Asendorpf, 1999). So gelten beispielsweise die höhere männliche Aggression und Dominanz sowie einige „typisch männliche" Charakteristika der Wahl von Partner/-innen als ein Ergebnis des Selektionsprozesses im Kampf um weibliche Sexualpartner/-innen. Außer vereinzelten empirischen Bestätigungen der Theorien bleibt dieses Modell jedoch spekulativ und umstritten, andererseits jedoch auch unwiderlegbar, „weil die vermittelnden Gene und ihre Wirkungen nicht bekannt sind" (ebenda, S. 380). Viele Verhaltensunterschiede können jedoch aus Gründen einfacher Logik nicht genetisch bedingt sein, „denn der genetische Code ist Millionen Jahre alt und kann nichts wissen von Autos und Kochtöpfen. Wir haben also auch außerhalb der Biologie nach Erklärungen zu suchen, wie geschlechtstypisches Verhalten aufgebaut wird“ (Oerter, 1998, S. 269).

Tatsächlich gibt es keine biologisch angelegte Verhaltenstendenz – einschließlich des Selbsterhaltungstriebes –, die nicht aus kulturellem Antrieb überwunden werden könnte (Hagemann-White, 1984). Strukturelle Ansätze verweisen daher auf die Dynamik des Geschlechterverhältnisses als lebenslange Sozialisationsbedingung für Männer und Frauen. Dem Konzept der Geschlechtsidentität ist das binäre Geschlechterverhältnis auf diese Art und Weise „qua Struktur“ eingeschrieben (Bilden, 1998). Wesentliches Strukturmoment des Geschlechterverhältnisses ist die gesellschaftliche Arbeitsteilung zwischen Frauen und Männern, die Trennung in Öffentlichkeit und Privatsphäre und die damit verbundene ungleiche Macht- und Ressourcenverteilung.

In der Zeitspanne, in denen kleine Jungen zu Männern und kleine Mädchen zu Frauen werden, beobachten sie vieles, hören sie vieles und lernen sie vieles. Sie werden für das Verhalten bestraft, das als unannehmbar betrachtet wird; erwünschte Reaktionen hingegen werden bestärkt. Diese Vermittlung beginnt bereits im Babyalter. So interagieren beispielsweise Erwachsene in Studien, in denen ein unbekannter Säugling, der einmal als Mädchen und ein anderes Mal als Junge eingeführt wird, jeweils deutlich verschieden (Bilden, 1998). Durch verschiedene Sozialisationsinstanzen werden Kinder so nach und nach mit Persönlichkeitsmerkmalen vertraut gemacht, die ihren zukünftigen Rollen entsprechen (Maccoby & Jacklin, 1974). Insbesondere lerntheoretische Ansätze haben diese „Prägung“ durch die Umwelt in ihren Überlegungen und Forschungsanlagen aufgegriffen. „Bei der Entwicklung des Selbstkonzeptes gehen frühe Bindungserfahrungen, ... aber auch Verstärkungsmuster und Modelle, Erwartungen und Interpretationen der wichtigsten Beziehungspersonen bis hin zu Geschwistern, Peers und sogar Medien ein, die wiederum alle von den kulturellen Männlichkeits- bzw. Weiblichkeits-Konstruktionen und ihren emotionalen Symbolisierungen geprägt sind." (Ulich, 1998, S. 57) Die Sprache, die ab dem zweiten Lebensjahr zum zentralen Element der Verständigung und des Selbstausdrucks wird, spielt dabei eine elementare Rolle.

„Weiblichkeit" und „Männlichkeit" sind also kulturelle Setzungen, die dem einzelnen Menschen von seiner Umgebung zugeschrieben werden, zu denen das Individuum sich allerdings auch selbst verhalten kann und muss, um eine Ich-Identität entwickeln zu können (Nissen, 2000). Die beiden den Geschlechtern zugewiesenen unterschiedlichen „Lebenswelten" existieren also nicht nur als strukturelle Lebensbedingungen, sondern müssen subjektiv angeeignet und jeweils individuell neu geschaffen werden. Im Bereich der kognitiven Modelle hat diese Dimension eine weitere Ausarbeitung erfahren. Unter dem Stichwort „kognitive Sozialisation" ist darauf hingewiesen worden, dass Mädchen und Jungen, nachdem sie die eigene Geschlechtszugehörigkeit erkannt haben, sich auch selbst in Richtung auf diese geschlechtstypischen Eigenschaften sozialisieren (Nyssen, 1990). Sozialisation ist in diesem Kontext als ein Prozess der Aneignung und (Selbst-)Konstruktion zu verstehen. „Neben dem Begriff des Geformtwerdens ist der Begriff der Selbstformung getreten." (ebenda, S. 28)

Weder das Vorurteil, dass verschiedene Verhaltensweisen angeboren sind, noch die gängige Verallgemeinerung, die von einer geschlechtstypischen Konditionierung spricht, ist mit einer derartigen Forschungslage vereinbar. Kinder sind wie Jugendliche und Erwachsene auch autonome Subjekte – nicht nur Opfer der Verhältnisse. Sie passen sich an, beeinflussen aber zugleich auch ihre Umwelt – ein stetiges Wechselwirkungsverhältnis (Nissen, 2000). Die Einsicht in diese komplexe Wechselwirkung, unter deren Bedingungen Geschlechter „gemacht werden", wurde vor ca. 20 Jahren mit dem Begriff des „doing gender" (West & Zimmermann, 1987) in die Debatte eingeführt. Geschlechtstypisches Verhalten wird aus dieser Perspektive jeweils situativ als Rolle eingenommen und „gespielt" bzw. durch das Geschlecht anderer konstellativ aktiviert: Männer in reinen Männergruppen unterscheiden sich nach diesen Forschungsergebnissen z. B. weniger von Frauen in reinen Frauengruppen als sich Männer und Frauen in gemischten Gruppen unterscheiden.

Personen des jeweiligen Geschlechts rufen also geschlechtsspezifische Reaktionen – das sogenannte „doing gender" – hervor (ebenda). Um all diese Aspekte zu berücksichtigen, bevorzugen heutige Abhandlungen zur Geschlechtsspezifik eine „sozialkonstruktivistische Sichtweise, die materialistisch, ... kultur- und symboltheoretisch ... fundiert ist. Zentral ist die Annahme, dass wir unsere Wirklichkeit andauernd in sozialen Praktiken produzieren" (Bilden, 1998, S. 281), sie also selbst schaffen.

Die sozialkonstruktivistische Debatte um Geschlecht entwickelte sich zunächst vor allem auf Seiten der Frauenforschung. Mit der Etablierung der Frauenforschung geriet jedoch auch die Seite der Männer in das wissenschaftliche Interesse. Zunächst im angloamerikanischen Raum, seit den 90er-Jahren auch in Deutschland, erschienen verschiedene Studien und Überlegungen zur sozialen Konstruktion von Männlichkeit und ihren verschiedenen Implikationen für das Leben von Männern (vgl. u. a. Bourdieu, 1997, 1998/2005; Brandes, 2001, 2002; Connell, 1995/1999; Meuser, 2006). Unter dem Stichwort „hegemonialer Männlichkeit" wurde von Connell (1995/1999) darauf hingewiesen, dass auch die Sphäre der Männlichkeit in sich stratifiziert ist und weiteren gesellschaftlichen Machtgefügen unterliegt (vgl. Schmitt, in diesem Band). Die strikte Rollenzuweisung an die Geschlechter bedingt damit auch eine Festlegung und Einschränkung für Männer in ihrer Entwicklung, z. B. die starke Festlegung auf Externalisierung als Grundprinzip (Böhnisch & Winter, 1993). Im klinischen Bereich hat dies zahlreiche behandlungsrelevante Folgen (vgl. Boldt, in diesem Band).

Welche psychosozialen Mechanismen jedoch bedingen die Disposition und Bereitschaft, die kulturell vorgegebene Zweigeschlechtlichkeit zu internalisieren und mitzugestalten? Wie also manifestiert sich diese Struktur bis hinein in die Psyche? Diesen Fragen widmet sich die Psychoanalyse. An der klassischen Psychoanalyse gab es jedoch inzwischen zahlreich Kritik von verschiedensten Seiten. Die klassische Theorie bildete nicht nur das Patriarchat mit unhinterfragten Gegebenheiten wie der typischen Kleinfamilie, der Trennung in private und öffentliche Sphäre samt zugehörigen Machtverhältnissen etc. unreflektiert ab, sie fasste zwischenmenschliche Beziehungen auch als reine Objektbeziehungen auf und vernachlässigte moderne Forschungsergebnisse, u. a. die inzwischen bedeutsam gewordene kognitive Komponente (Trautner, 1991).

Der Einbezug der Interaktivität und damit die Betrachtung der Ich-Entwicklung, die Thematisierung familiendynamischer und systemischer Perspektiven und nicht zuletzt die Berücksichtigung der Differenz der Geschlechter führten jedoch auch hier zu neuen Konzeptualisierungen. Die Konstruktion der Geschlechtsidentität erscheint aus dieser Perspektive als eine komplexe Kompromissbildung, bei der unterschiedlichste soziale und normative Anforderungen, elterliche Erwartungen und das Selbsterleben des Kindes zu einem einigermaßen konsistenten Bild von Weiblichkeit und Männlichkeit austariert werden müssen. Infolgedessen betrachtet man Geschlechtsidentität heute auch in der psychoanalytischen Entwicklungspsychologie nicht mehr als etwas Eindeutiges – das überintegrative Selbstgefühl des Kindes umfasst in den ersten eineinhalb Lebensjahren vielmehr noch alle menschlichen Möglichkeiten. Geschlechtspolaritäten können so überbrückt werden und flexiblere Konzepte mit „unbestimmten Grenzen" ermöglichen (Benjamin, 1994/1995).

Alle einzelnen Theorien liefern jeweils nur Erklärungen für spezifische Ausschnitte aus der Geschlechtsentwicklung: Das Gesamtphänomen ist daher als ein Ergebnis eines komplexen Zusammenwirkens von biologischen, sozialen und individuellen Faktoren, eines komplexen Entwicklungsprozesses der Wahrnehmung und Verarbeitung der Geschlechterdifferenzierung in der sozialen Umwelt anzusehen. Wie diese Komponenten im Entwicklungsverlauf miteinander und mit anderen Entwicklungsvariablen verbunden sind, ist noch wenig bekannt (Trautner, 1991). Aus den bisherigen Ausführungen wird jedoch deutlich, dass Geschlechtsidentität heutzutage nicht mehr als etwas Eindeutiges, Geradliniges und Widerspruchsfreies begriffen werden kann. Die hier angestellten Überlegungen führen direkt in die dekonstruktivistische Debatte, auf die zum Abschluss aufgrund ihrer maßgeblichen Bedeutung für die moderne Genderforschungsdebatte näher eingegangen werden soll.

Geschlecht als Fiktion: Die dekonstruktivistische Debatte

Der Gedanke von Geschlecht als sozialer Konstruktion ist unter dem Stichwort „Dekonstruktion“ insbesondere von Butler radikalsiert worden. Butler betrachtet Geschlechtsidentität als kulturelles Produkt. Auch die vermeintlich biologische Zweigeschlechtlichkeit ist demnach Ausdruck einer historischen Praxis. Geschlechtsidentität ist aus dieser Perspektive nichts anderes als Fiktion und ständige Nachahmung, die „auf das kulturelle Überleben abzielt“ (Butler, 1990/1991, S. 205).

Tatsächlich wird zunehmend bezweifelt, dass eine biologisch determinierte dichotome Geschlechtlichkeit überhaupt in dieser Reinform existiert. Nach der aktuellen Androgynitäts- und Intersexualitätsforschung können die biologischen Kriterien für Geschlecht wie die Anatomie, Hormonzusammensetzungen und Chromosomensatzformationen keineswegs zu jedem Zeitpunkt klar über eine „männliche“ und „weibliche“ Herkunft Auskunft geben. Auch historisch betrachtet erweist sich die Vorstellung von der biologisch-anatomisch evidenten Differenz der Geschlechter als ein Produkt der Moderne (Maihofer, 1995). „Identitäten, auch Geschlechtsidentitäten, sind nicht klar, eindeutig und selbstverständlich, wie sie es früher zu sein schienen. Sie müssen neu gedacht werden: kontingent, fluid, nur zeitweise fixiert; so jedenfalls lautet das Fazit poststrukturalistischen Denkens.“ (Bilden, 2001, S. 137)

Die Auseinandersetzung mit dem immer rascher werdenden gesellschaftlichen Wandel zwingt Individuen heutzutage zu Individualisierungsprozessen und zur Selbstgestaltung (Bilden, 1998). Frauen und Männer können und müssen ihre Selbstkonzepte mehrmals im Leben verändern. Moderne Veränderungstendenzen im Geschlechterverhältnis führen nicht nur zu einer größeren Diversifikation von Bedingungskonstellationen, sondern bieten Jugendlichen und Erwachsenen mehr Offenheit für eigene Gestaltung und mehr Zwang zu individueller Entscheidung für Lebensformen, Selbst- und Beziehungskonzepte. Dies eröffnet neue Handlungsspielräume für beide Geschlechter. Die aktuellste Jugendstudie resümiert: „Die geschlechtsspezifisch getrennten Verhaltensbereiche haben sich tendenziell zueinander geöffnet." (Fritzsche & Münchmeier, 2000, S. 346)

Der dekonstruktivistische Ansatz deckt dualistische Strukturen auf und ermöglicht eine Auflösung festgeschriebener Geschlechterstereotypen. Aus dieser Perspektive sind nicht nur Weiblichkeit und Männlichkeit der Individuen Produkte ständiger Konstruktionsprozesse, sondern auch die Geschlechterverhältnisse insgesamt (Nissen, 2000). Entsteht also mit den veränderten Lebensbedingungen eine Chance, die Herstellung der Differenz im Einzelnen aufzuschlüsseln und zu „re-konstruieren" und damit eine Position zwischen Gleichheit und Differenz einzunehmen – die Position der „dekonstruierten Identitäten"? (Moi, 1985/1989; zit. n. Knapp, 1995, S. 320)

Zwischen Geschlechterdilemma und konstruktivem Geschlechterchaos

Fest steht: In den letzten Jahrzehnten ist das Geschlechterverhältnis „ordentlich in Unordnung geraten" (Heintz, 2001, S. 9). Die Veränderung der Lebenslagen und heutigen Lebensrealitäten provoziert für heranwachsende Mädchen und Jungen auch hinsichtlich der Geschlechtszugehörigkeit und des Geschlechterverhältnisses mehr Fragen, als dass sie Gewissheiten schaffen. Es wird immer schwieriger, exakte Trennlinien zwischen weiblich und männlich zu ziehen, zumindest auf der individuellen Ebene des Selbstverständnisses (Bilden, 2001). Auf der anderen Seite hat dies Freiräume zur Entfaltung geschaffen, die noch vor Jahrzehnten undenkbar gewesen werden. An die Stelle der Übernahme traditioneller Geschlechtsrollenstandards als universellem Entwicklungsziel ist die Vereinigung konstruktiver maskuliner und femininer Eigenschaften, also Androgynität oder gar die völlige Loslösung von einer Geschlechtsbezogenheit der Entwicklung getreten (Bem, 1975). Ist das Geschlechterverhältnis als Strukturkategorie unserer Gesellschaft erledigt?

Betrachtet man geschlechtsdifferenzierende Forschung in übergeordneten Bereichen wie beispielsweise den regelmäßig erhobenen Segregationsindex oder die Gesundheitsforschung (Franke, 2007; Kolip, 1997), so muss diese Frage eindeutig mit Nein beantwortet werden: „Frauen sind in erster Linie in typischen Frauenberufen, Männer in Männerberufen tätig. Ebenso hat sich auch im Privatbereich kaum etwas an der Arbeitsteilung zwischen den Geschlechtern geändert. Auffallend ist auch, dass sich die Grenzziehungen im Freizeitbereich im Sport kaum verschieben ... das bedeutet, dass das Thema Geschlechtersegregation noch lange nicht vom Tisch ist – auch nicht in den westlichen ‚modernen' Gesellschaften." (Rommelspacher, 2002) Wie lässt sich diese Widersprüchlichkeit erklären?

Die Aushandlungs- und Veränderungsprozesse unterliegen vor der individuellen Wunschgestaltung vor allem Macht- und Ressourcenfragen und sprachlich-kulturellen Alltagspraxen. „Zwischen der prinzipiellen Handlungsmöglichkeit und der personalen Handlungsfähigkeit ist ein Unterschied zu machen: ... nicht jede Person kann so handeln wie sie möchte." (Nissen, 2000, S. 14) Aus der alltäglichen klinischen Praxis stellt sich daher die Frage, ob es sich tatsächlich durchgängig so verhält, dass wir das „Unbehagen der Geschlechter" (Butler, 1990/1991) wie ein nicht mehr benötigtes Kleidungsstück abschütteln können? Denn bei einer solchen Sichtweise besteht die Gefahr der Reduktion des Geschlechterverhältnisses auf bloße Ideologie: „Außen vor bleibt bei einem solchen Begriff von ‚Geschlecht', dass diese Vorstellung gegenwärtig gelebt wird" (Maihofer, 1995, S. 68) und für viele – gerade sehr belastete Menschen – auch haltgebende Strukturen bereitstellt, wie kritisch man oder frau das auch immer betrachten mag.

Sich auch in diesem Bereich vor Reduktionismus zu schützen – und sei es durch „konstruktivistische Verkürzungen" (Maihofer, 1995, S. 83) – hat durchaus Relevanz für die Praxis. Handlungsspielräume und Veränderbarkeiten realistisch einzuschätzen, die Verhaftung von Individuen in momentanen historisch-gesellschaftlich und psychisch gewachsenen Situation zu würdigen und aus dieser exakten Situationseinschätzung heraus Interventionsmöglichkeiten zu entwickeln bringt m. E. wirksamere und realistischere Behandlungsergebnisse als die Proklamation schier unendlicher Möglichkeiten aufgrund bloßer Einstellungsänderung. Konzepte, die einen Erfolg einseitig an Einstellungs- und Attributionsfragen orientieren und gegebene Realitäten auf bloße Fiktion reduzieren, nehmen weder die Problemlagen der Klienten/-innen ernst noch eignen sie sich dazu, tragfähige Lösungsvorschläge zu erarbeiten. „Das Neue ist nicht unbedingt an und für sich gut ... Manchmal gewährt ein angepasstes Leben Bequemlichkeit und Sicherheit, und manchmal zerstört es die Individualität. Dennoch, absolute Individualität ist Chaos, genau wie absolute Anpassung einer Leere gleichkommt. Das Leben erfordert eine Ausgewogenheit ..., aber es gibt ... viel Verwirrung um die Frage, wann der eine und wann der andere Weg angemessener ist." (Beaumont, 1998/1999, S. 20ff.)

Selbst auf der Suche nach alternativen Formen einer kulturell geprägten Geschlechtsidentität erfahren wir also Geschlechtsidentität real, und sie organisiert unsere Psyche. Manchmal ist sie zentral, vielleicht sogar stützend und konstruktiv, manchmal aber auch marginal und destruktiv. Die Spaltung der Pole auch auf längere Frist zu überwinden würde bedeuten, dass wir in der Lage sind, „den Raum zwischen ihnen zu bewohnen, ... das Paradox der Gleichzeitigkeit zu dulden und sogar zu genießen" (Dimen, 1995, S. 264), vielleicht auf neue Art zu besetzen – und zwar sowohl männlich wie weiblich oder sogar durch ein Kaleidoskop von Geschlechtsidentitäten, ohne jedoch – würde ich hinzufügen wollen – den Status Quo aus den Augen zu verlieren, als „flexibles Differenzwissen" anzuerkennen und auch hier offen zu bleiben für „konstruktive" Aspekte alter wie neuer Perspektiven. Und: „Der nächste Schritt wäre ..., die Anerkennung der/des Einzelnen auch in ihrer/seiner konkreten Individualität." (Maihofer, 1995, S. 173)

Literatur

Alfermann, Doris (1996). *Geschlechterrollen und geschlechtstypisches Verhalten.* Stuttgart: Kohlhammer.

Asendorpf, Jens B. (1999). *Psychologie der Persönlichkeit* (2. Aufl.). Berlin: Springer Verlag

Beaumont, Hunter (1999). Das Interview. *Gestaltkritik – Die Zeitschrift für Gestalttherapie, 2,* 6-41. (Engl. Original erschienen 1998.)

Bem, Sandra L. (1975). Androgyny vs. the tight little lives of fluffy women and chesty men. *Psychology Today, 9,* 58-62.

Benjamin, Jessica (Hg.) (1995). *Unbestimmte Grenzen. Beiträge zur Psychoanalyse der Geschlechter* (2. Aufl.). Frankfurt: Fischer. (Original erschienen 1994.)

Bilden, Helga (1998). Geschlechtsspezifische Sozialisation. In Klaus Hurrelmann & Dieter Ulich (Hg.), *Handbuch der Sozialisationsforschung* (5. überarb. Aufl., S. 279-301). Weinheim: Beltz.

Bilden, Helga (2001) Die Grenzen von Geschlecht überschreiten. In B. Fritzsche, J. Hartmann, A. Schmidt & A. Tervooren (Hg.), *Dekonstruktive Pädagogik. Erziehungswissenschaftliche Debatten unter poststrukturalistischen Perspektiven* (S. 137-147). Opladen: Leske + Budrich.

Böhnisch, Lothar & Winter, Reinhard (1993). *Männliche Sozialisation. Bewältigungsprobleme männlicher Geschlechtsidentität im Lebenslauf.* Weinheim: Juventa.

Bourdieu, Pierre (1997). Die männliche Herrschaft. In Irene Dölling & Beate Krais (Hg.), *Ein alltägliches Spiel. Geschlechterkonstruktion in der sozialen Praxis.* Frankfurt: Suhrkamp. (Edition Suhrkamp. 1732.) (Gender Studies.)

Bourdieu, Pierre (2005). *Die männliche Herrschaft.* Frankfurt: Suhrkamp. (Frz. Original erschienen 1998.)

Brandes, Holger (2001). *Der männliche Habitus. Bd. 1: Männer unter sich. Männergruppen und männliche Identitäten.* Opladen: Budrich.

Brandes, Holger (2002). *Der männliche Habitus. Bd. 2: Männerforschung und Männerpolitik.* Opladen: Budrich.

Bruhns, Kirsten & Wittmann, Svendy (2002). *„Ich meine, mit Gewalt kannst Du Dir Respekt verschaffen". Mädchen und junge Frauen in gewaltbereiten Jugendgruppen.* Opladen: Leske + Budrich.

Butler, Judith (1991). *Das Unbehagen der Geschlechter.* Frankfurt: Suhrkamp. (Amer. Original erschienen 1990.)

Connell, Robert W. (1999). *Der gemachte Mann. Konstruktion und Krise von Männlichkeiten.* Opladen: Budrich. (Engl. Original erschienen 1995.)

Dimen, Muriel (1995): Dekonstruktion von Differenz. Geschlechtsidentität, Spaltung und Übergangsraum. In Jessica Benjamin (Hg.), *Unbestimmte Grenzen. Beiträge zur Psychoanalyse der Geschlechter* (2. Aufl.; S. 244-268). Frankfurt: Fischer.

Faulstich-Wieland, Hannelore (2001). Sozialisation von Mädchen und Jungen – Zum Stand der Theorie. *Diskurs, 2*, 8-14.

Franke, Alexa (2007). Zur Bedeutung des Geschlechts in den Rahmenmodellen von Gesundheit und Krankheit. *Zeitschrift für Frauenforschung und Geschlechterstudien, 25*(2), 63-74.

Fritzsche, Yvonne & Münchmeier, Richard (2000). Mädchen und Jungen. Ausgangslage – Ergebnisse – Zusammenfassung. In Arthur Fischer, Yvonne Fritzsche, Werner Fuchs-Heinritz & Richard Münchmeier, *Jugend 2000. 13. Shell Jugendstudie.* (Bd. 1.; S. 343-348). Opladen: Leske + Budrich.

Hagemann-White, Carol (1984). *Sozialisation weiblich – männlich?* Opladen: Leske + Budrich.

Heintz, Bettina (2001). Geschlecht als (Un-)Ordnungsprinzip. Entwicklungen und Perspektiven der Geschlechtersoziologie. In Bettina Heintz (Hg.), *Geschlechtersoziologie.* (S. 9-29). Wiesbaden: Westdeutscher Verlag. (Kölner Zeitschrift für Soziologie und Sozialpsychologie. Sonderheft. 41.)

Hurrelmann, Klaus (1983). Das Modell des produktiv realitätsverarbeitenden Subjekts in der Sozialisationsforschung. *Zeitschrift für Sozialisationsforschung und Erziehungssoziologie, 3*(3), 91-103.

Hurrelmann, Klaus & Ulich, Dieter (Hg.) (1998). *Handbuch der Sozialisationsforschung* (5. überarb. Aufl.). Weinheim: Beltz.

Knapp, Gundrun-Axeli (1995). Macht und Geschlecht. Neuere Entwicklungen in der feministischen Macht- und Herrschaftsdiskussion. In G.-A. Knapp & A. Wetterer (Hg.), *Traditionen – Brüche* (2. Aufl.; S. 287-321). Freiburg: Kore.

Kolip, Petra (1997). *Geschlecht und Gesundheit im Jugendalter.* Opladen: Leske + Budrich.

Maccoby, Eleanor Emmens & Jacklin, Carol Nagy (1974). *The Psychology of Sex Differences.* Stanford: Stanford University Press.

Maihofer, Andrea (1995). *Geschlecht als Existenzweise.* Frankfurt: Ulrike-Helmer.

Meuser, Michael (2006). *Geschlecht und Männlichkeit. Soziologische Theorie und kulturelle Deutungsmuster.* Opladen: Budrich.

Moi, Toril (1989). *Sexus Text Herrschaft. Feministische Literaturtheorie.* Bremen: Zeichen + Spuren. (Engl. Original erschienen 1985.)

Nissen, Ursula (2000). Mädchen und sozial Raum. In Stiftung SPI – Mädea – U. Bachor (Hg.) *Mädchen in sozialen Brennpunkten* (S. 13-28). Berlin: Fata Morgana.

Nyssen, Elke (1990). Aufwachsen im System der Zweigeschlechtlichkeit. In Sigrid Metz-Göckel & Elke Nyssen, *Frauen leben Widersprüche. Zwischenbilanz der Frauenforschung* (S. 25-48). Weinheim: Beltz.

Oerter, Rolf (1998). *Entwicklungspsychologie: Ein Lehrbuch* (4. Aufl.). Weinheim: Beltz.

Rommelspacher, Birgit (2002). Verschleierte Unterschiede. *TAZ*, 8.3.2002, 20.

Trautner, Hanns-Martin (1991). *Lehrbuch der Entwicklungspsychologie. Bd. 2.* Göttingen: Hogrefe.

Ulich, Dieter (1998). Zur Relevanz verhaltenstheoretischer Lern-Konzepte für die Sozialisationsforschung. In K. Hurrelmann & D. Ulich (Hg.), *Handbuch der Sozialisationsforschung* (5. überarb. Aufl.; S. 57-76). Weinheim: Beltz.

West, Candace & Zimmermann, Don H. (1987). Doing Gender. *Gender & Society, 1*, 125-151.

Ruth Großmaß

Achtung, Differenzsensibilität, Beziehungsverantwortung – Ansatzpunkte einer Ethik psychosozialer Arbeit

In den vergangenen zehn Jahren ist in allen Feldern der Sozialen Arbeit und der psychosozialen Versorgung zu beobachten, dass Ethik als Reflexionsdimension an Bedeutung gewinnt. In Ausbildungs- und Studiengängen wurde Ethik als Fach etabliert, und in der Sozialpolitik scheint der Bezug auf ethisch-moralische Fragen an die Stelle gesellschaftskritischer Theoriebezüge getreten zu sein. Theorien aus der praktischen Philosophie (Ethik und Sozialphilosophie) werden herangezogen, um der ethischen Dimension in der beruflichen Praxis ein Instrumentarium der Reflexion zur Verfügung zu stellen. Auch in den Arbeitsfeldern Beratung und Psychotherapie ist diese Veränderung festzustellen: Ethik nimmt heute auch in der deutschen Fachdebatte einen größeren Raum ein als dies noch vor einigen Jahren der Fall war. Tagungsankündigungen und Websites nehmen „Ethik“ als Themenbereich auf und ergänzen das Spektrum der jeweils zu diskutierenden Fragen um die moralische Dimension des beruflichen Handels.

Die Frage nach der ethischen Dimension in dieser Weise in den Fachdiskurs aufzunehmen, scheint mir ein wichtiger Schritt weiterer Professionalisierung sozialer und psychosozialer Berufe zu sein. Schließt das berufliche Handeln in allen Praxisfeldern dieser Berufe doch Eingriffe in die persönlichen Lebensverhältnisse von Menschen ein – Eingriffe, die zwar auf wissenschaftlichen Erkenntnissen beruhen und nach fachlich abgesicherten Methoden vorgenommen werden, ihre Legitimität daraus aber allein nicht ableiten können.

Zwei Aspekte sprechen zudem in historischer Perspektive dafür, dass es sich bei den angesprochenen Veränderungen um Schritte weiterer Professionalisierung in den psychosozialen Berufsfeldern insgesamt handelt:

viele Tätigkeitsfelder, die sich in ihren Anfängen der Initiative sozialer Bewegungen oder der Betroffenen-Selbsthilfe verdanken und entsprechend *politisch-moralische* Implikationen hatten, sind aus diesen Kontexten herausgelöst und in die psychosozialen Berufe integriert worden. Dabei haben sie zu deren Diversifizierung beigetragen: Aus der §218-Beratung der Frauenbewegung ist die Schwangerschaftskonfliktberatung geworden; die Unterstützungsangebote der AIDS-Hilfe haben eine Ausdifferenzierung der Gesundheitsberatung angeregt und mädchenpädagogische Projekte feministischer Sozialpädagoginnen haben nicht nur parallele Jungenarbeit hervorgerufen, sondern sind in Gender-Mainstream-Konzepte der Sozialpädagogik eingegangen. Mit der Integration von politisch motivierten Projektideen in die berufliche psychosoziale Arbeit verliert ihr politisch-moralischer Hintergrund an Verbindlichkeit, und eine davon unabhängige Reflexionsmöglichkeit für diese sehr unterschiedlichen Formen des helfenden Eingreifens in persönliche Lebensverhältnisse wird benötigt. Ethik scheint eine solche Reflexionsmöglichkeit zu bieten.

Verstärkt wurde der explizit diskutierte Ethikbedarf durch einige skandalöse Verstöße gegen einen menschlich respektvollen Umgang mit Klienten und Klienteninnen, die öffentlich bekannt geworden sind. Nicht nur aus der Psychotherapie wurden sexuelle Übergriffe und sexuelle Ausbeutung bekannt, auch in sozialpädagogischen Tätigkeitsfeldern wurden sie aufgedeckt; Misshandlung von Kindern und Jugendlichen in der Heimerziehung der 1950er- und 60er-Jahre werden von den inzwischen Erwachsenen berichtet. Auch um solche Verfehlungen (nicht nur im Nachhinein zu ahnden, sondern) möglichst zu verhindern, sind die Entwicklung einer Berufsmoral und eine alle Tätigkeiten begleitende ethische Reflexion der professionellen Praxis erforderlich.

Ethik gewinnt daher in den fachlichen Diskursen zu Recht an Bedeutung – die oft mit dem Plädoyer für eine stärkere ethische Reflexion einhergehende Vorstellung dagegen, man müsse völlig von vorn beginnen und ethische Standards für jedes einzelne Arbeitsfeld erstmals formulieren, scheint mir weniger hilfreich. So produktiv die kategorialen Klärungen der praktischen Philosophie bei der Reflexion des fachlichen Handelns sein können, so hilft es doch wenig, einen Sprachgebrauch zu etablieren, in dem abstrakt mit philosophischen Kategorien hantiert wird und Theoriebezüge zur praktischen Philosophie[1] hergestellt werden, die sich nicht mit psychosozialen Diskursen verbinden lassen. Gerade für diejenigen, für die Reflexion der eigenen Arbeit immer auch ethische Aspekte eingeschlossen hat, ist dies eher irritierend als unterstützend. Obwohl eine systematische Einbeziehung ethischer Reflexion lange Zeit fehlte, waren einzelne Aspekte moralischen beruflichen Handelns in den psychotherapeutischen Ausbildungen, in den Konzepten von Klientenzentrierung und in der Verpflichtung zu Supervision durchaus enthalten, und – anders als viele Anforderungskataloge heute – diese Aspekte sind methodennah in die jeweiligen Theorien eingebaut. Man operiert in kritischer Absicht mit Begriffen wie „Beziehungsmacht"[2] und „fürsorgliche Belagerung"[3] und verlangt als Grundhaltung „Würdigung", Abgrenzung"[4] und „Verantwortung" (s. u.), um nur einige Beispiele zu nennen. Es erscheint mir wichtig, das hierin zum Ausdruck kommende berufliche Ethos genauso in die Diskussion um die Ethik der psychosozialen Berufe einzubringen wie die theoretischen Klärungen aufzugreifen, die in den Diskussionen der sozialen Bewegungen erarbeitet worden sind, auf die einige der heutigen Arbeitsfelder zurückgehen.

Für zwei zentrale Kategorien des aktuellen ethischen Diskurses – die Kategorie „Gerechtigkeit" und die Kategorie „Verantwortung" – möchte ich im Folgenden Verknüpfungsmöglichkeiten zwischen philosophischem und psychosozialem Diskurs aufzeigen. Beide Kategorien – dies sei vorweg angemerkt – sind für die Ethik-Diskussion der psychosozialen Berufe zentral, beziehen sich aber auf unterschiedliche Aspekte: Von „Verantwortung" ist vor allem dann zu sprechen, wenn es um ethische Fragen der Beziehung zur Klientel geht. „Gerechtigkeit" dagegen ist ein zentrales Thema, wenn das Verhältnis psychosozialer Arbeit zum Gemeinwesen bzw. zur Gesellschaft unter normativen Gesichtspunkten diskutiert wird. Die eine Kategorie reflektiert die Aufgaben der psychosozialen Berufe im Verhältnis zu den Individuen, denen Hilfe geleistet wird; die andere das Verhältnis der psychosozialen Arbeit zum sozialen Ganzen einer Gesellschaft. Ich beginne meine Ausführungen mit der Kategorie „Gerechtigkeit" und greife (im Themenkontext „Gender –

Trauma – Sucht" naheliegender Weise) auf Elemente feministischer Theoriebildung zurück.

Soziale Gerechtigkeit als Balance von Gleichheit und Differenz

Gerechtigkeit ist sowohl ein zentrales Konzept der Staatsphilosophie und der philosophischen Ethik[5] als auch eine wichtige Kategorie in den Diskussionen um die Ethik in der psychosozialen Arbeit. So wird z. B. in den ethischen Standards der Sozialen Arbeit (IFSW, 2005) direkt auf Gerechtigkeit als soziale Gerechtigkeit[6] Bezug genommen. Was genau ist mit dieser Kategorie gemeint, die in den ethischen Debatten eine so bedeutende Rolle spielt? Gerechtigkeit ist – wie die meisten Begriffe der Moralphilosophie – eine normative Kennzeichnung der Verhältnisse zwischen Menschen. Gerechtigkeit im modernen Sinne geht von der Gleichrangigkeit aller Menschen aus (s. Menschenrechte), setzt dabei jedoch eine faktische (anthropologische) Verschiedenheit voraus und fordert die Herstellung bzw. Bewahrung einer diese Differenzen ausbalancierenden *Gleichheit*. So bedeutet Gerechtigkeit auf der Ebene des Rechts, dass Gesetze immer für alle gleichermaßen gelten und Verstöße gegen Gesetze im Sinne einer ausgleichenden Gerechtigkeit geahndet werden. Wer soziale Gerechtigkeit fordert, problematisiert die Ungleichheit in der Verteilung von lebensnotwendigen Ressourcen – bei materiellen Gütern, Gesundheit, Bildung und Kultur.

Gerade im Kontext dieses Bandes, in dem die Gender-Thematik durchgängig eine Rolle spielt, fällt auf, dass im Sprechen über Gerechtigkeit Begriffe vorkommen, die nicht unvertraut klingen: „Gleichheit und Differenz" – damit ist ein Thema umschrieben, das in den Gender-Diskurs gehört und die feministischen Diskussionen bis in die 1990er-Jahre hinein beschäftigt hat – in der Regel kontrovers und im Rückblick betrachtet mit jeweils abwechselnden Konjunkturen. Eigentlich ist es nicht besonders erstaunlich, dass Begriffe, die mit Gerechtigkeit verbunden sind, in der feministischen Diskussion eine Rolle spielten, war doch die „neue" Frauenbewegung – bis in die 1990er-Jahre hinein die Trägerin der feministischen

Debatte – aufgebrochen, um Geschlechtergerechtigkeit einzufordern. Zudem handelt es sich dabei um eine soziale Bewegung, die insgesamt politisch-moralischen Fragen viel Platz einräumte und Aspekten der Selbstbestimmung („mein Bauch gehört mir") genauso verpflichtet war wie der Bekämpfung von ungerechter Bezahlung (weibliche Leichtlohngruppen) und einem „gerechten" Zugang zu Wissenschaft und Politik.

Mehrere Fragen stellen sich ein, wenn man von heute aus und mit Interesse an ethischen Überlegungen auf die feministischen Diskussionen zu Gleichheit und Differenz schaut: Was war in den politischen Debatten zum Geschlechterverhältnis mit der Gegenüberstellung dieser beiden Kategorien gemeint? Warum ist das Thema aus der heutigen Genderdebatte nahezu vollständig verschwunden? Und warum könnte es sinnvoll sein, sich für die Konzeption einer psychosozialen Ethik noch einmal darauf zurückzubeziehen?

Bevor ich mich diesen naheliegenden Fragen stelle, möchte ich zunächst einige Stichworte skizzieren, die diese inzwischen historische Debatte umreißen.

- Gleichheit versus Differenz – eine Kontroverse um diese Kategorien herum hat die Frauenbewegungen des 19. wie des 20. Jahrhunderts begleitet. Zwar hat die erste Frauenbewegung ihre Diskussionen noch nicht explizit entlang dieses Begriffspaars geführt, von heute aus lassen sich ihre Flügelkämpfe aber gut mit diesen Begriffen beschreiben (zur theoretischen Einordnung dieser Perspektiven vgl. Schmerl 2006, S. 93-133). So forderten die „Radikalen" (der ersten Frauenbewegung; vgl. v. a. Lida Gustave Heymann und Anita Augspurg, 1941/1972) das öffentliche Rederecht und das Wahlrecht, gleichen Zugang zu Bildung, Berufen und politischen Organisationen, also in diesen Punkten *Gleichheit* mit den männlichen Bürgern – lauter Themen, die uns heute bezogen auf andere Bevölkerungsgruppen erneut beschäftigen. Die „Gemäßigten" (Flügel der ersten Frauenbewegung; z. B. die Begründerinnen sozialer und medizinischer Frauenschulen) hielten demgegenüber an der Komplementarität der Geschlechter fest und forderten unter dem Stichwort der „geistigen Mütterlichkeit" (Helene Lange, 1914/1980) Raum für einen explizit *weiblichen Beitrag* zu Politik und gesellschaftlicher Wohlfahrt. Beiden Flügeln war das Anliegen gemeinsam, Frauen aus dem hierarchischen Geschlechterverhältnis zu befreien, unterschiedlich war das zugrundeliegende Geschlechterbild: Sollte *Gleichheit* mit den Männern (in Bildung, Beruf und Politik) hergestellt werden, oder war vielmehr der „geistigen" *Differenz* der Geschlechter auch in diesen Bereichen Rechnung zu tragen? Auch hier fällt es nicht schwer, Ähnlichkeiten zu den heute geführten Debatten über kulturelle Differenz (hier als Auseinandersetzung über Integration versus Assimilierung) zu entdecken.

– Die zweite Frauenbewegung hat diese historischen Wurzeln erst mit Verzögerung wieder entdeckt, sie ging nach ca. 40 Jahren (in die der deutsche Faschismus und der Zweite Weltkrieg fielen) von veränderten gesellschaftlichen und politischen Bedingungen aus und beschäftigte sich von Beginn an mit einem anders akzentuierten und insgesamt größeren Themenspektrum: außer der rechtlich-politischen Gleichstellung ging es um Fragen gleicher Bildungschancen, um die Verfügung über den eigenen Körper und die Gleichberechtigung in Liebesbeziehungen; es ging außerdem um die Kritik an männlich dominierter Politik sowie an geschlechtshierarchischer Wissenschaft und Geschichtsschreibung. *Gleichheit* war dabei in doppelter Weise vorausgesetzt. Im Einklagen der Realisierung von vollen Bürgerrechten für Frauen steckt die Forderung nach Gleichheit mit den Lebensmöglichkeiten und -chancen von Männern. Und indem man die Gleichheit der Interessenslage von Frauen zum Ausgangspunkt machte, wurde in dem formulierten „wir" auch eine Gemeinsamkeit von Frauen unterstellt.[7] Historische Studien entdeckten bald Vorläuferinnen der eigenen Anliegen, von denen man bis dahin nichts geahnt hatte. So fanden sich Gleichheitsforderungen bereits im 15. Jahrhundert bei Christine de Pizan, Ende des 17. bzw. Anfang des 18. Jahrhundert bei Mary Astell, Ende des 18. Jahrhunderts bei Mary Wollstonecraft, im 19. Jahrhundert dann bei Flora Tristan, Charlotte Perkins Gilman und Hedwig Dohm (Schmerl & Großmaß, 1996, S. 273 ff.).

Im Verlauf der theoretischen und politischen Auseinandersetzungen der zweiten Frauenbewegung allerdings wurden immer wieder auch

Differenzen zwischen den die Bewegung tragenden Frauen deutlich: Differenzen zwischen heterosexuellen und lesbischen Frauen, Differenzen zwischen Familienfrauen und solchen, die sich über ihren Beruf identifizierten, Differenzen zwischen Funktionsträgerinnen in Verbänden, Universitäten und Parteien und denjenigen, die in unabhängigen Projekten arbeiteten, und dann – in Deutschland relativ spät – Differenzen zwischen weißen und schwarzen Frauen. Aus jeder dieser wahrnehmbaren Differenzen entstanden nicht nur Abgrenzungen auf der Bündnisebene von Politik, sondern jeweils auch *Diskurse der Differenz*, die von je unterschiedlichen Frauenbildern ihren Ausgang nahmen. Erinnert sei an die Theorien von Maria Mies (1980; die von unterschiedlichen Produktionserfahrungen der Geschlechter ausgeht), an Mary Daly (1981; die ein Konzept frauenidentifizierten spirituellen Lebens entwickelte) sowie an Luce Irigaray (1987/1989) und in ihrer Folge die „Mailänderinnen" (Libreria delle donne di Milano, 1987/1988). Der deutsche Diskurs um die Differenz Schwarz/Weiß ist in den Arbeiten von May Ayim (1997) präsent (Schmerl & Großmaß, 1996, S. 278 ff.).

– Beendet wurden die Kontroversen, die sich auf das Begriffspaar Gleichheit/Differenz bezogen, trotz vielfacher theoretischer Bemühungen nicht dadurch, dass sich eine Position durchgesetzt hätte, die der Komplexität dieser Relation und der damit verknüpften Probleme gerecht wurde, sondern dadurch, dass über die Arbeiten Judith Butlers (1990/1991) der Mainstream kritisch-sozialwissenschaftlicher Theorie auch die feministische Diskussion erreichte. Die sich anschließende Dekonstruktionsdebatte hatte eine Dominanz von Differenzen zum Ergebnis.

Was – so ist zu fragen – können wir für die heutige ethische Diskussion über Gerechtigkeit aus dieser Diskursgeschichte lernen? Antworten möchte ich mit einem doppelten Hinweis: Zum einen – das habe ich mit kurzen Hinweisen in meinen bisherigen Ausführungen anzudeuten versucht – begegnen uns die Probleme von Gleichheit und Differenz heute in anderen Themenbereichen erneut, in interkulturellen Debatten und bei vielen Aspekten der Menschenrechtsdiskussionen. Zum anderen lohnt sich ein

Blick auf Debatten, die als abgeschlossen gelten und deshalb die Gemüter nicht mehr so sehr erhitzen, oft deshalb, weil gerade aus der Distanz etwas deutlich werden kann, das auch für neu auftauchende Fragen klärend ist. Einige theoretische Hinweise sollen das verdeutlichen.

Schauen wir auf die feministische Kontroverse um Gleichheit und Differenz zurück, so scheint aus heutiger Sicht nicht mehr so leicht nachzuvollziehen, worin eigentlich die Brisanz der Auseinandersetzung begründet ist. Scheinen uns doch zum einen – wie dies nach abgeschlossenen Kämpfen häufig der Fall ist – die darin ausgetragenen Differenzen zwischen Frauen zum großen Teil eher harmloser Natur zu sein. Und wissen wir doch zum anderen inzwischen, dass Differenzen unterschiedlicher Art je nach konkreter Situation und gesellschaftlicher Position unterschiedlich zusammenwirken – manchmal signalisieren sie einfach Verschiedenheit, manchmal formen sie Unterdrückungskonstellationen. Intersektionaliät ist der Begriff, unter dem wir diese Fragen inzwischen theoretisch aushandeln (Walgenbach, 2007). Zudem scheint das der ganzen feministischen Kontroverse zugrundeliegende theoretische Problem leicht lösbar zu sein: Kann man nicht ohne Schwierigkeiten *gleiche Rechte, Chancen und Möglichkeiten* fordern, ohne damit *substanzielle Gleichheit* für all diejenigen zu unterstellen, für die diese Forderungen gelten sollen?

Gerade in den aktuell diskutierten Menschenrechtsfragen begegnet uns diese theoretische Selbstverständlichkeit immer wieder und zwar häufig in einem eher beschwörenden Tonfall: Menschenrechte für die tibetischen Bürger Chinas zu fordern heiße nicht religiöse, kulturelle und individuelle Differenzen zu leugnen; die Vertreibungen und Vernichtungen in Darfur als Völkermord zu skandalisieren bedeute nicht eurozentrische Menschenbilder zu generalisieren. Darin steckt eine wichtige Erkenntnis: Menschenrechte und Gleichheitsprinzipien sind – philosophisch ausgedrückt – regulative Ideen, an denen wir unser Handeln orientieren und die Rechtsprechung ausrichten können, nicht aber Verallgemeinerungen empirischer Tatbestände. Gleichheit und Differenz sind deshalb in der Tat auf zwei unterschiedlichen Ebenen zu verorten, die es auseinanderzuhalten und nicht zu vermischen gilt. Allerdings: der beschwörende Tonfall, in dem diese Wahrheit häufig formuliert wird, weist darauf hin, dass die

Probleme mit dieser Einsicht nicht vollständig gelöst sind. Schauen wir deshalb noch einmal auf die feministische Diskussion und fragen, warum es in diesen Debatten so schwer fiel, die theoretische Einsicht der unterschiedlichen Ebenen von Gleichheit und Differenz in den Auseinandersetzungen mitzudenken.

Wiederum hilft ein historisierender Blick: In konkreten, gesellschaftlich und kulturell verankerten Kämpfen um Gerechtigkeit und Interessensausgleich ist es anscheinend nicht ganz so einfach, die Ebenen auseinanderzuhalten, auf denen Gleichheit bzw. Differenz Bedeutung gewinnen. So waren in den Auseinandersetzungen der Frauenbewegungen Gleichberechtigung bzw. Bürgerrechtsfragen immer wieder eine enge Verbindung mit kulturell verbreiteten Geschlechterbildern eingegangen. Eine Vermischung von Ebenen, die nicht Denkfehlern der jeweils aktiven Frauen zuzurechnen ist, sondern ein Produkt genau der Verhältnisse ist, aus denen die Frauenbewegungen aufgebrochen waren und deren Ungerechtigkeiten sie abschaffen wollten. Der Ausschluss der Frauen vom akademischen Studium beispielsweise wurde bis ins 20. Jahrhundert hinein mit der weiblichen Unfähigkeit zu rationalem und wissenschaftlichem Denken begründet, der Ausschluss von Politik und Öffentlichkeit mit der Beschränkung der weiblichen Konstitution und Emotionalität auf Nahbeziehungen, Pflege und Versorgung. Die Gegenstrategien bezogen konsequenterweise den Nachweis gleicher Fähigkeiten ein, argumentierten also – wenn auch nur auf einzelne Aspekte menschlicher Existenz bezogen – immer auch mit substanzieller Gleichheit. In ähnlicher Weise wird heute in Argumentationen über kulturelle Differenz z. B. der Verweis auf die Bildungsferne muslimischer Kulturen verwendet und – dagegen – auf die kulturellen und wissenschaftlichen Leistungen der arabischen Hochkultur hingewiesen.

Wir stoßen hier auf ein Problem, das nicht nur die Diskussion um die Anliegen der Frauen kennzeichnet. Jede soziale Bewegung oder Initiative, die sich für die Partizipationsmöglichkeiten Einzelner oder bestimmter Gruppen einsetzt, reklamiert einerseits die Realisierung gesellschaftlich geteilter Normen und Werte (für eben diese Gruppierungen) und muss andererseits den Nachweis erbringen, dass diese Werte und Normen ungerechterweise in der ökonomischen, kulturellen und sozialen Realität nicht eingelöst sind. Dies gilt für Anti-Psychiatrie-Initiativen wie für die Partizipationsansprüche ethnischer Minderheiten, für die Proteste der Hartz-IV-Empfänger wie für die Auseinandersetzung der Behinderten-Verbände mit den Konsequenzen von Pränataldiagnostik.

Die in den Debatten der Frauenbewegung aufzufindende Schwierigkeit tritt – so lässt sich zuspitzen – immer dann auf, wenn übergreifende Rechte und Ansprüche, die sich aus Überlegungen des „guten“ Zusammenlebens von Menschen ableiten und gemeinhin mit der Kategorie „Gerechtigkeit“ bezeichnet werden, in konkrete Lebenssituationen und Beziehungen übersetzt werden sollen. Jede Argumentation bedarf der Anschaulichkeit, des Rückgriffs auf konkrete Verhältnisse und des Sich-Einlassens auf die Argumentationsweise des Gegenübers. Und: jede Diskussion von kontroversen Punkten spitzt zu und vernachlässigt Differenzierungen, die unter anderen Gesichtspunkten von zentraler Bedeutung sein können.

Gleiche Rechte und Zugangsmöglichkeiten zu fordern, ohne Differenzen zwischen denjenigen zu leugnen, für die diese Rechte gelten sollen, ist daher nur *abstrakt* eine leicht einzulösende Forderung. Dies gilt für die bisher diskutierten Differenzen, die gesellschaftlich-politisch entstehen und die auch in berufliche psychosoziale Arbeit hineinwirken: Differenzen des Geschlechts, der sexuellen Orientierung, der sozialen Herkunft und des ethnisch-kulturellen Hintergrunds. Es gilt zusätzlich für all die Differenzen zwischen Menschen, die individueller Anlass oder Grund professioneller Hilfeleistung sind: Krankheit und Behinderung; lebensweltliche Belastungen, Überforderung durch die familiale Situation, Traumatisierung oder die Einschränkung der Lernchancen aufgrund von Migration. Beschäftigen wir uns z. B. mit dem Recht auf Selbstbestimmung bei süchtigen oder behinderten Klienten oder auch, wie damit umzugehen ist, wenn Traumatisierung zu Selbstverletzung oder Suizidalität führt, dann stellt sich die Frage, wie Menschenwürde, Selbstbestimmung und Anerkennung – lauter Werte, die aus Gleichheitsvorstellungen abgeleitet sind – mit dem für die Professionellen sichtbaren Hilfebedarf kompatibel werden können. In jedem einzelnen Fall muss konkret geklärt werden, wo die Differenz der Anderen – Differenz in Handlungsvermögen, Lebensstil und Weltbild –

zu respektieren ist und wo sie im fürsorglichen Handeln eingeschränkt werden muss bzw. darf.

Angesprochen ist damit ein Konflikt, der grundsätzlich jeder helfenden Interaktion zugrundeliegt: der Konflikt zwischen der (durch Krankheit, Traumatisierung oder lebensweltliche Belastungen) eingeschränkten Handlungsfähigkeit der Personen (die wir Klienten nennen) und deren Anspruch auf Respekt, Anerkennung und Selbstbestimmung. Genau dieser Konflikt – in der helfenden Interaktion die *Achtung* vor der Person des bzw. der Anderen mitlaufen zu lassen und auszudrücken – macht eine generelle ethische Reflexion professionellen Handelns erforderlich. Gerechtigkeit als Balance zwischen Gleichheit und Differenz wird dabei zu einer wichtigen Reflexionskategorie – nicht in dem Sinne, dass damit die beschriebenen Konflikte gelöst wären, sondern eher im Sinne einer regulativen Idee und folglich als Anerkennung der Tatsache, dass das moralische Gebot der Hilfeleistung und das moralische Gebot von Achtung, Anerkennung und Gleichheit in Konflikt geraten können und die Balance zwischen der asymmetrischen Differenz des Helfens und dem gleichen Subjektanspruch aller an der Interaktion Beteiligten in jeder konkreten Handlungssituation aktiv hergestellt werden muss.[8] Aus der feministischen Diskussion um Gleichheit und Differenz lässt sich hierfür lernen, dass dies nicht fehlerfrei möglich ist – in alle auf die Herstellung von Gerechtigkeit bezogenen Gleichheitspostulate mischen sich situativ Annahmen/Zurückweisungen substanzieller Gleichheit, und jede inhaltliche Berücksichtigung konkreter Differenzen schließt andere (in dieser Interaktion möglicherweise wichtigere) Differenzen aus der Wahrnehmung aus. Letztendlich haben die in der psychosozialen Arbeit professionell Tätigen zwar die Verantwortung für die weitmöglichste Herstellung von Gerechtigkeit – sie bleiben dabei aber auf die Differenzmitteilungen ihrer Klienten und Klientinnen angewiesen.

Für die Kennzeichnung der Haltung, die in Beratung und Psychotherapie entwickelt werden soll, um dieser Verantwortung Rechnung zu tragen – für das berufliche Ethos – ist im feministisch geprägten Fachdiskurs der Begriff der *Gendersensibilität* geprägt worden. Er setzt voraus, dass wir als Fachkräfte nicht wissen können, welche Bedeutung das Geschlecht und die sexuelle Orientierung für die Klientin oder den Klienten jeweils haben, die/der unsere Hilfe in Anspruch nimmt. Was wir jedoch wissen können und präsent haben sollten, ist, dass Geschlecht und sexuelle Orientierung eine Bedeutung haben – eine individuelle für die Identitätsarbeit der Einzelnen und eine gesellschaftliche als Matrix in der sozio-kulturellen Machtstruktur. Diese Sensibilität für die Bedeutung von Differenzen – das wissen wir inzwischen aus den kritischen Reflexionen der dekonstruktivistischen feministischen Theorie (Butler, 1990/1991, 1997/2005) – gilt es nicht nur für die Gender-Frage zu entwickeln, sondern auch für anderen Identitätskonstruktionen (Maalouf, 2000), die durch denselben Doppelcharakter (Identitätsmoment und Element einer Matrix der Macht zu sein) gekennzeichnet sind. Differenzsensibilität in diesem Sinne könnte daher Teil des beruflichen Ethos psychosozialer Berufe werden.

Beziehungsverantwortung als zentrale ethische Dimension psychosozialer Arbeit

Im vorangegangenen Abschnitt war bereits einmal von der Verantwortung der Professionellen die Rede – die Verantwortung der Professionellen für die weitmöglichste Herstellung von Gerechtigkeit wurde thematisiert. Begründen lässt sich eine solche Verantwortung doppelt: Zum einen erwächst Verantwortung daraus, dass die psychosozialen Berufe im Auftrag der Gesellschaft/des Gemeinwesens handeln. Zum anderen ergibt sich eine solche Verantwortung daraus, dass die professionellen Helfer in der Hilfesituation die Handlungsmächtigeren sind. Verantwortung wird ihnen qua Funktion zugeschrieben. In diesem *zuschreibenden Sinne* – jemand soll die Verantwortung für etwas haben oder übernehmen – ist der Begriff für all die Berufsfelder von zentraler Bedeutung, in denen in die persönlichen Verhältnisse Anderer eingegriffen wird und die mit dem Begriff der *Profession* auch als besondere markiert werden. Die ersten Berufe, auf die dies historisch zutrifft, sind die „freien Berufe" des Arztes und des Anwaltes. Hier treten Menschen, die sich jenseits dieses beruflichen Kontakts gleichberechtigt gegenüber stünden, in ein Verhältnis zueinander, bei dem der

Eine professionell und gegen Bezahlung persönliche Angelegenheiten des Anderen (Gesundheit, Wohlbefinden, Rechtsansprüche) übernimmt und damit auch die Berechtigung erhält, in diese Angelegenheiten einzugreifen. Dass damit eine besondere *Verantwortung* übertragen wird, kann an drei Merkmalen der damit verbundenen beruflichen Handlungen verdeutlicht werden:

- Der erste Punkt betrifft die Asymmetrie der damit eingegangenen professionellen Beziehung. Persönliche Angelegenheiten werden – meist in Situationen, in denen man selbst nicht mehr weiter weiß, also auf Hilfe angewiesen ist – einer Fachkraft übergeben, die sich auskennt. Es entsteht eine asymmetrische Beziehung, in der Eine/r auf Unterstützung angewiesen ist, der/die Andere dagegen etwas zu geben hat, selbst aber nicht bedürftig ist. Dies gilt natürlich nicht generell für die beteiligten Personen (auch eine Anwältin benötigt gelegentlich die Hilfe eines Arztes, auch ein Arzt kann pflegebedürftig werden und als Menschen sind beide auf die Beziehung zu anderen angewiesen). Es gilt aber in sehr grundlegender Weise für die konkrete Hilfesituation.
- Der zweite Punkt betrifft die mit der Entstehung von Professionen stattfindende Spezialisierung von Fachwissen. Hat man seine persönlichen Angelegenheiten erst einmal vertrauensvoll in professionelle Hände gelegt, lässt sich dies auch im Falle einer Enttäuschung der damit verbundenen Erwartungen nicht mehr problemlos rückgängig machen: eine begonnene ärztliche Behandlung ist in der Regel nicht durch Laien fortzusetzen; ein mit anwaltlichem Beistand begonnener Prozess lässt sich nicht mehr in außergerichtliche Ausgleichsformen zurückführen; eine mit psychologischer und klinischer Kompetenz begonnene Verarbeitung erlebter Traumatisierung kann nicht mit Alltagskompetenzen weitergeführt werden – in all diesen Fällen hat das professionelle Handeln die private Angelegenheit so weit ausdifferenziert und ver„fachlicht", dass sie nur noch professionell zu Ende gebracht werden kann. Es entsteht also für diejenigen, die professionelle Hilfe in Anspruch nehmen, eine Entfremdung von den eigenen Angelegenheiten, eine Abhängigkeit von professioneller Unterstützung.

– Verknüpft ist dieser Prozess zudem mit dem Risiko eines Vertrauensbruchs. Auch die in professionellen Kontexten Tätigen sind Menschen mit Eigeninteressen, eigenen Bedürfnissen und nicht frei von der Verführung, Klientelbeziehungen (mit ihrer besonderen Abhängigkeit) für eigene Interessen zu missbrauchen. Ärzte können Behandlungen vorziehen, die höheres Honorar versprechen; Anwälte können Prozesse anstrengen, die dem eigenen Prestige mehr nützen als ihren Klienten; Sozialpädagogen können Klientelbeziehungen emotional ausbeuten, indem sie vor allem eigene Gefühlsbedürfnisse befriedigen. Und: auch die Verführung zur sexuellen Ausbeutung ist in all diesen Berufsfeldern gegeben.

Dass eine *Verantwortung* der hier professionell Tätigen für das Vermeiden von Schädigung hervorgehoben und durch besondere Konstruktionen (Ausbildungsvorschriften, Berufsordnungen, Kammern und Verhaltenskodizes) abgesichert wird, ist deshalb nur folgerichtig. Entsprechend taucht der Begriff auch in den ethischen Kodizes der psychosozialen Professionen an zentralen Stellen auf (DGVT, 2002; IFSW, 2005; CCA, 2007). Was aber genau ist mit „Verantwortung" in diesen Zusammenhängen gemeint? Geht es um die Verantwortung für das Wohlergehen des Anderen, was eine sehr weitreichende Verpflichtung darstellen würde? Oder ist nur die einzelne eigene Handlung gemeint, was so etwas wie eine Minimalanforderung wäre?

Da „Verantwortung" auch in der Moralphilosophie eine gewichtige Rolle spielt,[9] ist es nicht abwegig, zur Klärung dieser Fragen auf den moralphilosophischen Diskurs zurückzugreifen. Beziehen kann man sich dabei auf philosophische Konzeptionen, die Verantwortung als *Zuschreibungsverantwortung* verstehen,[10] denn dies entspricht der realen Situation in professionellen Berufsfeldern: Für die Ausübung des Berufes wird Verantwortung zugewiesen, und in Ausübung des Berufes wird Verantwortung übernommen. Wenn man Verantwortung ausschließlich in diesem Sinne versteht, lassen sich auch die zumindest im sozialpädagogischen Milieu anzutreffenden altruistischen Selbstüberforderungen ausschließen, die im psychosozialen Diskurs mit der Metapher der „fürsorglichen Belagerung" kritisiert worden sind. Verantwortung im Sinne der Zuschreibungsverantwortung ist begrenzt; sie ist an die Handlungs*möglichkeiten* der Professionellen gebunden – nur wer handeln, wer Einfluss nehmen und gestalten kann, kann auch Verantwortung tragen. In dieser begrenzten Form ist sie dann allerdings auch verbindlich, Verantwortungsübernahme hat Konsequenzen: Wer Verantwortung für etwas hat, übernimmt oder übertragen bekommt, kann auch zur Rechenschaft gezogen werden, wenn in seinem Verantwortungsbereich jemand Schaden nimmt oder keine (rechtlich und fachlich vorgesehene) Unterstützung bekommt. Verantwortung hat daher auch zwei zeitliche Dimensionen: Man übernimmt Verantwortung für etwas, das zu tun ist, also in die Zukunft reicht; und man rechtfertigt sich für abgeschlossene Handlungen, für Vergangenes also. Fachliche Urteilsfähigkeit (= die angemessene Wahrnehmung der Einzelsituation und die Anwendung von Wissen und Methodik auf diese) ist erforderlich, um Verantwortung zu übernehmen (= prospektive Verantwortung). Der rückwirkend formulierte Nachweis bzw. die Begründung dafür, dass man das situativ angemessene und fachlich Richtige getan hat, um Hilfe zu geben und Schaden zu vermeiden, ist gefragt, wenn es um die Rechtfertigung professionellen Handelns (= retrospektive Verantwortung) geht. Retrospektive Verantwortung bezieht sich – das ist vielleicht wichtig hervorzuheben – nicht auf das absolute Ergebnis einer Handlung. Eine Ärztin kann nicht jeden Patienten retten, ein Anwalt nicht jeder Klientin nach sozialen Gerechtigkeitskriterien zu ihrem Recht verhelfen, eine Sozialarbeiterin nicht jede Kindesvernachlässigung verhindern und ein Psychotherapeut nicht jede Traumatisierte vor selbstzerstörerischen Handlungen bewahren. Retrospektive Verantwortung verlangt nur, dass alles situativ Erforderliche und fachlich Richtige getan wurde. Es handelt sich insgesamt um ein sehr komplexes normatives Verhältnis zum eigenen professionellen Handeln, das mit dem Begriff der „Verantwortung" umschrieben wird.

In den moralphilosophischen Überlegungen zu dieser Kategorie finden sich einige Hinweise, die helfen können, die komplizierte Struktur professioneller Verantwortung weiter zu klaren. So schlägt Werner (2002) folgende kategoriale Struktur vor: „Zumindest in explikativer Hinsicht scheint es sinnvoll, den Zuschreibungsbegriff der Verantwortung als wenigstens vierstellige Relation einzuführen, um den normativen Bezugspunkt der

Verantwortung hervorzuheben: *Jemand* (Subjekt) ist *für etwas* (Gegenstand) *vor* oder *gegenüber* jemandem (Instanz) *auf Grund bestimmter normativer Standards* (Normhintergrund) – prospektiv – verantwortlich." Bezogen auf erfolgte Handlungen ist dann entsprechend zu formulieren: „*Jemand* (Subjekt) verantwortet sich – retrospektiv – *für* etwas (Gegenstand) *vor* oder *gegenüber* jemandem (Instanz) *unter Berufung auf bestimmte normative Standards* (Normhintergrund)." (ebenda, S. 522; Hervorhebungen im Original)

Diese Beschreibung lässt sich wie ein Formular nutzen und für unterschiedliche Geltungsbereiche konkretisieren. Füllt man das Formular für die Tätigkeiten im psychosozialen Feld aus, so ergibt sich die folgende Beschreibung: Professionell im psychosozialen Feld Tätige (Subjekt) übernehmen Verantwortung für die fachlich angemessene Versorgung/Unterstützung der Klienten/-innen (Gegenstand). Sie übernehmen diese Verantwortung sowohl gegenüber der Klientel selbst als auch gegenüber der Fachöffentlichkeit, im Konfliktfall gegenüber der Öffentlichkeit (Instanz) und zwar auf der Grundlage gesetzlicher Regelungen, der Standards guter Praxis und der berufsethischen Prinzipien (Normhintergrund).

Wie diese Verantwortung in einzelnen beruflichen Situationen ausgefüllt werden kann, lässt sich dann nicht mehr allgemein bestimmen, da die Individualität der Klienten/-innen, ihre unterschiedlichen Lebenssituationen und Unterstützungswünsche Einzelfallentscheidungen fordern. Fallkonferenzen und Fallsupervision haben die Aufgabe, nicht nur Lösungen für den aktuell diskutierten Fall zu erarbeiten, sondern auch die Urteilsfähigkeit aller Beteiligten zu schulen – für die Wahrnehmung aller relevanten Einzelheiten von Fallsituationen und für die Zuordnung von Fachwissen und Methodenkompetenz zu dieser Situation.

Aufgrund der o. g. besonderen Merkmale von Professionen – sie greifen in persönliche Lebensverhältnisse ein, installieren eine asymmetrische Hilfebeziehung und können gravierend schädigen, wenn die Eigeninteressen der Helfenden sich mit der beruflichen Beziehung vermischen – lassen sich allerdings einige normative Aspekte benennen, die für alle professionellen Hilfesituationen von Bedeutung sind:

- Die Asymmetrie der Hilfesituation lässt sich nicht aufheben, ist aber auftragsgebunden und sollte auf das für die Hilfeleistung Erforderliche begrenzt bleiben. Die Verantwortung dafür, Gleichrangigkeit an den Grenzen der Hilfesituation herzustellen bzw. zu bekräftigen, liegt auf Seiten der Handlungsmächtigeren, der Professionellen. Dabei sind auch die Aspekte zu berücksichtigen, die sich aus den Überlegungen zur Kategorie der Gerechtigkeit ergeben (s. o.).

– Die durch das Fachwissen (und den institutionellen Hintergrund) gegebene Entfremdung der Klienten von den eigenen Angelegenheiten gilt es möglichst gering zu halten: Aufklärung über die (Be-)Handlungsmöglichkeiten, Information und das Herstellen von weitmöglichster Transparenz sind die hierfür gebotenen Mittel. Außerdem gilt es sicherzustellen, dass andere Fachdienste anschließen können, sollte die Hilfehandlung nicht zum Abschluss gebracht werden. Die Verantwortung hierfür liegt jeweils auf der Seite der Fachkundigen, also der Professionellen.
– Die komplexeste Form der Verantwortung ergibt sich aus der Möglichkeit des Vertrauensbruchs. Widerspricht doch das Verfolgen eigener Interessen und die Befriedigung eigener Bedürfnisse über die Klientelbeziehung grundsätzlich dem beruflichen Ethos (gravierende Verstöße dagegen haben in der Regel auch strafrechtliche Konsequenzen). Dies führt dazu, dass beginnende Unklarheiten in der Beziehung zur Klientel Fachkollegen/-innen gegenüber kaum thematisiert bzw. Hinweise von Kollegen/-innen auf unprofessionelles Handeln abgewehrt werden. Dennoch existiert so etwas wie eine gemeinsame Verantwortung der Fachkollegen/-innen und der Fachöffentlichkeit, das Berufsethos zu stärken und Verstöße dagegen möglichst frühzeitig zu unterbinden. Manche berufsethischen Richtlinien formulieren daher eine Pflicht, auf ethisch korrektes Verhalten hinzuwirken und Verstöße (z. B. den entsprechenden Kommissionen des Berufsverbandes) zu melden.

Bedeutsamer scheint mir aber gerade für die Klärung der zuletzt angesprochenen Fragen, auf die im psychosozialen Fachdiskurs bereits erarbeiteten methodischen Konzepte zurückzugreifen. Beziehungsverantwortung ist gerade in den Arbeitsfeldern, die mit der Beziehung selbst arbeiten – in Psychotherapie und Beratung – frühzeitig thematisiert worden. Die in der Psychoanalyse entwickelten Konzepte von Übertragung und

Gegenübertragung klären über die Verführbarkeit in professionellen Beziehungen auf und stellen zugleich Instrumente zur Verfügung, um eigene Verstrickungen aufzulösen.[11] Die von Finke (1999) herausgearbeitete Unterscheidung von Arbeitsbeziehung, Alter-Ego-Beziehung, Übertragungsbeziehung und Dialogbeziehung hilft die unterschiedlichen Dimensionen einer helfenden Beziehung zu verstehen und in der Praxis angemessen zu berücksichtigen. Verantwortungsübernahme auch bei heiklen Themen gelingt leichter, wenn ein differenziertes Fachvokabular zur Verfügung steht, das Interaktionen zu beschreiben ermöglicht, ohne zu moralisieren. Und da nicht jede Unabgegrenztheit bewusst eingegangen wird (auch zwischen Professionellen und ihren Klienten/-innen kann es zu Kollusionen kommen), kann kontinuierlich berufsbegleitende Supervision auch unter ethischen Gesichtspunkten als Qualitätsmerkmal professioneller psychosozialer Arbeit gelten.

Ausblick

Ansatzpunkte einer Ethik psychosozialer Arbeit zu formulieren, war das Ziel der hier vorgestellten Überlegungen. Anhand von zwei zentralen Kategorien – Gerechtigkeit und Verantwortung – wurde exemplarisch der Versuch gemacht, moralphilosophische Einsichten mit theoretischen und methodischen Konzepten des psychosozialen Fachdiskurses zu verknüpfen und für die Praxis nutzbar zu machen. Eine solche exemplarische Analyse deckt nicht alle für die psychosoziale Praxis relevanten ethischer Fragen ab – die Kategorien Anerkennung und Fürsorge (care) z.B. kamen vor, ohne geklärt zu werden –, zeigt aber an zwei zentralen Punkten, was zu gewinnen ist. Das Ergebnis mag insofern enttäuschen, als sich keine Handlungsanweisungen für einzelne Hilfesituationen ableiten lassen, die eindeutig nach richtig und falsch unterscheiden. Es ergeben sich zwar ethische Grundentscheidungen und Begrifflichkeiten, die es leichter machen, Einzelsituationen zu beurteilen, die Anforderung aber, in jeder Handlungssituation in der Praxis fachlich und ethisch zu urteilen und dafür die Verantwortung zu tragen, bleibt.

Die Canadian Counselling Association (CCA, 2007) hat in ihren ethischen Richtlinien eine Schrittfolge angegeben, die helfen soll, ethische Entscheidungen in der Praxis zu treffen. Ich stelle sie hier abschließend zur Verfügung (Übersetzung R.G.).

Ausgehend von sechs ethischen Prinzipien (Wohltun, Verlässlichkeit, Nicht-Schädigen, Selbstbestimmung des Klienten, gerechte Behandlung aller Klienten, soziale Verantwortung gegenüber der Gesellschaft; CCA, 2007, S. 2) werden die folgenden Schritte empfohlen:

„1. Schritt: Welches sind die zentralen ethischen Fragen in dieser Situation?

2. Schritt: Welche Einzelpunkte des Code of Ethics sind für diese Situation relevant?

3. Schritt: Welche der oben genannten Prinzipien sind von vorrangiger Bedeutung in dieser Situation?

4. Schritt: Wie können diese ethischen Anforderungen auf die besonderen Umstände dieser Situation angewandt werden und – wenn es einen Konflikt zwischen einzelnen Prinzipien gibt – wie können diese aufgelöst werden, welche potenziellen Risiken gibt es, welchen Nutzen bei jeder dieser Lösungsmöglichkeiten?

5. Schritt: Was sagen mir meine Gefühle und Intuitionen, was in dieser Situation zu tun ist?

6. Schritt: Welcher Handlungsplan ist in dieser Situation insgesamt am hilfreichsten?“ (CCA, 2007, 3)

Anmerkungen

1. In manchen Diskussionen werden auch – einigermaßen selbstverständlich – Bezüge zur christlichen Sozialethik hergestellt. Dies ist gerade in religiös und kulturell pluralen Diskussionskontexten genauso wenig unproblematisch wie die manchmal anzutreffende „Moralisierung“ fachlicher Fragen.
2. Dieser Begriff wurde in den psychologischen Debatten der 2. Frauenbewegung geprägt und umschreibt die durch Emotionalität, Beziehungsabhängigkeit und Fürsorglichkeit entstehende Machtdimension in nahen Beziehungen (vgl. z. B. Rommelspacher, 1987). Heute wird der Begriff in der Sozialen Arbeit als etablierter Terminus verwandt (vgl. z. B. Böhnisch & Funk, 2002, S. 55 f.). Und auch in die Politikwissenschaften hat der Begriff Eingang gefunden (vgl. Czempiel, 1999).

3. Diese Metapher – der Titel eines 1979 erschienen Romans von Heinrich Böll – war in den 1980er-Jahren eine im psychosozialen Fachdiskurs verbreitete kritische Kennzeichnung für eine helfende Haltung, die Selbstbestimmung und Eigeninitiative der Klienten verletzt.
4. Beide Begriffe – Würdigung wie Abgrenzung – sind im psychotherapeutischen Diskurs entwickelt und methodisch begründet worden. „Würdigung" wird vor allem in ressourcenorientierten Ansätzen verwandt und bezeichnet eine Haltung, die der Defizitorientierung im Blick auf Klienten/-innen entgegenwirken soll. „Abgrenzung" markiert die Trennung von Eigengefühlen auf Therapeutenseite von den empathisch nachzuvollziehenden Emotionen der Klienten – ein Begriff, der vor allem in der Suchthilfe einen hohen Stellenwert hat.
5. Als Bezugsautoren der aktuellen Diskussion, die auch zur Ethik-Frage in der psychosozialen Arbeit herangezogen werden können, seien genannt: John Rawls (1999), Martha Nussbaum (2003) und David Miller (1999/2008).
6. „Soziale Gerechtigkeit" als Spezifizierung allgemeiner Gerechtigkeit ist auch in der philosophischen Diskussion kein einheitlich verwendeter Begriff. Er taucht erst in neueren Diskussionen auf, umschreibt nicht mehr (wie in der antiken Tradition) ein Tugendideal, umschreibt auch nicht wie in der politischen Philosophie (z. B. bei Rawls, 1999) ein gut geordnetes Staatswesen, sondern problematisiert die Möglichkeiten der Bürger innerhalb des gesellschaftlichen Gefüges (etwa die angemessene Teilhabe aller am gesellschaftlichen Reichtum, einigermaßen gleiche Chancen für alle, Ausgleich ökonomischer Ungleichheit).
7. „Sisterhood is powerful" hieß einer der Slogans – erst mit dem Aufbrechen auch schmerzhafter Differenzen wurde daraus die ironische Wendung: „Sisterhood is powerful – it can kill you".
8. Das care-ethische Modell von Joan Tronto (1993) bietet hierfür prozessorientierte Vorschläge (vgl. Großmaß, 2006).
9. Dies gilt allerdings erst für die neuere Philosophiegeschichte (vgl. Röttgers, 2007, S. 17-22). Im 19. Jahrhundert (nicht zufällig parallel zur Etablierung von Professionen) wird „Verantwortung" zu einer zentralen Reflexionskategorie. Nach dem Zweiten Weltkrieg von den (jüdischen) Philosophen Emmanuel Lévinas (2007) und Hans Jonas (1983) an zentraler Stelle ihrer Moraltheorie platziert, gehört „Verantwortung" heute zu den allgemein verwendeten ethischen Kategorien (vgl. Werner, 2002, S. 524 f.).
10. Ausgeschlossen werden damit Konzeptionen, die Verantwortung zum Ausgangspunkt ganzer Moraltheorien machen und die Pflicht zur Verantwortungsübernahme aus dem Gegenstand selbst ableiten, wie etwa Hans Jonas (1983) es tut (der Natur zur normativen Grundlage seiner Theorie macht). Solche weitreichenden Theorien führen zu Verantwortungsanforderungen, die möglicherweise jedes Moralsubjekt, sicher aber die auf den Rahmen des beruflichen Handelns bezogenen Pflichten überfordern.
11. Verwiesen sei hier auf die Arbeit von Oberhoff (2000), der diese nicht ganz unkomplizierte Konzeption in gut verständlicher Weise für den Arbeitsbereich Supervision aufgearbeitet hat.

Literatur

Ayim, May (1997). *Grenzenlos und unverschämt.* Berlin: Orlanda.

Böhnisch, Lothar & Funk, Heide (2002). *Soziale Arbeit und Geschlecht. Theoretische und praktische Orientierungen.* Weinheim: Juventa.

Böll, Heinrich (1979). *Fürsorgliche Belagerung.* Köln: Kiepenheuer & Witsch.

Butler, Judith (1991). *Das Unbehagen der Geschlechter.* Frankfurt: Suhrkamp. (Amer. Original erschienen 1990.)

Butler, Judith (2005). *Psyche der Macht – das Subjekt der Unterwerfung.* Frankfurt: Suhrkamp. (Edition Suhrkamp. 1744.) (Gender Studies.) (Amer. Original erschienen 1997.)

Canadian Counselling Association [CCA] (2007). *Code of Ethics.* Online available: http://www.ccacc.ca/e_COE.html [14.03.2009].

Czempiel, Ernst-Otto (1999). *Kluge Macht.* München: Beck.

Daly, Mary (1981). *Gyn/Ökologie.* München: Frauenoffensive.

Deutsche Gesellschaft für Verhaltenstherapie [DGVT] (2002). *Ethikkodex der DGVT.* Online verfügbar: http://www.dgvt.de/305.pdf [14.03.2009].

Finke, Jobst (1999). *Beziehung und Intervention. Interaktionsmuster, Behandlungskonzepte und Gesprächstechnik in der Psychotherapie.* Stuttgart: Thieme.

Großmaß, Ruth (2006). Die Bedeutung der Care-Ethik für die Soziale Arbeit. In Susanne Dungs, Uwe Gerber, Heinz Schmidt & Renate Zitt (Hg.), *Soziale Arbeit und Ethik im 21. Jahrhundert* (S. 319-328). Leipzig: Evangelische Verlagsanstalt.

Heymann, Lida Gustava & Augspurg, Anita (1972). *Erlebtes – Erschautes. Deutsche Frauen kämpfen für Freiheit, Recht und Frieden 1850-1940.* Meisenheim: Hain. (Original erschienen 1941.)

International Federation of Social Workers [IFSW] (2005). *Ethics in Social Work, Statement of Principles.* Online available: http://www.ifsw.org/en/p38000398.html [14.03.2009].

Irigaray, Luce (1989). *Genealogie der Geschlechter.* Freiburg: Kore. (Frz. Original erschienen 1987.)

Jonas, Hans (1983). *Das Prinzip Verantwortung – Versuch einer Ethik für die technologische Zivilisation.* Frankfurt: Insel.

Lange, Helene (1980). *Die Frauenbewegung in ihren modernen Problemen.* Nachdr. Münster: Tende. (Original erschienen 1914.)

Lévinas, Emmanuel (2007). *Die Spur des Anderen. Untersuchungen zur Phänomenologie und Sozialphilosophie.* Freiburg: Alber.

Libreria delle donne di Milano (1988). *Wie weibliche Freiheit entsteht. Eine politische Praxis.* Berlin: Orlanda. (Ital. Original erschienen 1987.)

Maalouf, Amin (2000). *Mörderische Identitäten.* Frankfurt: Suhrkamp.

Mies, Maria (1980). Gesellschaftliche Ursprünge der geschlechtlichen Arbeitsteilung. *beiträge zur feministischen theorie und praxis, 3*, 61-78.

Miller, David (2008). *Grundsätze sozialer Gerechtigkeit.* Frankfurt: Campus. (Theorie und Gesellschaft. 58.) (Amer. Original erschienen 1999.)

Nussbaum, Martha C. (2003): Langfristige Fürsorge und soziale Gerechtigkeit. *Deutsche Zeitschrift für Philosophie, 51*(2), 179-198.

Oberhoff, Bernd (2000). *Übertragung und Gegenübertragung in der Supervision. Theorie und Praxis.* Münster: Daedalus.

Rawls, John (1999). *A Theory of Justice.* Oxford: Oxford University Press.

Rommelspacher, Birgit (1987). *Weibliche Beziehungsmuster.* Frankfurt: Campus.

Röttgers, Kurt (2007). Verantwortung nach der Moderne in sozialphilosophischer Sicht. In Thomas Beschorner, Patrick Linnebach, Reinhard Pfriem & Günter Ulrich (Hg.), *Unternehmensverantwortung aus kulturalistischer Sicht* (S. 17-31). Marburg: Metropolis.

Schmerl, Christiane (2006). *Und sie bewegen sich doch ... Aus der Begegnung von Frauenbewegung und Wissenschaft.* Tübingen: DGVT.

Schmerl, Christiane & Großmaß, Ruth (1996). Menschlichkeitsbilder oder Geschlechterdivisionen? Eine Plünderung des feministischen Familienalbums. In Christiane Schmerl & Ruth Großmaß (Hg.), *Leitbilder, Vexierbilder und Bildstörungen. Über die Orientierungsleistung von Bildern in der feministischen Geschlechterdebatte* (S. 267-326). Frankfurt: Campus.

Tronto, Joan C. (1993). *Moral boundaries – a political argument for an ethic of care.* New York: Routledge.

Walgenbach, Katharina (2007). *Gender als interdependente Kategorie – neue Perspektiven auf Intersektionalität, Diversität und Heterogenität.* Opladen: Budrich.

Werner, Micha H. (2002). Verantwortung. In Marcus Düwell, Christoph Hübenthal & Micha H. Werner (Hg.), *Handbuch Ethik* (S. 521-527). Stuttgart: Metzler.

Luise Reddemann

Gleichwertigkeit und Würde: Voraussetzung jeder Behandlung in der Suchtkrankenhilfe

Würdeverletzungen sind nicht selten in der Psychotherapie. Jede(r) Therapeut/-in und Berater/-in wird sie kennen. Aus meiner Sicht geschieht dies bei ansonsten kompetenten Therapeuten/-innen und Berater/-innen aus mehreren Gründen. Einer davon: insbesondere die Psychotherapie, jedoch auch die Suchtberatung, hegt aufgrund ihrer Anlehnung ans Krankheitsparadigma der Medizin und im Ringen um Anerkennung im Rahmen dieses Paradigmas eine besserwisserische Haltung. Hier die Experten/-innen, die „alles" über die Krankheit wissen, dort die Klienten/-innen, die nichts von ihrer Krankheit verstehen. Dies dürfte u. a. ein Grund sein, warum sich ressourcenorientierte Verfahren in Deutschland so schwer tun, denn bei konsequenter Ressourcenorientierung kommt man gar nicht umhin, Klienten/-innen als Experten/-innen ihrer Probleme wahrzunehmen (Hubble & Miller, 2004).

Ein weiterer Grund für Würdeverletzungen scheint mir zu sein, dass auch Psychotherapeuten/-innen und Berater/-innen dem Paradigma des Machens und des „Richtigmachens" mehr verpflichtet sind als allgemein angenommen wird. Gemeinhin nimmt man an, dass das Machen mehr eine Sache der Mediziner sei, nicht die unsere.

Die Gefahr, dass wir dabei einer Machbarkeitsideologie erliegen, ist nicht gering zu schätzen. Anna Bergmann hat in ihrer aus meiner Sicht sehr wichtigen Arbeit „Die verhütete Sexualität. Die medizinische Bemächtigung des Lebens" (1998) die Wurzeln dieses Denkens untersucht. Sie bringt inzwischen weit verbreitete Praktiken der Reproduktionsmedizin – schon dies ein Unwort! – in Verbindung mit einer zerstörungsorientierten Wissenschaft, die bis auf Darwin und noch früher auf Bacon zurückgeht und keineswegs erst in postmodernen Zeiten entstanden ist.

Diese Wissenschaft ist geprägt von kriegerischen Vorstellungen, sodass der „menschliche Körper als ein System vorgeführt wird, das in allererster Linie den Kampf zwischen Leben und Tod reguliert… Der reale Tod dagegen, der sterbliche Leib, ist vergessen gemacht... So wie ‚Krankheit' als ein zu bekämpfender Fremdling aus einem Ganzen herausgerissen wird, so isoliert man den zu heilenden Menschen gleich mit." (Bergmann, 1998, S. III-XI) Das auf Bacon zurückgehende Denken des Kampfes gegen die Natur begründet auch einen Kampf gegen alles, was mit Weiblichkeit verbunden ist. Sehr deutlich grenzt sich der Philosoph Richard Rorty (1998/2000) von diesem Denken ab, das sich auf Frauen, aber nicht nur auf sie, sondern auf alles, was als „weiblich" gekennzeichnet ist, als hochgradig destruktiv auswirkt.

Es ist verschiedentlich gezeigt worden, dass die Heilkunde, von der ich mir wünsche, sie wäre eine „Heilkunst", einem teilweise hoch destruktiven männlichen Mythos, nämlich dem des Helden, anhängt. So spricht Susun Weed (1989/1990) auch von „heroischer" Medizin. Innere Sicherheit erhalte man durch Gleichmut, nicht durch Heldentum, schreibt Arno Gruen (2008, S. 236). Heldentum verspreche dem Individuum Sicherheit und diene damit dem männlichen Mythos der Stärke und Unverwundbarkeit und nicht dem Leben, wie es tatsächlich ist (ebenda).

Unter Würdegesichtspunkten sehe ich Zusammenhänge zwischen einigen von mir hier untersuchten suchttherapeutischen Standardinterventionen und dieser Ideologie des Helden oder Heldischen, der keineswegs bewusst zu sein scheint. Süchtige Klienten/-innen sind keine Helden/-innen, ja, sie verweigern sich dieser Anforderung sogar konsequent. Es ist möglich, dass manche sich dafür hassen und tief verzweifelt sind, dennoch fordern sie uns – vielleicht eher als andere Klienten/-innen – unter Würdeaspekten heraus, uns mit der Idee des Heldentums und dessen menschenverachtenden Implikationen auseinanderzusetzen.

Man wird mir entgegenhalten, dies sei doch nun gar zu sehr im Widerspruch zu der gängigen Ohnmachtsformel der Anonymen Alkoholiker, deren Grundidee des Verzichts auf Alkohol von Tag zu Tag ja gerade zeige, dass nichts Heldenhaftes erwartet werde. Dem kann ich teilweise zustimmen. Aber wie ist es mit – vor allem stationären – Settings, die die Möglichkeit von Rückfällen im Prinzip ausschließen, weil sie nämlich auf solche stets mit Sanktionen und nicht mit echten Hilfsangeboten reagieren?

Die Fälle, die ich hier vorstelle, zeigen aus meiner Sicht, wie sehr unter der Überschrift „es ist notwendig, Suchtkranke brauchen das" Interventionen mit menschenverachtendem Charakter eingesetzt werden. Bekämpfen Behandler/-innen und Berater/-innen hier, wie Gruen (z. B. 1992) geschrieben hat das Individuelle – und sei es noch so problematisch – an den Klienten/-innen, weil sie nicht in Kontakt sind mit ihrem Ureigenen, insbesondere ihrem Schmerz? Wenn wir in uns selbst den verletzten und vernachlässigten Teil nicht mehr wahrhaben, können wir auch in denen, die wir behandeln, das Verletzliche nicht mehr wahrnehmen. Schlimmer noch, es wird bekämpft, damit wir selbst uns weiterhin als Helden/-innen sehen können.

Im Folgenden möchte ich anhand von Fallvignetten aus der klinischen Praxis einige theoretische Überlegungen zur Würdeorientierung in der Psychotherapie (Fall 1) allgemein und in der Behandlung Suchterkrankter Menschen (Fälle 2-5) anstellen. (Ich danke den Kollegen/-innen, die mir diese Fälle zur Verfügung gestellt haben. Aus Gründen der Schweigepflicht kann ich ihnen hier nicht persönlich danken.) Dabei betrachte ich die Fälle ausschließlich unter dem Würdegesichtspunkt; andere Sichtweisen, die sicher ebenfalls wichtig sind, spare ich bewusst aus. Denn meine Empfehlung geht dahin, dass wir gut daran täten, den Würdebegriff als eine Metaebene in unsere therapeutischen Theorien und vor allem Handlungen mit einzubeziehen (Reddemann, 2008).

Ich setze mich in den Fallbeispielen kritisch mit einigen Aspekten therapeutischen Handelns auseinander, die mir in meinem 40-jährigen psychiatrisch-psychotherapeutischen Berufsalltag immer wieder aufgefallen sind. Wohl wissend, dass es sehr viel Respekt, sehr viel echtes Engagement bei denen gibt, die sich um Suchtkranke kümmern. Es geht mir hier also nicht darum, Suchttherapie in Bausch und Bogen abzulehnen, sondern auf die Würdeverletzungen in manchen Interventionen und Haltungen hinzuweisen.

Fallbeispiel 1

Frau W., durch frühere Therapien sehr therapieerfahren, jetzt Ende 50, möchte noch einmal ein Stück therapeutische Begleitung. Vor einem Jahr ist nach einem langen Leiden der Vater gestorben, der jüngste Sohn ist vor Kurzem ausgezogen. Der Therapiewunsch von Frau W. bezieht sich darauf, dass sie einmal jemanden haben möchte, der sie begleitet und der „auf ihrer Seite" ist. Die Therapeutin, zugelassen für tiefenpsychologisch fundierte Psychotherapie, hat ursprünglich eine Ausbildung in Focusing, also einem nicht direktiven Verfahren, in dem Wert darauf gelegt wird, eher phänomenologisch und nicht interpretierend zu arbeiten. So hatte Frau W. im Vorgespräch den Eindruck, dass sie bei der Therapeutin am richtigen Ort und verstanden sei.

Kürzlich gab es einen Konflikt mit dem Sohn, über den sie in ihrer Therapie berichtet. Statt nun die Klientin, wie beim Focusing üblich, nach und nach erspüren zu lassen, was ihr Organismus mit diesem Problem anfangen und wie er es lösen will, also die Selbstheilungskraft hervorzuheben, gibt ihr die Therapeutin eine Deutung, dass es sich wohl um die nicht bearbeitete Wut auf den Vater handle, die sich im Konflikt mit dem Sohn zeige. Frau W. versucht, der Therapeutin deutlich zu machen, es gehe ihr nicht um die Wut, sie fühle keine und habe im Übrigen die Beziehung zu ihrem Vater hinreichend bearbeitet; es gehe um den Schmerz, den sie erlebe, weil es zu diesem heftigen Konflikt mit dem Sohn gekommen sei, und dafür wünsche sie sich nichts als eine Begleitung, einen Menschen, der diesen Schmerz anerkennen könne. Die Therapeutin lässt aber nicht locker und besteht darauf, dass Frau W. einen massiven Widerstand habe zu erkennen, dass sie die Wut auf den Vater nicht wahrhaben wolle.

Frau W. ist nach dieser Stunde sehr verstört und braucht einige Tage, um sich selbst zu beruhigen und sich zuzugestehen, dass nicht sie einen Fehler gemacht hat, sondern die Therapeutin ihr Anliegen nicht erkannt und sie verletzt hat.

Ich behaupte, dass der Therapeutin eine Würdeverletzung unterlaufen ist. Warum? Es gab eine klare Verabredung, die Klientin hatte sich bewusst für eine Therapeutin entschieden, von der sie erwartete, lege artis personenzentriert begleitet zu werden. Die Therapeutin hatte diesen Auftrag angenommen. Trotzdem griff sie ohne Absprache auf das Mittel der Deutung zurück, das in der personzentrierten Psychotherapie ausdrücklich ausgeschlossen ist. Der Wechsel im therapeutischen Vorgehen war nicht mit der Klientin abgesprochen und hat von daher deren Autonomie verletzt.

Für derartige Würdeverletzungen sind wir nicht ausreichend sensibilisiert, wenn wir einerseits nicht gelernt haben, Aufträge von Klienten/-innen ernst oder nicht ernst genug zu nehmen und wenn wir uns Methoden mehr verpflichtet fühlen als dem Menschen und dem Prozess, der sich entwickelt. (In diesem Fall nehme ich an, dass die Therapeutin sich verpflichtet sah, doch das zu tun, was sie abrechnet, nämlich tiefenpsychologisch zu intervenieren. Dieses deutschlandtypische Dilemma wäre einer gesonderten Betrachtung wert, ich kann es hier nur erwähnen.)

In einer jüngst publizierten Untersuchung von Eichenberg und Harm (2008) gab immerhin ein Drittel der Befragten, die nach einer Traumatisierung Hilfe gesucht hatten, an, sich nicht von den Psychotherapeuten verstanden gefühlt zu haben; die gute Nachricht ist, dass zwei Drittel sich verstanden fühlten. Mitbestimmung bei Entscheidungen, was als nächstes passieren sollte, gaben nur noch etwas mehr als die Hälfte an, d. h. 45 % hatten nicht das Gefühl mitbestimmen zu können. Auch bei einer ähnlich gelagerten Frage – hinsichtlich der Information, was als nächstes passieren sollte – sagten ebenfalls gut die Hälfte der Befragten aus, gut informiert worden zu sein, aber immerhin 42,5 % von ihnen fühlten sich nicht ausreichend informiert. Empathie erfährt demnach etwa ein Drittel in nicht ausreichender Weise, partizipative Entscheidungsfindung und informed consent sind zu einem hohen Prozentsatz nicht gewährleistet. Dies aber sind zentrale Elemente eines würdeorientierten Umgangs in der Psychotherapie.

Die Diskursethikerin Seyla Benhabib (1995) fordert, dass wir auch dann, wenn Menschen zusammenwirken, die über unterschiedliche Macht verfügen, also z. B. Eltern und Kinder, Helfende und Hilfesuchende, „kontrafaktisch" immer eine Gleichberechtigung anzunehmen hätten. „Wenn diese kontrafaktische Vorannahme der Gleichheit – keine Gleichheit der Fähigkeiten, aber eine Gleichheit hinsichtlich der Ansprüche – fehlt, resultiert daraus schlechte Pädagogik oder erstickende, übertriebene, *‚bestrafende Fürsorge'* ... In jedem Fall muss man die Gleichberechtigung der Ansprüche der jeweiligen Kommunikationspartner kontrafaktisch voraussetzen, muss man, wenn es zu einer erfolgreichen Kommunikation kommen soll, eine Beziehung der Wechselseitigkeit aufbauen" (Benhabib, 1995, S. 284;

Hervorhebung L. R.). Benhabib geht es im Weiteren darum, den Konsens aller als kontrafaktische Illusion zu betrachten und *„uns für unterschiedliche Selbstverständnisse, Bedürfnisse und Denkweisen (zu) sensibilisieren, anstatt diese Unterschiede durch das Ideal einer einheitlichen, rationalen moralischen Autonomie zu verwischen"* (ebenda, S. 16, Hervorhebung L. R.). Nimmt man diese Gedanken ernst, dann sollten wir bei unseren Klienten/-innen Zustimmung eher seltener voraussetzen und eher häufiger nachfragen, ob sie mit dem, was wir ihnen anbieten, einverstanden sind. Und wir sollten, wenn sie erklären, nicht einverstanden zu sein, selbst wenn sie zu einem früheren Zeitpunkt sich gegenteilig geäußert hätten, mit ihnen gemeinsam nach anderen Lösungen suchen.

Schopenhauer hat in „Über die Grundlage der Moral" (1840/2007) formuliert, der Begriff der Würde gehöre „zu den hohlen Redensarten, den Hirngespinsten und Seifenblasen der Schulen, zu Prinzipien, denen die Erfahrung bei jedem Schritt hohnspricht und von welchen außerhalb der Hörsäle kein Mensch etwas weiß noch jemals empfunden hat." (ebenda, S. 726) Wenn der Zyniker Schopenhauer Recht hätte, wären meine Überlegungen sinnlos. Ich will mich aber nicht beirren lassen und ihm einerseits nicht absprechen, dass er einen wichtigen Aspekt beschreibt, und doch bei meinem Vorhaben bleiben, dass an der Würde etwas Wesentliches ist, das sich zu betrachten und zu beachten lohnt. Hier unter dem Aspekt von Würde in Verbindung mit Suchterkrankungen ganz besonders. Wichtige Aussagen hierzu finde ich bei dem Literaturwissenschaftler Terrence des Pres (1976/2008), der sich mit den Zeugnissen von Überlebenden des Holocaust und der Gulags beschäftigt hat. Er trägt viele Dokumente zusammen, die zeigen, dass auch unter den entwürdigendsten Umständen Menschen ihre Würde behalten können; ein bekanntes Beispiel sind die Erinnerungen Viktor Frankls. Des Pres geht es besonders darum zu zeigen, dass wir in traumatischen Situationen überleben wollen und „sonst nichts"! Der Versuch, hier zu deuten, d. h. unbewusste Motive zu ergründen, verursacht demnach erneut Verletzung, wenn nicht sogar Retraumatisierung (Des Pres, 1976/2008, S. 176 f.). Insofern stellt der psychotherapeutisch in anderen Situationen sinnvolle Versuch, dem Patienten/der Patientin etwas Unbewusstes bewusst machen zu wollen, in Bezug auf jene Situationen, in denen wir uns stark beschädigt fühlen, eine starke Kränkung dar, wie es an Des Pres' Beispielen deutlich wird. Dort geht es zwar nicht um suchtkranke Menschen, doch sind Suchtkranke nach meinem Verständnis oft besonders verletzlich; sie versuchen in vielen Fällen, mit ihrer Sucht eine Selbstheilung nach traumatischen Erfahrungen. Und auch aus diesen Gründen erscheint es mir notwendig, eine Würdeorientierung anzustreben.

Das Ideal der Menschlichkeit gründe sich auf die Erfahrung der Unmenschlichkeit sagt der Philosoph Franz Josef Wetz (2005, S. 193). Das Ideal der Würde sollte sich auch auf menschliche Schwäche und Verletzlichkeit und damit letztlich unsere Sterblichkeit gründen. Vermutlich wünschen sich alle Menschen nicht nur, in ihrer Würde geachtet zu werden, wir haben auch alle damit zu tun, sie zu missachten.

In den beiden folgenden Beispielen geht es um suizidale Klienten/-innen mit einer Rückfallproblematik, was in jeder Suchtbehandlung eine große Rolle spielt, und um die Frage: ist das, was sehr häufig und regelhaft therapeutisch geschieht, unter Würdegesichtspunkten akzeptabel?

Fallbeispiel 2

Nach 14 Wochen Klinikaufenthalt, in denen es nicht um die Ressourcen des 50-jährigen Patienten ging, sondern um sein Fehlverhalten, wurde in einer psychotherapeutischen Sitzung vereinbart, er solle im Rahmen seines Wochenendurlaubes seine verwahrloste Wohnung aufräumen und insbesondere seine vielen Flaschen entsorgen. Ein Mitarbeiter der Klinik half ihm dabei, die Flaschen wegzufahren, ansonsten wurde der Patient mit sich und seiner desolaten Situation alleine gelassen. Der Patient kam mit einem Tag Verspätung betrunken in die Klinik zurück. Zudem besorgte er sich eine Flasche Cognac und nahm diese mit auf sein Zimmer, was bei der Zimmerkontrolle auffiel. Da es zum Maßnahmenkatalog gehört, dass Alkohol auf dem Zimmer einen einwöchigen Aufenthalt in der Psychiatrischen Klinik A zur Folge hat, wurde dieser eingeleitet. Der Patient weigerte sich, diese Maßnahme anzutreten, und wurde daraufhin von seiner Psychotherapeutin aufgefordert, sein Zimmer zu räumen und in vier Wochen wieder vorzusprechen. Begründung: kein einsichtsvoller Umgang mit dem Rückfall.

Seine Suizidalität war bekannt. Der Patient konnte die Maßnahme nicht nachvollziehen, und nun – wieder zu Hause – ging es mit dem Trinken erst richtig los. Er sandte einer Mitpatientin eine SMS und verabschiedete sich. Diese setzte darüber die Therapeutin in Kenntnis, sodass der Hausarzt informiert wurde. Es kam zu keinem Suizid, aber einige Tage später zu einem schweren Fahrradunfall und intensivmedizinischer Behandlung nach Schädel-Hirn-Trauma mit Folgeschäden.

Hier werden sicher viele meinen, dass aus suchttherapeutischer Sicht alles richtig gemacht wurde. Ich stelle jedoch die Frage nach Berücksichtigung der Würde eines Patienten. Es ist allgemein üblich, Patienten die Last unserer Begrenztheiten aufzubürden, ähnlich wie in der Kindererziehung. Wäre es nicht ehrlicher, wir würden sagen können, „Herr X., wir hier können Ihnen, wenn Sie sich so verhalten und einen Rückfall haben, leider nicht mehr weiterhelfen, und deshalb verlegen wir Sie in die Psychiatrie." Stattdessen wird dem Patienten sein „Versagen" angelastet, er ist „schuld" daran, dass wir Grenzen haben. Dass diese Grenzen letztlich der Grund für seine Verlegung sind, bleibt unausgesprochen, vielleicht sogar unbewusst. Und das Infamste: er hat ja angeblich irgendwann einmal, als er der Hausordnung zustimmte, dazu Ja gesagt. Ob er da jetzt noch zustimmen kann und trotz seines „Versagens" eine andere Hilfe bräuchte als die Verlegung, steht in einem an Sanktionen orientierten Therapiemodell nicht mehr zur Debatte. Sanktionenorientierung behandelt Menschen als Unmündige, die Strafe verdient haben. Eine Entlassung kann sinnvoll sein, müsste aber nicht als Strafe erfolgen, sondern in dem Sinn, dass die Institution zur Begrenztheit ihrer Möglichkeiten steht. Auch andere Klienten/-innen werden „rückfällig", z.B. halten Diabetiker nicht immer ihre Diät ein – werden sie aber deshalb vier Wochen nicht mehr behandelt?

Das Problem wird noch deutlicher im nächsten Fall, in dem es zu einem vollendeten Suizid kam.

Fallbeispiel 3

Es handelt sich um einen 32-jährigen Patienten. Er ist Anästhesiepfleger in einem großen Krankenhaus. Dort lernte er auch seine Frau kennen, mit der er eine einjährige Tochter hat. Auf ihm lastete ein großer Druck, war doch seine Frau immer noch in leitender Funktion an ihrer gemeinsamen Arbeitsstätte tätig. Aus seiner Geschichte waren Suizidversuche bekannt.

Nach ca. zwölf Wochen Aufenthalt war geplant, dass er mit seiner Familie endlich in eine schönere Wohnung umziehen sollte. Der Patient hatte sich unter Mithilfe einiger Mitpatienten tatkräftig engagiert und war auch darüber hinaus bemüht, zunehmend seine Frau zu entlasten, etwa mit Sondergesuchen, wie das Kind einmal die Woche in der Klinik auf seinem Zimmer zu haben oder Sonderurlaub zu Hause zu verbringen.
In der 13. Woche kam es zu einem Rückfall. Der Patient nahm Wein mit auf sein Zimmer, ohne dass dies in der Klinik auffiel. Seine Ehefrau aber wusste darum und setzte den verantwortlichen Psychotherapeuten davon in Kenntnis.
Wiederum war die Verlegung in die Psychiatrische Klinik für eine Woche geplant mit der Begründung, dass die Patienten ja von dieser Regelung wüssten, hätten sie doch einen entsprechenden Vertrag unterzeichnet!
Der Patient verweigerte, diese Maßnahme anzutreten, und musste daher in der Folge sein Zimmer räumen. Er verließ die Suchtklinik und suizidierte sich am nächsten Tag.

Der Philosoph Emmanuel Levinas (1972/2005) beschäftigt sich besonders ausführlich mit der Herausforderung, vor die uns die Verletzlichkeit des anderen Menschen stellt. Geradezu archaisch spricht er davon, dass „das Antlitz" des anderen uns unmissverständlich auffordere: „du sollst mich nicht töten". Töten ist in einem weiten Sinn zu verstehen als: „du sollst weder meinem Körper noch meiner Seele Schaden zufügen". Routine und Kaltschnäuzigkeit hinter der Maske von wohlklingenden Konzepten und oft infolge von Burn-out der Behandler/-innen und Berater/-innen sind in Suchtbehandlungen keine Seltenheit. Die Absicht des Helfenwollens und eher eigennützige Motive können durchmischt sein. Natürlich möchten Behandler/-innen und Berater/-innen etwas erreichen, und sie möchten darüber hinaus wissenschaftlich – und heutzutage vermehrt wirtschaftlich – handeln. Aus diesen Bedürfnissen können sich Entwicklungen ergeben, die mit der Menschenwürde nur noch schwer vereinbar sind und – wie Besserwisserei und ein Machtgefälle – zum Machtmissbrauch verführen. Es gibt ja längst hypno-systemische Konzepte, die mit Rückfällen anders umgehen (vgl. z. B. Berg & Miller, 1992/2007; Isebaert, 2004).

Der beschriebene Patient selbst scheint sich ebenfalls keine Würde mehr zugebilligt zu haben, sodass sein Scheitern ihn in zunehmend größere Resignation trieb. Gerade deshalb braucht es mit Blick auf die

Menschenwürde Konzepte, die Menschen helfen, sich ihrer Würde wieder bewusst zu werden, und zwar unter allen Umständen!

Wie in jeder Begegnung mit Menschen sind wir auch in der Psychotherapie und der Beratung davon bedroht, dass unser Narzissmus „explodiert“, dass wir zu schnell sind, weil wir mehr zu wissen glauben als unsere Klienten/-innen. Kommen wir mit unserem Wissen nicht an, könnte uns das aggressiv machen, und wir könnten es den Klienten/-innen anlasten, statt uns zu fragen, ob wir mit dem, was wir vorhaben, überhaupt noch beim Patienten und dessen Möglichkeiten sind. Die feste Überzeugung, dass ein Konzept, das sich bewährt hat, auch beim nächsten Fall wieder anzuwenden sei, kann dazu führen, dass wir (würde-)verletzend werden.

Levinas fordert Güte und Barmherzigkeit – zwei Begriffe, die uns in der Psychotherapie recht fremd sind. Er geht so weit zu verlangen, dass wir ganz von uns abzusehen hätten: wir müssten auf jeden Eigennutz verzichten – eine Forderung, die in unserer Sprache mit Abstinenz gemeint sein könnte.

Die Würde autonomen Handelns sollte daher in der Psychotherapie noch stärker beachtet werden. Nicht immer ist es üblich, Klienten/-innen an den eigenen Überlegungen teilhaben zu lassen, sie gründlich aufzuklären und sich mit ihnen auf einen Prozess einzulassen, der in der Allgemeinmedizin unter dem Begriff „shared decision making“ oder „partizipative Entscheidungsfindung“ abgehandelt und untersucht wird. Das kann z. B. bedeuten, Klienten/-innen darüber aufzuklären, wie wir ihre Störung verstehen und einordnen und wie sie unserer Ansicht nach behandelt werden sollte. Grundsätzlich hätten Klienten/-innen dann immer den Anspruch, auch über alternative Behandlungsmöglichkeiten informiert zu werden, d. h., ihnen nur eine einzige Behandlungsmöglichkeit vorzuschlagen, nämlich jene, die wir selbst erlernt haben, wäre nicht ausreichend. Wir müssten zumindest grob auch über andere Behandlungsmöglichkeiten Bescheid wissen und es respektieren, wenn sie von Klienten/-innen gewünscht werden. Das sollte auch bedeuten, dass wir bei jedem neuen Schritt, den das alltagsweltliche Vorstellungsvermögen nicht abdeckt, erklären, warum wir etwas zu tun beabsichtigen – ein bekanntermaßen angstminderndes Vorgehen. Erst wenn die Patientin/der Patient zustimmt – daher ja auch

„informed consent" –, wäre ein nächster Schritt zu tun. Damit müssten wir einige uns lieb gewordene und theoretisch für stimmig gehaltene Vorgehensweisen in Frage stellen. Es wäre dann z. B. nicht richtig, Klienten/-innen abzuverlangen, dass sie über Rückfälle sprechen müssen, wenn sie das nicht wollen. Und unter Würdeaspekten wäre es dann auch fragwürdig, dies als „Widerstand" zu deuten. Der Respekt vor der Autonomie des Patienten würde es nahelegen, bei dem zu bleiben, an dem der Patient mit uns arbeiten will und kann. Es wäre dann auch fragwürdig, bestimmte als evidence-based geadelte Verfahren anzuwenden, wenn sie Klienten/-innen etwas abverlangten, das diese nicht einzubringen gewillt sind oder wovor sie – noch – zu viel Angst hätten. In beiden Fällen hätten die Patienten ein Recht zu erfahren, dass es Einrichtungen gibt, die mit Rückfällen anders umgehen, ja, dass es Konzepte gibt, die sich um Rückfälle so wenig wie möglich kümmern und deshalb nicht weniger erfolgreich sind.

Gerade weil es nicht immer einfach ist, die Würde bei sich selbst und bei anderen zu achten, mag es bisweilen hilfreich sein, sich an die von Levinas geforderte Güte zu erinnern.

In der Verletzlichkeit des Menschen sieht die moderne Philosophie den Grund für das Recht auf Würde. Einige moderne Philosophen, wie z. B. Richard Rorty (1998/2000), machen die Überbetonung des Verstandes zuungunsten emotionaler Werte und der Einfühlung – und damit weiblicher Werte – verantwortlich für die Unfähigkeit, das Recht auf Würde zu achten. So lehnt Richard Rorty es ab, Wissen „über die Natur des Menschen" zur Grundlage von moralphilosophischen Überlegungen zu machen, und er bezweifelt die „kausale Wirksamkeit" moralischen Wissens. Der Umgang mit Rückfällen in den obigen Beispielen deutet aus meiner Sicht auf eine moralisierende Haltung hin. Rorty hebt hervor, dass „das Auftauchen der Menschenrechtskultur", zu der auch das Recht auf Würde gehöre, „einem Zuwachs an moralischem Wissen ... gar nichts, sondern alles dem Hören trauriger und rührseliger Geschichten verdankt" (ebenda, S. 244). Daher empfiehlt er eine „Schule der Empfindsamkeit": Diese Art von Bildung sorge dafür, dass Menschen unterschiedlicher Art einander gut genug kennenlernten, um nicht mehr so leicht in die Versuchung zu geraten, diejenigen für bloße Quasimenschen zu halten, die sich von ihnen selbst unterscheiden, und daraus das Recht abzuleiten, sie wie Untermenschen zu behandeln (ebenda, S. 244 ff.).

Wir würden sagen, Bindungsfähigkeit, die auf emotionaler Resonanz gründet, also Empathiefähigkeit, könnte für das Recht auf Würde zentral sein. Ganz ähnlich argumentiert Rorty als Philosoph, denn nach seiner Meinung hat Harriet Beecher-Stowe mit ihrem Buch „Onkel Toms Hütte" mehr für die Menschenrechte erreicht als moralphilosophische Überlegungen von Platon bis Kant.

Betrachten wir die bisher zitierten Bespiele einmal mit „dem Herzen" im Sinne Rortys: welche Art therapeutischer Umgang käme dann infrage?

Baumann (2002) spricht von einer altruistischen Fähigkeit, stellvertretend für andere deren Entwürdigung zu fühlen und damit Handlungen als menschenunwürdig zu verurteilen. Wer von den Lesern/-innen hat wohl nicht gespürt, dass es in diesen Fällen Würdeverletzung gab? Baumann geht davon aus, dass es ein allgemeines Bedürfnis nach fundamentalem zwischenmenschlichem Respekt gebe und ein Bedürfnis, nicht respektlos oder gar erniedrigend behandelt zu werden. Wenn unser Ausgangspunkt darin besteht, dass alle Menschen ein Recht darauf haben, ihre basalen Bedürfnisse zu befriedigen, dann folgt daraus das Recht auf wechselseitigen Respekt (ebenda).

In allen Fallbeispielen vermisse ich ein Mitdenken des Rechts der Klienten/-innen auf „shared decision making", und in keinem Fall wird die Verletzlichkeit der Klienten/-innen berücksichtigt. Es wird nach einem allgemeinen Plan vorgegangen, ohne den speziellen Menschen zu beachten. Hier wird man mir sehr wahrscheinlich u. a. entgegenhalten, dass Suchtpatienten/-innen nun einmal so zu behandeln seien, weil sie sich ja stets selbst etwas vormachen. Unter Würdegesichtspunkten ist ein solcher Umgang dennoch nicht haltbar. Und mein Plädoyer – das sei an dieser Stelle wiederholt – geht dahin, dass wir unser Handeln jeweils auch unter Würdegesichtspunkten untersuchen.

Ältere Psychiater/-innen, Psychotherapeuten/-innen und Berater/-innen werden sich noch an Goffmans „Asyle" (1961/1973) erinnern. Damals haben wir versucht, „totale Institutionen" i. S. Goffmans zu verändern, was z. T. auch gelang. Aber wir müssen weiterhin wachsam sein, ob wir Dinge tun, die Klienten/-innen dazu bringen, sich sekundär anzupassen. Ihre Würde gebietet es ihnen nämlich, dass sie sich in Situationen, die sie als unterdrückend erleben, nur scheinbar anpassen, in Goffmans Worten: „Darunter (unter der sekundären Anpassung; L. R.) verstehe ich ein Verhalten, bei welchem das Mitglied einer Organisation unerlaubte Mittel anwendet oder unerlaubte Ziele verfolgt oder beides tut, um auf diese Weise die Erwartungen der Organisation hinsichtlich dessen, was er tun sollte oder folglich, was er sein sollte, zu umgehen. *Sekundäre Anpassung stellt eine Möglichkeit dar, wie das Individuum sich der Rolle und dem Selbst entziehen kann, welche die Institution für es für selbstverständlich erachtet.*“ (Goffman, 1961/1973, S. 183; Hervorhebung L. R.)

Heimlich zu trinken und Alkoholika aufs Zimmer mitzunehmen, weisen m. E. auf nicht aufgelöste Strukturen der Kategorie „totale Institution“ hin, d. h. auch aus diesem Grund erscheint es notwendig, die eigenen – therapeutischen – Grenzen zu betrachten und zu ihnen, falls erforderlich, zu stehen.

Fallbeispiel 4

Nach zwölf Wochen Aufenthalt forderte die verantwortliche Psychotherapeutin der Patientin ein Gespräch mit der Partnerin, obwohl bekannt war, dass die Patientin dies nicht wünschte.

Zu Beginn dieses Telefongesprächs fragte die Partnerin die Therapeutin, weshalb sie denn ein Gespräch mit ihr wünsche. Darauf antwortete ihr die Therapeutin, es gehe in der Therapie nicht weiter. Frau Y. gehe gegen den Widerstand und laviere diesen. Sie ziehe sich immer mehr in die Werkstatt, also die Arbeitstherapie, zurück und flüchte neuerdings auch noch in körperliche Symptome. Zudem sei sie in der Gruppe eingeklappt, und es fehle ihr an Interesse, was andere Klienten/-innen in die Gruppe tragen würden. Dies alles sei nicht vertrauensbildend, ein weiterer Aufenthalt mache unter diesen Umständen wenig Sinn – Frau Y. könne ja in eine ambulante Behandlung gehen. Dies sei natürlich gegenüber dem Arbeitsamt problematisch (sprich: das Verhalten werde Folgen haben).

Letzteres ist deshalb nicht wenig brisant, da bekannt war, dass die Therapeutin Bemühungen von Klienten/-innen, beim Arbeitsamt Unterstützung zu beantragen, um nicht länger Sozialhilfeempfänger/-innen zu sein, sabotierte, indem sie über ihren Kopf

hinweg das Arbeitsamt entsprechend negativ informierte, wenn es zu unerwünschtem Verhalten der Klienten/-innen gekommen war. Aus Sicht der Partnerin der Patientin ist es nicht auszuschließen, dass die Psychotherapeutin beabsichtigte, Frau Y. nach Ablauf der 16 Wochen klinischer Behandlung mit der Begründung: „Widerstand und deshalb kein Therapieerfolg" ausschließen wenn nicht gar schädigen wollte.
Die Therapeutin äußerte auch, es sei bis jetzt noch nicht viel geschehen, es habe also noch keine erfolgreiche Suchttherapie stattgefunden. Diesen Misserfolg lastete sie dabei ausschließlich der Patientin an.

Hier handelt es sich zunächst einmal um einen Bruch der Schweigepflicht. Die Verpflichtung zur Verschwiegenheit kann man durchaus auch unter Würdegesichtspunkten sehen, denn sie hat sehr viel mit dem Recht auf Autonomie zu tun. Respekt vor der Autonomie aber ist ein wesentlicher Teil des Rechts auf Würde.

Es lässt sich leicht vorstellen, dass es für Therapeuten/-innen und Berater/-innen schwer ist, sich ein Scheitern einer Behandlung bzw. Beratung einzugestehen. Auch hier kommt es schnell dazu, dieses Scheitern den Klienten/-innen anzulasten, was zwar u. U. berechtigt sein kann, aber es liegt eben nicht immer nur an ihnen, sondern auch an unserem eigenen Scheitern aus unterschiedlichsten Gründen. Therapien können schaden (Hoffman et al., 2008) oder zumindest nicht helfen. Insofern wäre es eine Frage der Würde, uns – und ggf. anderen – dies einzugestehen. Als Ohnmachtserklärung ist diese Intervention in Psychotherapie und Beratung schon lange bekannt.

Verständlicherweise sind Professionelle nach langjähriger Tätigkeit mit Suchtpatienten/-innen ausgebrannt; das „Zuviel" an Frustration kann sich auch in ein „Zuwenig" im Sinne von Respekt wenden, die Würde beider – Klienten/-innen einerseits und Therapeuten/-innen bzw. Berater/-innen andererseits – kann so völlig aus dem Blick geraten. Stattdessen findet hier häufig ein bedenklicher Machtmissbrauch statt, der die Würde mit Füßen tritt.

Im Fall der zuletzt genannten Patientin geschieht noch ein Weiteres, was leider ebenfalls nicht selten vorkommt: die Patientin äußert nämlich nach ihrem Rückfall, sie habe sich allein gelassen gefühlt. Daraufhin beharrte das Behandlungsteam darauf, der persönliche Eindruck der Patientin entspreche nicht der „objektiven Tatsache"; das subjektive Erleben der Patientin wurde nicht anerkannt.

Hier sei noch einmal an Benhabib (1995) und ihre Forderung nach Gleichbehandlung aller Interaktionspartner erinnert, auf das Recht eines/einer jeden auf die eigene Meinung und Sichtweise. Arno Gruen untersuchte in vielen Schriften (z. B. 1992, 1997) die psychodynamischen Hintergründe der Unfähigkeit, Leiden anderer anzuerkennen und es ihnen auszureden. Er spricht u. a. vom „Verlust des Mitgefühls" (1997) und beschreibt die fatalen Folgen als Selbstverlust (Gruen, 1992).

Schlichtere Worte fand dafür Albert Schweitzer (1955) in seinem Konzept der „Ehrfurcht vor dem Leben": „Ich bin Leben, das leben will, inmitten von Leben, das leben will" (ebenda, S. 229). Schweitzer hatte versucht, den Wirren des vor einem Krieg stehenden Europa zu entrinnen, eines Europa, dessen Ethik ihn nicht überzeugte. Nach Ausbruch des Kriegs jedoch fing Europa ihn wieder ein: Da er in einer französischen Kolonie lebte, wurde er zum „feindlichen Ausländer" erklärt und interniert. So holt uns unsere Unfähigkeit zu gleichberechtigter Kommunikation immer wieder als „Krieg" im Innern und in Beziehungen ein.

Schweitzers Begriff von der „Ehrfurcht vor dem Leben" möchte ich daher mit „Würde" gleichsetzen – spricht er doch von der Hingebung „des menschlichen Lebens an alles lebendige Sein, zu dem es in Beziehung treten kann" (ebenda, S. 227). Aus dem Wissen von der Welt wird hier ein Erleben der Welt. Für Schweitzer geht es um ein *inneres Verhalten*, also um viel mehr als bloße Erkenntnis. Und dieses innere Verhalten ist es, das ihn mit Ehrfrucht „vor dem geheimnisvollen Willen zum Leben" erfüllt. Seine Philosophie sei kein ausgeklügelter Satz, schreibt er. Tag und Tag, Stunde und Stunde wandle er in seinem Gedanken: „Ich bin Leben, das leben will, inmitten von Leben, das leben will." (ebenda, S. 229) Zum lebendigen Sein gehört jede Lebensäußerung eines anderen Menschen, und das Recht auf Würde bzw. die Ehrfurcht vor dem Leben sollte uns dazu anregen, immer wieder zu schauen, ob unser Handeln noch damit in Einklang ist, dass wir allen Lebensäußerungen würdigend begegnen. Nächste Schritte wären auch in schwierigen Fällen so lange wie möglich ohne Gewaltanwendung und in Abstimmung mit dem Patienten zu tun.

Die Unfähigkeit, partnerschaftlich auf unerwünschtes Verhalten zu reagieren, hat mit der patriarchal-paternalistischen Tradition unseres Fachs zu tun, die bei Weitem nicht als überwunden betrachtet werden kann. Leider hat der Feminismus in Psychotherapie und Beratung kaum Spuren hinterlassen, obwohl Psychotherapeuten/-innen und Berater/-innen sich im Allgemeinen als fortschrittlich und beweglich verstehen. Als spiele es keine Rolle, ob wir Frauen oder Männer behandeln. Viele scheint es nicht zu interessieren, dass die spezifischen Interessen von Frauen im wissenschaftlichen Diskurs der Psychotherapie sehr selten thematisiert werden. Warum scheint es die meisten Kolleginnen nicht zu stören, dass das meiste, das sie lernen, von Männern kommt und ihnen auch von Männern beigebracht wird? Zweifellos auch von nachdenklichen und feinfühligen Männern, aber eben doch stark geprägt von der männlichen Sicht der Welt. So will mir vieles in der Suchttherapie stark von männlichem Denken geprägt erscheinen, einem männlichen, militärisch geprägten Denken.

Das sogenannte Kontaktfasten kommt meiner Meinung nach aus diesem Geist – dazu die nachfolgende Fallvignette.

Fallbeispiel 5

Frau Z. sucht eine Klinik auf, in der man nach einem Konzept für Suchtkranke arbeitet, aber auch Menschen mit Depressionen behandelt, weil sie seit Längerem an einer schweren Depression leidet. Es wird eine Kontaktsperre zu Angehörigen verabredet, auch zum Ehemann. Tatsächlich aber ist die Beziehung zum Ehemann eine wichtige Ressource der Patientin. Sie ruft ihn also heimlich an. Als dies ans Licht kommt, folgen Vorwürfe und Drohungen. Der Ehemann besteht auf einem Gespräch mit dem Therapeuten, in dem er den Eindruck gewinnt, dass seine Sorge um die Ehefrau in keiner Weise anerkannt wird. Nach Meinung der Klinik soll Frau Z. erst einmal „zur Ruhe kommen". Es geht ihr aber immer schlechter, sie kommt nicht zur Ruhe, sodass sich die psychotherapeutische Klinik nicht mehr in der Lage sieht, die Behandlung fortzusetzen. Es erfolgt mit dem Einverständnis der Patientin eine Verlegung in die Psychiatrie. Dem Ehemann gegenüber äußert die Patientin Suizidgedanken, die ihm Anlass zu noch größerer Besorgnis geben. Nach wenigen Stunden in der psychiatrischen Klinik suizidiert sich die Patientin dort.

Unter Würdegesichtspunkten sehe ich hier vor allem einen Verstoß der Anerkennung von Verbundenheitsbedürfnissen. Leider ist die besserwisserische Idee, dass manche Angehörige für Klienten/-innen schädlich seien, selbst wenn diese Wert auf die Beziehung legen (was natürlich längst nicht immer der Fall ist) immer noch weit verbreitet. So vertreten Therapeuten/-innen und Berater/-innen aus Kliniken mit dem Konzept des „Kontaktfastens" dies auch mit Vehemenz. Auch gegen das Recht, als Individuum behandelt zu werden, das in einem Konzept nicht umstandslos Platz findet, wird hier verstoßen. Zweifellos gibt es Klienten/-innen, denen wir helfen, wenn wir ihnen einen Schonraum zur Verfügung stellen, in dem sie von Beziehungsschwierigkeiten für eine Weile befreit sind. Was soll es für einen Sinn haben, Klienten/-innen jene Beziehungen zu rauben, die sie als eine Kraftquelle erleben, nur um einem Konzept treu zu bleiben? Menschen an ein Konzept anzupassen statt die Konzepte an Menschen, halte ich für einen gravierenden Verstoß gegen das Recht auf Würde.

Würde sollte in unserem therapeutischen Bewusstsein einen Platz finden i. S. einer Grundhaltung. Einer Haltung, mit der wir unser Tun hinterfragen und ihm einen Rahmen verleihen.

Ich möchte die Leser/-innen daher dazu einladen, Ihren Umgang mit Würde unter die Lupe zu nehmen: Wie gehen Sie mit sich selbst um, damit Sie sich würdevoll fühlen? Achten Sie auf Ihre Würde? Und wie machen Sie das? Haben Sie bemerkt, dass es sowohl im Alltags- wie im Wissenschaftsdiskurs Unterschiede gibt zwischen der Würde, die Frauen betrifft, und der von Männern? Haben Sie das, was Sie in Ihrer Arbeit tun, und Ihre Konzepte unter diesen Gesichtspunkten schon einmal untersucht? Was würden Sie sich von einer solchen Untersuchung erhoffen?

Es wäre wünschenswert, dass wir uns die Zeit nähmen, nicht nur darüber nachzudenken, was wir tun, sondern *wie*, d. h. mit welchen *Menschenbildern* wir es tun. Darüber hinaus geht es aber wesentlich auch um eine kontinuierliche Überprüfung unseres Handelns auf dessen Würdeorientierung hin. Denn Papier ist geduldig, und in ihren Prospekten äußern sich heutzutage viele Kliniken mit schönen Worten (vgl. König, 2007), um möglichst viel Geld zu verdienen. Stichworte wie „persönliche Ziele" und „Therapieplanung, die gemeinsam festgelegt und überprüft wird" oder „Die vorhandenen, reaktivierten und gestärkten Ressourcen der Klienten/-innen sind Basis" sowie „ganzheitlich" und „genderspezifische Aspekte" oder auch „Menschen sind autonome (Wesen)" werden gerne formuliert. Um zu überprüfen, was von solch eingängigen Slogans realiter umgesetzt wird, bräuchten wir daher eine Kultur, in der wir den Consumerreport zu einer ständigen Einrichtung werden ließen, d. h. Klienten/-innen würden uns laufend rückmelden, wie sie sich mit dem, was wir tun, fühlen und ob sie sich wertgeschätzt und in ihrer Würde geachtet erleben. Es gibt Kliniken, die bereits so arbeiten.

Hätten Sie in den von mir skizzierten Fällen daran gedacht, dass wir uns mehr auf den eher aus der Philosophie und der Rechtskunde stammenden Würdebegriff als etwas Übergeordnetem beziehen sollten? Den Therapeuten/-innen und Berater/-innen kann man unter therapie*technischen* (sic!) Gesichtspunkten nichts vorwerfen. Aber was ist mit der Integrität der Klienten/-innen: wird diese ernst genommen? Janus Korczak (1919/1967) hat gefordert, einem Kind das Recht auf seinen Tod zu lassen. Tue man das nicht, so hindere man es am Leben. Ich verstehe das so, dass wir jedem Menschen das Recht auf seinen Tod im Sinne seiner Begrenztheiten zubilligen sollten, damit er dadurch lebensfähig wird – vor allem uns selbst.

Wie wäre es, wenn wir uns zubilligten, dass es schwer ist, jemanden „nur" zu begleiten und nichts machen zu können? Therapeuten/-innen und Berater/-innen könnten sich darauf berufen, dass sie im Allgemeinen auch einen anderen Auftrag haben, „Begleiten" und Trösten sind eher priesterliche Aufgaben, dafür scheinen wir nicht ausgebildet zu sein. Immerhin wusste Kaiser Franz Josef, der das „Allgemeine Krankenhaus" in Wien bauen ließ, dass Trost sehr wohl zur Heilung gehört. Deshalb steht über der Tür der Klinik: Saluti et solatio aegroti – „Zur Heilung und zum Trost der Kranken". Frau W. (Fall 1), so nehme ich an, hätte vielleicht hören wollen: „ja, es ist schwer, wenn man sich kurz hintereinander gleich von zwei wichtigen Menschen verabschieden muss, erst ging Ihr Vater, und jetzt sieht es so aus, als könnten Sie auch noch Ihren Sohn verlieren." Die rückfälligen Suchtpatienten/-innen müssten vielleicht hören: „Es ist schwer, wenn man immer wieder erfahren muss, scheinbar so wenig Kontrolle über den eigenen Organismus zu haben". Wir wissen inzwischen aus der Traumaforschung, dass Menschen dies am meisten hilft, wenn nämlich andere sagen: „das ist schwer, was du durchmachst oder durchgemacht hast". Und aus meiner Sicht ist dies ein Satz, der eben deshalb tröstet, weil er die Würde des Anderen achtet, weil wir uns nicht einmischen, nichts besser wissen.

Und Tag für Tag sprechen viele Therapeuten/-innen und Berater/-innen genau so mit ihren Klienten/-innen, unabhängig von der Schule, der sie angehören. Aber ich weiß von vielen, dass sie das nie öffentlich zugeben würden, weil es nicht ihrer Schule entspricht. Und das bekümmert mich. Es hat, so meine ich, damit zu tun, dass wir explizit keine Würdeorientierung in der Psychotherapie haben. Denn Begriffe bilden Bewusstsein; wenn wir den Begriff Würde in unserer psychotherapeutischen Kultur nicht oder kaum verwenden, kann sich dafür auch kein Bewusstsein bilden, selbst wenn es natürlich Gemeinsamkeiten gibt mit den Begriffen Respekt und Wertschätzung.

Es erhebt sich also die Frage, warum der Begriff Würde in der Psychotherapie so gut wie nicht vorkommt (und warum es mir notwendig erscheint, dies zu ändern). Fühlen sich Psychotherapeuten/-innen und Berater/-innen so sicher, dass sie keine Würdeverletzungen begehen?

Dazu fällt mir das Märchen vom Gevatter Tod ein. Hier hat bekanntlich ein großer Arzt den Tod zum Paten – also in alter Sprache zum „Gevatter". Den Tod und alle Formen der Endlichkeit und Begrenztheit gut zu kennen und zu respektieren – so verstehe ich das Märchen –, macht den großen Arzt aus. Sie erinnern sich vielleicht, dass der „Gevatter" dem Arzt verspricht, ihn wissen zu lassen, wann ein Kranker ihm gehört – nämlich dann, wenn er an den Füßen des Kranken steht – und wann der Arzt ihm helfen darf zu gesunden und weiterzuleben – nämlich wenn der Gevatter noch am Kopf des Kranken steht. Lange Zeit hält sich der Arzt an diese Abmachung, bis ihn schließlich doch narzisstische Größenfantasien ereilen und er einen Kranken retten will, der dem Tod gehört. Damit erkennt er das unser Leben bestimmende Prinzip der Endlichkeit unseres Lebens nicht mehr an, und so nimmt das Verhängnis seinen Lauf. Fulbert Steffensky (2007) spricht vom „Mut zur

Endlichkeit" und davon, dass wir in einer Gesellschaft leben, in der die Weisheit schwach und die Apparate stark seien, was es uns nicht leicht mache, weise zu sein (ebenda, S. 5).

Da wir Psychotherapeuten/-innen und Beraterinnen mit Apparaten im Allgemeinen in unserer Arbeit wenig oder nichts zu tun haben, könnte es so aussehen, als fühlten wir uns sicher. Sind Psychotherapeuten/-innen und Berater/-innen gegen eine Disbalance des Verhältnisses von Macht zu Ethik gefeit? Ich möchte das bezweifeln. Wir kommen nicht umhin anzuerkennen, dass es auch in der psychotherapeutischen bzw. beraterischen Situation wie in jeder, in der es um Macht geht, Momente gibt, die zu Fehlverhalten i. S. der Missachtung des Rechts auf Würde führen können.

Klienten/-innen, die uns von Ohnmachtssituationen berichten, lösen in uns i. S. der Gegenübertragung Ohnmachtserfahrungen aus. Wenn wir uns dann nicht sicher fühlen in dem, was wir tun sollten und könnten – und dazu gehört für mich auch eine Sicherheit des Würdeempfindens aus einer Akzeptanz unser aller Endlichkeit heraus –, kann es zu Fehlentwicklungen kommen. So stelle ich mir vor, dass die Therapeuten/-innen und Berater/-innen letztlich aus eigenem Ohnmachtserleben heraus auf die ihnen vertrauten Mittel zurückgegriffen haben und weil sie sich möglicherweise vom Schmerz ihrer Klienten/-innen selbst überwältigt fühlten.

Wenn also Helfende sich vor Ohnmachtserleben fürchten und dies nicht wahrhaben möchten, so kann dies zu der vermeintlichen Lösung führen, sich machend aufzublähen. Dies könnte nach meinem Verständnis Fehlentwicklungen erklären, die in Berichten von Klienten/-innen hinsichtlich verschiedener Formen von Machtmissbrauch in Therapien zum Ausdruck kommen.

So möchte ich abschließend hervorheben, dass die Arbeit mit immer wieder „rückfälligen" Menschen sicher nicht leicht ist, wenn man das Ideal des „Nicht-Rückfalls" im Kopf hat.

Überlegungen zur Würde könnten uns helfen, uns neu zu orientieren. So hat schon Kant gefordert, dass ein Mensch nicht als Mittel, sondern als Zweck an sich angesehen werden müsse. Wir sollten also Klienten/-innen nicht als ein Mittel betrachten, das den Zweck z. B. von Nicht-rückfällig-Werden zu erreichen hat, sondern der Mensch an sich, wie er ist, muss

„Zweck" unserer Bemühungen sein. Menschen sind, die sie sind, vor allem verletzliche Wesen, und darin gründet ihre Würde.

Wenn wir dies bedenken, können wir uns auf „weibliche" Werte des Behütens, Sorgens und Haltens ebenso viel beziehen wie auf die „männlichen" des Konfrontierens (vgl. z. B. Gahleitner & Gunderson, 2008). Es geht darum, dies so häufig wie möglich zu verwirklichen.

Literatur

Baumann, Peter (2002). Menschenwürde und das Bedürfnis nach Respekt. In Ralf Stoecker (Hg.), *Menschenwürde. Annäherung an einen Begriff* (S. 19-31). Wien: öbv-et-hpt.

Benhabib, Seyla (1995). *Selbst im Kontext. Kommunikative Ethik im Spannungsfeld von Feminismus, Kommunitarismus und Postmoderne.* Fankfurt: Suhrkamp. (Gender studies.)

Berg, Insoo Kim & Miller, Scott D. (2007). *Kurzzeittherapie bei Alkoholproblemen. Ein lösungsorientierter Ansatz* (6. Aufl.). Heidelberg: Carl-Auer. (Amer. Original erschienen 1992.)

Bergmann, Anna (1998). *Die verhütete Sexualität. Die medizinische Bemächtigung des Lebens.* Berlin: Aufbau. (Aufbau-Taschenbücher. 1394.)

Des Pres, Thomas (2008). *Der Überlebende – Anatomie der Todeslager.* Stuttgart: Klett-Cotta. (Amer. Original erschienen 1976.)

Eichenberg, Christiane & Harm, Sabine (2008). Der Umgang von Funktionsträgern und Hilfseinrichtungen mit traumatisierten Menschen: Was sind förderliche und hinderliche Faktoren für die Traumabewältigung? *Zeitschrift für Psychotraumatologie, Psychotherapiewissenschaft und Psychologische Medizin, 6*(3), 65-82.

Gahleitner, Silke Birgitta & Gunderson, Connie Lee (Hg.) (2008). *Frauen, Trauma, Sucht. Neue Forschungsergebnisse und Praxiserfahrungen.* Kröning: Asanger.

Goffman, Erving (1973). *Asyle. über die soziale Situation psychiatrischer Patienten und anderer Insassen.* Frankfurt: Suhrkamp. (Amer. Original erschienen 1961.)

Gruen, Arno (1992). *Der Verrat am Selbst. Die Angst vor Autonomie bei Mann und Frau.* München: dtv.

Gruen, Arno (1997). *Der Verlust des Mitgefühls. Über die Politik der Gleichgültigkeit.* München: dtv.

Gruen, Arno (2008). Nachwort. In T. Des Pres, *Der Überlebende – Anatomie der Todeslager* (S. 236-242). Stuttgart: Klett-Cotta.

Hoffmann, Sven Olaf, Rudolf, Gerd & Strauß, Bernhard (2008). Unerwünschte und schädliche Wirkungen von Psychotherapie. *Psychotherapeut, 53*, 4-6.

Hubble, Mark A. & Miller, Scott D. (2004). The client: Psychotherapy's missing link for promoting a positive psychology. In P. Alex Linley & Stephen Joseph (Eds.), *Positive psychology in practice* (pp. 335-353). Hoboken, NJ: Wiley.

Isebaert, Luc (2004). *Kurzzeittherapie – ein praktisches Handbuch. Die gesundheitsorientierte kognitive Therapie.* Stuttgart: Thieme.

König, Frank (2007). *Ein Chefarzt klagt an. Von der Profitgier der Klinikbetreiber.* Berlin: Econ.

Korczak, Janusz (1967). *Wie man ein Kind lieben soll.* Göttingen: Vandenhoeck & Ruprecht. (Poln. Original erschienen 1919.)

Lévinas, Emmanuel (2005). *Humanismus des anderen Menschen.* Hamburg: Meiner. (Philosophische Bibliothek. 547.)

Reddemann, Luise (2008). *Würde – Annäherung an einen vergessenen Wert in der Psychotherapie.* Stuttgart: Klett-Cotta.

Rorty, Richard (2000). *Wahrheit und Fortschritt.* Frankfurt: Suhrkamp. (Amer. Original erschienen 1998.)

Schopenhauer, Arthur (2007). *Über die Grundlage der Moral.* Hamburg: Meiner. (Original erschienen 1840.)

Schweitzer, Albert (1955). *Kultur und Ethik. Kulturphilosophie. Zweiter Teil.* (6. Aufl.) München: Beck.

Steffensky, Fulbert (2007). *Mut zur Endlichkeit. Sterben in einer Gesellschaft der Sieger.* Stuttgart: Radius.

Weed, Susan S. (1990). *HeilWeise.* München: Frauenoffensive. (Amer. Original erschienen 1989.)

Wetz, Franz Josef (2005). *Illusion Menschenwürde. Aufstieg und Fall eines Grundwertes.* Stuttgart: Klett-Cotta.

Connie Lee Gunderson

Beziehungssensible Kulturtheorie: Eine Einführung

Die Vielfalt und Komplexität von Beziehungen im Verlauf der menschlichen Entwicklung zur Kenntnis zu nehmen und zu verstehen, ist eine wichtige Aufgabe für Praktiker/-innen im Bereich sozialer Dienstleistungen und Bildung. Die Beschäftigung sowohl mit aktueller psychologischer Forschung wie auch traditioneller westlicher Psychologie, wie sie an Hochschulen in den USA und Deutschland gelehrt wird, ermöglicht Fachkräften die kritische Analyse traditioneller Modelle und Entwürfe dafür, wie kontext- und beziehungsorientierte Entwicklung in den Mainstream unserer Ausbildungskurrikula und therapeutischen Interventionen eingeführt werden können.

Der vorliegende Artikel stellt die Beziehungssensible Kulturtheorie (BKT)[1] vor. Dieses theoretische Modell wird gegenwärtig in vielen Behandlungsprogrammen für Sucht und Trauma in den USA angewandt. Um das Paradigma zu verstehen, auf deren Basis es arbeitet, wird ein kurzer Überblick über die traditionellen Modelle der Entwicklung gegeben. Anschließend sollen die Gründung der BKT in einen historischen und geografischen Kontext gesetzt und die Grundsätze der Theorie sowie empirisches Datenmaterial zu dessen Stützung beleuchtet werden. Begleitet wird der Text von Zitaten aus einem im August 2008 durchgeführten Expertinneninterview mit Judith Jordan, einer Mitbegründerin der BKT.

Ziel ist, Leserinnen und Lesern die Auswirkungen vor Augen zu führen, die individuumszentrierte wie auch beziehungssensible Entwicklungstheorien auf unsere klinische Praxis haben. Wenn – wie Trauma-Fachleute behaupten – traumatisierte Menschen eine Abtrennung von anderen erleben und das Wiedererlangen von Beziehungssicherheit und Bindungsfähigkeit Teil des Heilungsprozesses ist (Herman, 1992/1993) und wenn ferner – wie Suchtexperten sagen – Sucht mit einem „Unverbunden-Sein“

(Hartling, 2008a) zur Umgebung einhergeht und die Sucht in der Isolation sogar noch wächst, dann müssen wir die Relevanz von solchen Theorien erkennen, die ein Paradigma der Verbundenheit anbieten.

Traditionelle Modelle der Entwicklungspsychologie

„Dass im Zentrum amerikanischen Denkens von Beginn an der Individualismus stand, lässt sich kaum bestreiten“ (Kegley, 1984, S. 202). Im Verlauf der amerikanischen Geschichte ist das Selbst immer mehr von den sozialen und kulturellen Kontexten, die die Traditionen verkörpern, losgelöst worden. Der Begriff „Selbstständigkeit“ („self-reliance“) stammt aus dem 19. Jahrhundert, wurde durch den berühmten gleichnamigen Essay von Ralph Waldo Emerson (1848/1993) allgemein bekannt und wird noch heute von vielen Amerikanern/-innen verwendet. Das Bild des selbstständigen Individuums, das „sein eigener Herr“ und „König der Berge“ ist und „sein eigenes Kanu paddelt“, ist ein typisches Element amerikanischen Denkens und amerikanischer Ideologie.

Die westliche Psychologie, entstanden zu einer Zeit, als (natur-)wissenschaftliche Logik die Kultur dominierte, übernahm dieses kulturelle Dogma und bestärkte es. Psychologische Konzepte wurden bestimmt durch die Newtonsche Physik, mit ihrer Konzentration auf das Aufspalten von Dingen in Einzelteile und ihrer entsprechenden Betrachtung von Abtrennung als einer primären Erscheinung. Moderne Theoretiker/-innen der Entwicklungspsychologie von früher Kindheit und auch der gesamten Lebensspanne – von Freud, Erikson, Piaget und Kohlberg bis hin zu Maslow – betrachteten die menschliche Entwicklung als einen Prozess, in dem man sich aus der Matrix anderer Menschen heraustrennt (Miller, 1991, S. I). Die Ausbildung eines „Selbst“ steht demnach am Ende einer Serie schmerzhafter Krisen, in denen das Individuum vorgeblich lebensnotwendige Trennungen von anderen vollzieht und dadurch ein inneres Gefühl der abgetrennten Individuation erreicht (Miller, 1976).

Psychoanalytische Theorie (Freud)

Unsere Interpretation menschlichen Verhaltens wurde maßgeblich beeinflusst von Sigmund Freud (1856-1939), dessen medizinische Karriere in den 1880er-Jahren in Wien begann. Sein Gedankengut (v. a. Freud, 1923/1990) durchdringt heute unsere Kultur und Sprache: in Literaturkritik, Soziologie, Medizin, Geschichts- und Erziehungswissenschaft, Ethik und Recht, sogar in subjektiven (Lebens-)Beschreibungen. Auch Freuds Arbeiten selbst entstanden natürlich nicht in einem leeren Raum, sondern vor dem Hintergrund seiner eigenen Lebensgeschichte: Er war ein brillanter Denker, musste Antisemitismus erleben und entkam den Nazis, die seine Bücher verbrannten, seine Theorien als pornografisch abtaten und ein Lösegeld für seine Freiheit forderten (Nicholi, 2003). Basis seiner Lehren ist die Annahme, dass wir, von Libido und Aggressionstrieb gesteuert, im Kern eigennützig sind. Freud konzentrierte sich auf körperliche, sexuelle und Kindheitserfahrungen, nicht auf Gefühle, Vulnerabilität und grundlegende emotionale Bindungen. In seinen Überzeugungen spiegelt sich auch seine kulturelle Erziehung wider: Alle Lebewesen beuteten einander aus; durch ihr Geborenwerden verursachten sie Schmerzen; während ihres Lebens fügten sie einander Schmerzen zu und stürben meist unter Schmerzen; es sei nicht nur töricht, seinen Nächsten zu lieben wie sich selbst, sondern auch unmöglich. Die Grenzen des Ich wurden – so Freud – zum Zweck des Schutzes geschaffen und um Dinge, auch Menschen, herauszuhalten (Walker, 2008).

Psychosoziale Theorie (Erikson)

Erik Erikson (1902-1994), einer der anerkanntesten Neo-Freudianer des 20. Jahrhunderts, folgte dem grundlegenden Rahmen Freuds, erweiterte jedoch die Stadien der Identitätsentwicklung. Die Tatsache, dass er sich in seiner frühen Forschung allein auf die Entwicklung des Mannes konzentrierte, hatte zur Folge, dass fortan in der westlichen Kultur männliche Entwicklungsmuster mit menschlichen insgesamt gleichgesetzt wurden – weibliche oder auch die Muster in anderen Kulturen fanden keine Beachtung. Auf dieser reduzierten Basis siedelte Erikson (1950/1957) als Kernpunkt seines Modells die Ausbildung einer individuellen Identität an. Für ihn stellte die Identitätsentwicklung einen Teil eines kontinuierlichen Prozesses dar, der vom Streben nach Autonomie und Abtrennung gekennzeichnet ist.

Theorie der Selbstverwirklichung (Maslow)

Abraham Maslow (1908-1970), ebenfalls stark von Freuds Arbeiten beeinflusst und oft als „Vater der humanistischen Psychologie" bezeichnet, wollte verstehen, was geistige Gesundheit ausmachte. Menschen verfügen seiner Ansicht nach über die inneren Ressourcen für Wachstum und Heilung, und der Zweck einer Therapie bestehe darin zu helfen, Hindernisse aus dem Weg zu räumen, die das Individuum am Wachsen und Heilen hindern. Maslow leistete bedeutende Beiträge zum Verständnis grundlegender menschlicher Bedürfnisse. So vertrat er die Ansicht, dass Menschen nach dem Erreichen ihrer Selbstverwirklichung Machtgefühle entwickeln, da sie eine Kontrolle über sich selbst empfinden (Maslow, 1962/1973). Psychologisch gesunde Individuen sind demnach in hohem Maße unabhängig und damit die gesellschaftlichen Mitglieder mit dem stärksten Individualismus. Sie werden weitaus stärker von innen geleitet, von ihrer eigenen Natur sowie von natürlichen Bedürfnissen, als von der Gesellschaft oder der Umwelt. Maslow untersuchte in einer Studie mit 21 – hauptsächlich männlichen – Personen, die er als „außergewöhnlich" bezeichnete, deren Gewohnheiten, Charakteristika, Persönlichkeiten und Fähigkeiten. Diese kleine Stichprobe bildete die Grundlage für Maslows Definition von geistiger Gesundheit und seine Theorie über menschliche Motivation. Ihre persönlichen Eigenschaften, etwa rational und weniger emotional zu sein sowie nicht von anderen abhängig zu sein, schien psychologisches Gleichgewicht und psychologische Gesundheit zu definieren. Seine Arbeit erkannte die persönlichen Aspekte eines Menschen an, betrachtete jedoch nicht die beziehungsorientierten Aspekte, die auf die psychologische Gesundheit einwirken.

Folgen

Die obengenannten Beispiele geben nur einen kurzen Einblick in das theoretische Fundament traditioneller psychologischer Theorien. Hinweisen sollte diese Darstellung auf den zugrundeliegenden Glauben an ein Modell des separaten Selbst, das unsere Kultur in vielfältiger Weise durchdringt. Zunächst beschäftigten sich mit der menschlichen Entwicklungsgeschichte meist hinsichtlich Klasse, Rasse und Geschlecht privilegierte Forscher/-innen; erst seit Mitte der 1970er-Jahre begann sich dies zu ändern. Die Ergebnisse älterer Arbeiten haben zwar durchaus Relevanz, aufgrund der eingeengten Sicht aber auch Grenzen. Dennoch sind sie noch heute ein so integraler Teil akademischer Ausbildung und Denkweise, dass man unreflektiert fast glauben könnte, es handele sich um objektive „Realität“. Wird uns jedoch etwas als eine „objektive Wahrheit“ präsentiert, so sollten wir immer fragen, wer sie erzählt und wessen Interessen sie nützt (Walker, 2008). Traditionelle psychologische Modelle betonen eine Ideologie des Individualismus und der Abtrennung, die „normale“ menschliche Entwicklung wird danach vom Einfluss durch Beziehungen abgekoppelt.

Versteht man das „separate Selbst“ als räumliche Metapher, so kann die Grenze als unser Schutz vor der Außenwelt interpretiert werden (Jordan et al., 2007). Vor diesem Hintergrund sind Abtrennung und Autonomie (statt gegenseitiger Abhängigkeit) durchaus positiv zu bewerten. Solche Konzepte der Realität können zu einer Wahrnehmung führen, in der die Welt gefährlich erscheint, Unterschiede als Gegensätze empfunden werden, das Überleben von Unverletzbarkeit und der Macht über andere (und über uns selbst) abhängt (Walker, 2008). Dies wiederum hat vermehrt Ängste und Gewalt zur Folge.

Doch die traditionellen Entwicklungstheorien wurden auch in Frage gestellt, u. a. von Humanisten/-innen, Existentialisten/-innen, Beziehungstheoretikern/-innen und feministischen Theoretikerinnen, etwa Karen Horney (1938/1951), Carol Gilligan (1982/1996), Judith Herman (1992/1993) und Jean Baker Miller (1976). Auch ihre Arbeiten fußen selbstverständlich auf ihrem jeweiligen kulturellen Hintergrund. Sich ihren Einsichten zu öffnen, kann zu einem tieferen Verständnis und umfassenderen Bild von der menschlichen Entwicklung beitragen.

Im Folgenden wird mit der Beziehungssensiblen Kulturtheorie ein Ansatz vorgestellt, der zur Zeit vor allem in den USA an Bedeutung gewinnt und den traditionellen Theorien eine neue Sichtweise entgegenstellt.

Beziehungssensible Kulturtheorie

Beziehungssensible Kulturtheorie (BKT), als Modell für Psychologie wie auch soziale Intervention, setzt ihren Fokus auf die Verbundenheit im Leben von Menschen, zusammen mit einem Bewusstsein für soziale Zusammenhänge und Gerechtigkeit (Jordan et al., 2008). Diese Theorie ist in der bahnbrechenden Forschung von Jean Baker Miller verwurzelt, die in ihrem Buch Toward a New Psychology of Women (Miller, 1976; deutsch: Die Stärke weiblicher Schwäche: zu einem neuen Verständnis der Frau, 1997) eine neue Perspektive zum Verständnis der weiblichen Entwicklung vorstellte (Jordan & Hartling, 2002). Die BKT wurde im Laufe der letzten 30 Jahre weiterentwickelt und ist der American Psychiatric Association zufolge eine der zehn einflussreichsten psychologischen Theorien unserer Zeit (Jordan et al., 2008).

Entstehung und Gründung

Die 1960er- und 1970er-Jahre, der historische Hintergrund der Entstehung der BKT, war in den USA von Umbruch und Infragestellung traditioneller Paradigmen gekennzeichnet. Amerika erlebte die Bürgerrechtsbewegung in den Straßen, ein Wiederaufleben der Frauenbewegung in den Wohnungen und Städten im ganzen Land, Demonstrationen gegen den Vietnamkrieg und Unruhe und Gewalt an den Universitäten. Die höchstrichterliche Entscheidung im Fall „Roe vs. Wade“, die der Frau das Recht zuerkannte, das Schicksal ihres ungeborenen Kindes zu bestimmen, polarisierte das ganze Land. Zu diesem Zeitpunkt gab es außerdem noch keinen Begriff für die „posttraumatische Belastungsstörung" (PTBS), keinen Rechtsbeistand und keine Beratungsangebote für Verbrechensopfer, keine Frauenhäuser, keine Mädchenpsychologie, übrigens auch keine Jungenpsychologie, und keine verfassungsmäßig garantierte Gleichberechtigung der Geschlechter (die in den USA bis heute nicht existiert). Es war die Menschenrechtsbewegung der 1960er- und 1970er-Jahre, die zur Aufnahme der Beziehungsorientierten Psychologie in die Psychologie führte (Robb, 2006). In der Folge wurden die Aussagen der traditionellen Psychologie zu Entwicklung, Unterschiedlichkeit und Beziehungen der Menschen in Frage gestellt, mehr Demokratie wurde gefordert, die Tür für neue Perspektiven und Forschungen aufgestoßen.

Jean Baker Miller (1927-2006) betreute in ihrer psychoanalytischen Privatpraxis in Boston auch zahlreiche Frauen. In ihrer klinischen Arbeit fiel ihr auf, dass die Erlebnisse von Frauen nicht mit den traditionellen Modellen der psychologischen Entwicklung zusammenpassten. Sie regte eine begriffliche Neufassung der psychologischen Erfahrungen von Frauen an, bei der die Mythen der weiblichen „Unzulänglichkeit" durchbrochen und stattdessen ihre Stärken gewürdigt wurden. Ihr erstes Buch, „Towards a New Psychology of Women" (Miller, 1976), lud die Leser/-innen ein, das Verständnis der Möglichkeiten von menschlicher Gesundheit in Wachstum und Entwicklung auszuweiten. Kernpunkt ihrer Hypothese war, dass das Leben in gesunden Beziehungen das zentrale Bedürfnis im Leben von Menschen ist und durch soziales Abkoppeln Probleme entstehen. Zu dieser Zeit setzten sich andere Frauen mit ähnlichen Ideen auseinander, und Miller wurde zu regelmäßigen Gesprächsrunden über die psychologische Entwicklung von Frauen mit den Psychologinnen Judith Jordan, Janet Surrey und Irene Stiver eingeladen. Diese zweimal monatlich stattfindenden Diskussionen stellten den Anfang einer langen gemeinsamen Arbeit dar, die schließlich das theoretische Fundament der BKT legte. Die Grundsätze der Theorie werden bis zum heutigen Tag von immer mehr Fachleuten in Wissenschaft und Praxis modifiziert.

Miller wurde 1981 Direktorin des Stone Center for Developmental Services and Studies am Wellesley College in Boston, einer Eliteuniversität für Frauen. In einem von ihr gegründeten Kolloquium zur Diskussion der psychologischen Erfahrungen von Frauen diskutierten Frauen und Männer gemeinsam und tauschten Ideen und Erfahrungen aus. 1986 wurde Miller Ausbildungsleiterin am Wellesley College und konzentrierte sich darauf, das neue Entwicklungsmodell, damals als „Relational model" („Beziehungsorientiertes Modell") bekannt, zu etablieren.

Nachdem es zunehmend wissenschaftliche Anerkennung und Unterstützung erfahren hatte, wurde das Modell 1995 diversifiziert, um auch den kulturellen Kontext von Beziehungen zu berücksichtigen. Ziel war, von der Erfahrung der Marginalisierten, Unterdrückten und Ausgeschlossenen zu lernen und die gesellschaftlichen Illusionen zu durchbrechen, die die schädlichen Auswirkungen der mächtigen auf die vulnerablen Mitglieder der Gesellschaft verschleiern (Hartling, 2008). Daraufhin wurde das Modell in „Relational-Cultural Theory" („Beziehungssensible Kulturtheorie") umbenannt. Heute wird die 1976 begonnene Arbeit fortgeführt in der Überzeugung, dass „alles Leben und alle Entwicklung sich nur mit bzw. in Beziehungen abspielt" (Miller, 1986, S. XXI).

Grundsätze

Die BKT verschiebt das Ziel der psychischen Gesundheit von der Entwicklung des Selbst hin zur Entwicklung mit bzw. in Beziehungen. Sie schlägt vor, dass gesunde Entwicklung ein Prozess der Ausweitung, Ausarbeitung und Vertiefung von Bindungen ist. Alle Beteiligten werden ermutigt und herausgefordert, Bindungen aufrechtzuerhalten und zu pflegen sowie sich auf das Wachstum des/der anderen einzustellen und sich mit ihm/ihr zu verändern (Hartling, 2008). Diese Beziehungen werden durch gegenseitige Empathie und gegenseitiges Empowerment unterstützt.

Beziehungen fördern persönliche Entwicklung. Die BKT geht davon aus, dass Menschen sich während ihres gesamten Lebens in wachstumsfördernden Beziehungen weiter entwickeln, während sie in gewaltvollen, ungleichen und missbrauchenden Beziehungen an der eigenen Entwicklung massiv behindert werden. Ein beziehungsbezogenes Modell unterstützt die Vitalität und fördert kreative Prozesse. Menschen fühlen sich lebendig und „Teil von" etwas, nicht „abgetrennt von" etwas.

Verbindungen und Trennungen. Der BKT zufolge sehnen sich Menschen nach Verbindungen zu anderen Menschen. Allerdings gibt es in Beziehungen immer wieder Situationen der Abkopplung und der Trennung, und sie sind eine Hauptquelle des Schmerzes, den Menschen erleiden. Die BKT untersucht die Auswirkungen solcher Situationen (die von Missverständnissen, empathischem Versagen, Verstößen gegen die Beziehung etc. verursacht werden). Stößt eine Person beim Versuch, die Verbindung erneut herzustellen, auf empathische Resonanz, so führt dies zu Empowerment, Freude, Selbstwertgefühl und dem Wunsch nach weiteren Verbindungen mit anderen Menschen. Erfährt dieser Mensch dabei jedoch Ablehnungen und Demütigungen, so wird irgendwann die Sehnsucht nach Bindung selbst als etwas Gefährliches erlebt und in der Folge eher die Distanz gesucht oder aber eine Änderung im eigenen Verhalten versucht, um die Erwartungen anderer zu erfüllen. Daraus wiederum können vermindertes Selbstwertgefühl, Verwirrung und eine generelle Abwendung von Beziehungen entstehen (Miller, 1986). Dieses „Beziehungsparadoxon" (Miller & Stiver, 1997) der gleichzeitigen Sehnsucht nach und Angst vor Bindungen kann zur Resilienz führen (Jordan et al., 2008) oder zu einem Zustand, den Miller und Stiver (ebenda, S. 72) als „zur Isolation verurteilt" beschrieben: der Erfahrung, aus der Möglichkeit einer Verbindung mit anderen Menschen ausgeschlossen zu sein.

Vielfalt und Machtverhältnisse. Gegenseitige Empathie, die Ungleichheit überbrückt, führt zu Wachstum (Jordan et al., 2008). Interkulturelle Sensibilität ist essenziell, um menschliche Entwicklung verstehen zu können. Wird Vielfalt nicht bewusst wahrgenommen und geschätzt, so können sich Machtverhältnisse unter Umständen ungebremst ausleben und verzerrend und zerstörerisch wirken. Werden Unterschiede hierarchisch abgebildet, so entsteht eine Kultur der Dominanz und Unterwerfung (Abkopplung bzw. Trennung). Die resultierende Marginalisierung führt zu Problemen von Macht und Machtlosigkeit. Dies manifestiert sich in physischer und psychologischer (Un-)Gesundheit sowie im Wahrnehmungsvermögen für Möglichkeiten (Walker, 2008). Die BKT geht davon aus, dass dem entgegengewirkt werden kann, indem man Bereitschaft und Fähigkeit der Menschen unterstützt, sich zu bewegen und von anderen bewegt zu werden (Miller, 1986). Wird Macht zu „Macht über“, so sind Vielfalt und Differenz (theoretisch) messbar, weil dann unterschieden werden kann zwischen Menschen, die „besser“, und solchen, die „weniger als“ andere sind. Ein Konflikt wird dann zu einer Angelegenheit, bei der man gewinnt oder verliert, Ungleichheit wird als normal angesehen, und diejenigen mit „Macht über“ sind gewiss nicht geneigt, ihren Besitz aufzugeben. So werden Vielfalt und Differenz als Bedrohungen angesehen, nicht als Möglichkeiten für beiderseitiges Wachstum.

Empathie und Empowerment. Ein Grundsatz der BKT ist die empathische Transparenz. Erlebt sich eine Person als mit anderen verbunden, so fühlt sie sich weniger allein – sie braucht das Gefühl und das Wissen, von anderen verstanden werden. Gegenseitige Empathie signalisiert Präsenz und Sensibilität, respektiert Anderssein, lädt zu Neugier und tiefergehender Beschäftigung mit anderen ein, bietet Sicherheit und öffnet eine Tür zu gesundem Konflikt (Jordan et al., 2007). Beziehungskompetenz entwickelt sich mit dem Erleben, selbst für andere von Bedeutung zu sein. Das heißt, dass eine Person die andere beeinflusst und von ihr beeinflusst wird. Niemand kann im eigentlichen Wortsinn „Selfmademan“ bzw. „Selfmadewoman“ sein. Um ihre Zufriedenheit und Erfüllung auszudrücken, beschreiben Menschen häufig ein empathisches Umfeld, in dem sie Empowerment erleben, als ein Fundament in ihrem Leben.

Authentizität. In Beziehungen ist es eine ständige Herausforderung, sich ehrlich und authentisch darstellen zu können (Miller & Stiver, 1997). Es kann wichtig sein anzuerkennen, dass das Ausmaß an Sicherheit, das man spürt, um die eigenen authentischen Gedanken und Gefühle auszudrücken, damit zu tun hat, wie viel Macht bzw. Gegenseitigkeit man in einer Beziehung erlebt. Eine Beziehung wird als umso vitaler empfunden, je stärker die Beteiligten sich darin „emotional echt“, klar und zielbewusst fühlen können. Zur Authentizität gehören gesunder Konflikt und das Ausdrücken(-dürfen) aller erdenklichen Emotionen. Als die Person gesehen und geschätzt zu werden, die man tatsächlich ist, hat eine Form von Empowerment zur Folge.

Beitragen und profitieren. Die BKT unterstreicht die Gegenseitigkeit jeglicher Beziehungen. „Wie können wir eine Gesellschaft entwerfen, deren

Organisation sowohl die Entwicklung als auch die Gegenseitigkeit aller Menschen ermöglicht?" lautete Millers zentrale Frage (Miller, 1976/1986, S. 96). Eine Prämisse der BKT besteht darin, dass beide Beteiligte in einer Beziehung sich verändern, wachsen und dazu beitragen. Beziehungen, die Wachstum fördern, sind keine Einbahnstraßen. Zu wissen, dass wir alle zu Beziehungen beitragen, zeigt den anderen, dass ihre jeweiligen Erfahrungen von Bedeutung sind. Damit offenbart sich die Bereitschaft, auch selbst verändert und beeinflusst zu werden (Walker, 2008). Wir verändern wechselseitig unser Leben.

Soziale Gerechtigkeit. Einer der wichtigsten Grundsätze der BKT ist es, Beziehungen auf breiterer Ebene zu ermöglichen. Soziale Verantwortung ist genauso wichtig wie persönliches Wachstum. Deshalb erkennt man die Notwendigkeit an, zu Wachstum und Wohlergehen anderer beizutragen und daran teilzunehmen (Jordan et al., 2008). Die BKT untersucht soziokulturelle Dynamiken, die marginalisierten Gruppen Ausgrenzung, Schweigen, Scham und Isolierung aufbürden. Diese Themen stehen daher auch an erster Stelle in Arbeit und Ausbildung der BKT (Jordan & Hartling, 2002).

Jordan und Kolleginnen (2008) stellten fest, dass Wichtigkeit und Wert von Bindungen in Beziehungen eine grundlegende Änderung des Verständnisses von menschlicher Entwicklung nach sich zieht. Um eine daraus resultierende befreiende Wirkung für die Einzelne bzw. den Einzelnen zu erreichen, forderten sie, dass die Grundsätze der BKT die in Beziehungen nötigen Voraussetzungen für Heilung festschreiben. „Wir benötigen die Unterstützung anderer, um zu wachsen. Die unrealistische gesellschaftliche Erwartung des ‚Hyperindividualismus' erschwert dies." (ebenda) Die wachsende Menge empirischen Datenmaterials zur BKT bestätigt inzwischen eine anfängliche Überzeugung: „Wir alle behüten einander gegenseitig." (Hunte, 2003)

Empirische Befunde

Einsteins Relativitätstheorie ersetzte die Newtonsche Physik – in einer Bewegung vom Getrenntsein weg und hin zu einer Bezogenheit. In diesem

Bewusstsein lieferten unabhängige Forscher/-innen, vor allem der sozialen Neurowissenschaften, überzeugende wissenschaftliche Belege dafür, dass alles Leben und alle Entwicklung in Beziehungen und nicht im Getrenntsein vonstatten geht (Banks & Jordan, 2007; Cozolino, 2006/2007; Miller, 1986). Im Folgenden werden einige Beispiele gegenwärtiger wissenschaftlicher Befunde, die die BKT stützen, angeführt.

Befunde zur psychologischen Gesundheit. Michael D. Resnick und seine Kollegen/-innen (1997) an der University of Minnesota führten eine nationale Längsschnittstudie über die Gesundheit Jugendlicher durch mit dem Titel „Protecting adolescents from harm" (Jugendliche vor Schaden schützen). Die Ergebnisse dieser Untersuchung mit 12.118 Jugendlichen von der siebten bis zwölften Klasse aus 80 Schulen zeigen, dass das Erleben von Verbundenheit mit Eltern bzw. Familie und in der Schule eine schützende Wirkung vor gesundheitsriskantem Verhalten (z. B. emotionaler Stress, Suizidalität, Gewalttätigkeit, Drogengebrauch) hat.

Befunde aus der Hirnforschung. Die frühe Hirnforschung konnte empirische Belege dafür liefern, dass die Psyche im Kontext sowohl der neurophysiologischen als auch der zwischenmenschlichen Entwicklung entsteht. Hierzu gehören die Ergebnisse von Allan N. Schore (1994), der mit seiner Bindungstheorie über die Integration der Entwicklungstheorie hinausgeht, indem er die neurowissenschaftliche Komponente der Bindung und die Interaktionen zwischen dem Hirn des Elternteils und dem des Säuglings einbezieht. Und dazu gehören die Befunde aus der Forschung von Daniel Siegel (1999), der mit seinem integrierten Entwicklungsansatz einen fließenden Austausch feststellt zwischen der neurophysiologischen Entwicklung und den Interaktionen, die wir mit anderen Menschen erleben, und meint, dass hierin die menschliche Entwicklung begründet sei. Technische Entwicklungen wie die Einzelphotonen-Emissions-Tomographie (SPECT), die es Forscher/-innen ermöglichen, Hirnfunktion in Aktion zu beobachten, erbringen Belege für die Social Pain Overlap theory (SPOT) von Eisenberger und Lieberman (2004), indem sie sichtbar machen, dass dieselben Zentren im Hirn aktiviert werden, wenn ein Mensch physischen oder sozialen Schmerz (vor allem jener des Ausgeschlossenseins) empfindet (vgl. auch Banks & Jordan, 2007, S. 8). Forschungsprojekte wie jene von Keysers & Gazzola (2006) zeigen, dass Spiegelneuronen aktiviert werden, wenn ein Mensch einen anderen Menschen beobachtet: erlebt der eine Mensch sozialen Schmerz, so ist auch der andere davon betroffen – ein Beleg für das Konzept der Gegenseitigkeit. Einschlägige Untersuchungen belegen also: „Das menschliche Gehirn ist für Bindungen ausgelegt.“ (Banks & Jordan, 2007)

Befunde aus der biologischen Verhaltensforschung. Seit Jahrzehnten wird die Kampf-oder-Flucht-Reaktion (Cannon, 1932) als *das* Selbsterhaltungssystem auf Stress für eine psychologische Realität gehalten. Shelley Taylor (2000) jedoch konnte eine Fülle an Informationen darüber liefern, welche Rolle das Geschlecht bei Bindungen spielt und wie neuro-affiliative Hormone helfen, enge Beziehungen aufzubauen. Sie stellte fest, dass die Produktion von Oxytocin unter Stress bei Frauen höher ist als bei Männern. Die Oxytocinproduktion induziert eine hormonelle Reaktion, wodurch sich ein beruhigendes Gefühl einstellt, ein Gefühl, das entspannt und den Furchtreiz vermindert (ebenda, S. 414). Taylor schloss daraus, dass Frauen sich in Stresssituationen aufgrund der stärkeren Oxytocin-Ausschüttungen eher um ihre Kinder (eigene und andere) kümmern als zu fliehen. Außerdem, obwohl Frauen aggressiv sein können, besonders in Situationen, in denen sie sich verteidigen müssen, neigten sie dazu, sich unter Stressbedingungen zusammenzutun und Unterstützung von anderen zu suchen (sich freundschaftlich zu verhalten), anstatt zu kämpfen. Diese Daten zeigen, wie wichtig es ist, dass die Forschung unterschiedliche Populationen (in diesem Fall Frauen) untersucht, um ein vollständigeres Bild des menschlichen Verhaltens zu erlangen.

Ausgehend von diesen Daten lässt sich feststellen, dass die dominante westliche Kultur mit ihrem Fokus auf Individualismus und Abtrennung Menschen eigentlich dazu bringt, sich gegen ihre grundlegende Neurobiologie zu verhalten (Jordan et al., 2007). Angesichts des fortlaufenden Erkenntnisgewinns in vielen Bereichen medizinischer und sozialwissenschaftlicher Forschung müssen Ansichten und Gedanken zu menschlichem Verhalten neu durchdacht werden.

Der Blick nach vorn: Beziehungsmöglichkeiten und gesellschaftlicher Wandel

Beziehungsorientierte Theorien wie die BKT haben begonnen, die Psychologie und die soziale Versorgung in den Vereinigten Staaten zu beeinflussen. Doch „obwohl das Pendel in der westlichen Psychologie in der Theorie zurückschwingt und Menschen nicht mehr ausschließlich von einer individualistischen Perspektive her beschrieben werden, hat die Praxis nicht Schritt gehalten, besonders in der psychiatrischen Versorgung und der Diagnostik", klagt Porter (2002, S. 263). Daher scheint es zwingend notwendig, in den Bereichen von sozialer Versorgung und Bildung für eine bessere Kommunikation zwischen Behörden und Hilfesuchenden zu sorgen. Es besteht ein enormer Bedarf, theoretische Positionen, aktuelle wissenschaftliche Forschung und klinische Erfahrungen zu diskutieren.

Außerdem sind für viele Fachkräfte in der sozialen Versorgung die Arbeitsbeziehungen mit Klienten/-innen untrennbar mit der Rolle als Kritiker/-innen gesellschaftlicher Verhältnisse verbunden. Beispielsweise gibt es eine ethische Verpflichtung, gesellschaftliche Probleme, die zu Trauma und Sucht führen, anzugehen. Zu den effektivsten Anwendungen der BKT-Prinzipien gehört, auf Ungleichgewicht bei Machtverteilungen und sozialen Schichten hinzuweisen und dabei besonders den Schmerz des Ausgeschlossenseins zu beachten. Häufig sind diejenigen, die in unserer Kultur privilegierte Positionen innehaben, dafür „blind". Da Isolation den Status Quo bestehender Machtungleichgewichte letztlich unterstützt (Walker, 2008), kann durch eine verantwortungsbewusste Benennung von sozialen Ausgrenzungen daher nicht nur ein Tor zu gesünderen Beziehungen geöffnet, sondern auch gesellschaftlicher Wandel angeregt werden (Jordan et al., 2007).

Mit der Fortentwicklung der BKT ergeben sich neue Fragen, und weitere Forschung ist vonnöten. So sind wir in dieser Zeit der Globalisierung und Multikulturalität z. B. gefordert, mehr über die Auswirkungen kultureller Unterschiede zu lernen (Jordan et al., 2008). Und wohin werden die aktuellen technischen Entwicklungen führen, da die Sozialwissenschaften ihre Kenntnisse durch die Neurowissenschaften erweitern? Wie können

Modelle der Machtungleichgewichte, die persönliche und soziale Bedrängnis schaffen, in konstruktiver Weise auf allen Ebenen der menschlichen Interaktion in Frage gestellt werden? Und wie können wir die Fülle an theoretischen und klinischen Informationen aus verschiedenen Perspektiven synthetisieren und dadurch unseren ethischen Ansprüchen genügen? Solche und viele andere Fragen gilt es zu stellen, zu erforschen und zu beantworten.

Anmerkungen

1. Die Weiterentwicklung der Theorie betraf auch die Begriffe. Zunächst als „Selbst in Beziehungen" („Self in Relationship") bekannt, wurde daraus das „Beziehungsorientierte Modell" („Relational Model") und dann „Beziehungsorientierte Theorie" („Relational Theory"). Mit der Integration kultureller Aspekte in die Theorie kam die Erweiterung des Begriffs in „Beziehungssensible Kulturtheorie – BKT" („Relational-Cultural Theory" – RCT). Damit sollen die verschiedenen Facetten der zugleich beziehungs- und kulturorientierten Theorie benannt werden. Die BKT wurde und wird nicht als abgeschlossen, sondern als fortdauernder Arbeitsprozess verstanden, und auch mit der künftigen Entwicklung der Theorie sind weitere Wandlungen des Begriffs zu erwarten.

(Übersetzung aus dem Amerikanischen von Sandra Lustig)

Literatur

Banks, Amy & Jordan, Judith (2007). The human brain: Hardwired for connections. *Research and Action Report 28*(2), 8-11.

Cannon, Walter Bradford (1932). *The wisdom of the body*. New York: Norton.

Cozolino, Louis (2007). *Die Neurobiologie menschlicher Beziehungen*. Kirchzarten: VAK. (Amer. Original erschienen 2006.)

Eisenberger, Naomi I. & Lieberman, Matthew D. (2004). Why it hurts to be left out: The neurocognitive overlap between physical pain and social pain. *Trends in Cognitive Science 8*, 294-300.

Emerson, Ralph Waldo (1993). *Self-reliance, and other essays*. New York: Dover. (Dover Thrift Editions.) (Original erschienen 1948.)

Erikson, Erik Homburger (1957). *Kindheit und Gesellschaft.* Zürich: Pan. (Internationale Bibliothek für Psychologie und Soziologie. 15.) (Amer. Original erschienen 1950.)

Freud, Sigmund (1990). *Das Ich und das Es. Metapsychologische Schriften.* Frankfurt: Fischer. (Fischer-Taschenbücher: Psychologie. 10442.) (Original erschienen 1923.)

Gilligan, Carol (1996). *Die andere Stimme. Lebenskonflikte und Moral der Frau* München: dtv. (Dialog und Praxis. 35104.) (Amer. Original erschienen 1982.)

Hartling, Linda M. (2008a). Prävention durch Verbundenheit: ein beziehungssensibler Behandlungsansatz für Frauen mit Suchtproblematiken. In Silke Birgitta Gahleitner & Connie Lee Gunderson (Hg.), *Frauen – Trauma – Sucht. Neue Forschungsergebnisse und Praxiserfahrungen* (S. 113-138). Kröning: Asanger.

Hartling, Linda M. (2008b). Jean Baker Miller: Living in connection. *Feminism and Psychology 18*(3), 326-335.

Herman, Judith Lewis (1993). *Die Narben der Gewalt. Traumatische Erfahrungen verstehen und überwinden.* München: Junfermann. (Amer. Original erschienen 1992.)

Horney, Karen (1951). *Neue Wege in der Psychoanalyse* Stuttgart: Klipper. (Amer. Original erschienen 1938.)

Hunte, Julian (2003). *We are each others' keeper: The general assembly debates global warming – General Assembly President says.* Online available: http://findarticles.com/p/articles/mi_m1309/is_/ai_114007074?tag=artBody;col1. [12.12.2008].

Jordan, Judith V., Banks, Amy, Walker, Maureen & Surrey, Janet L. (2007). *Relational-cultural theory.* Vortrag bei der Tagung „Founding Concepts and Recent Developments in Relational Cultural Theory" vom 19.-21. Oktober 2007 am Wellesley College in Wellesley, MA.

Jordan, Judith V., Banks, Amy, Walker, Maureen & Surrey, Janet L. (2007). *Relational-cultural theory.* Vortrag bei der Tagung „Founding Concepts and Recent Developments in Relational Cultural Theory" vom 24.-26. Oktober 2008 am Wellesley College in Wellesley, MA.

Jordan, Judith V. & Dooley, Cate (2001). *Relational practice in action. A group manual.* Wellesley, MA: Stone Center.

Jordan, Judith V. & Hartling, Linda M. (2002). New developments in relational cultural theory. In Mary Ballou & Laura S. Brown (Hg.), *Rethinking mental health and disorders: Feminist perspectives* (pp. 48-70). New York: Guilford.

Kegley, Jacquelyn Ann K. (1984). Individual and community: An American view. *Journal of Chinese Philosophy 11*, 203-216.

Keysers, Christian & Gazzola, Valeria (2006). Towards a unifying neural theory of social cognition. *Progress in Brain Research 156*, 379-401.

Maslow, Abraham H. (1973). *Psychologie des Seins. Ein Entwurf.* München: Kindler. (Amer. Original erschienen 1962.).

Miller, Jean Baker (1986). *What do we mean by relationships?* Wellesley, MA: Stone Center. (Working Paper Series.) (Work in Progress. 22.)

Miller, Jean Baker (1991). The development of women's sense of self. In Judith V. Jordan, Alexandra G. Kaplan, Jean Baker Miller, Irene P. Stiver & Janet L. Surrey (Eds), *Women's growth in connection. writings from the Stone Center* (pp. 11-26). New York: Guilford.

Miller, Jean Baker (1997). *Die Stärke weiblicher Schwäche: zu einem neuen Verständnis der Frau.* Frankfurt: Fischer. (Amer. Original erschienen 1976.)

Miller, Jean Baker & Stiver, Irene P. (1997). *The healing connection: How women form relationships in therapy and in life.* Wellesley, MA: Stone Center. (Working Paper Series.) (Work in Progress.)

Nicholi, Armand M. (2002). *The question of God. C.S. Lewis and Sigmund Freud debate God, love, sex, and the meaning of life.* New York: Free Press.

Porter, Natalie (2002). Contextual and developmental frameworks in diagnosing children and adolescents. In Mary Ballou & Laura S. Brown (Eds.), *Rethinking mental health and disorder: Feminist perspectives* (pp. 262-278). New York: Guilford.

Resnick, Michael D., Bearman, Peter S., Blum, Robert W., Bauman, Karl E., Harris, Kathleen M., Jones, Jo, Tabor, Joyce, Beuhring, Trish, Sieving, Renee E., Shew, Marsha, Ireland, Marjorie, Bearinger, Linda H. & Udry, J. Richard (1997). Protecting adolescents from harm. Findings from the national longitudinal study on adolescent health. *Journal of the American Medical Association 278*(10), 823-832.

Robb, Christina (2006). *This changes everything: The relational revolution in psychology.* New York: Picador.

Schore, Allan (1994). *Affect regulation and the origin of the self.* New Jersey: Lawrence Erlbaum.

Siegel, David (1999). *The developing mind: How relationships and the brain interact to shape who we are.* New York: Guilford.

Taylor, Shelley E., Klein, Laura Causino, Lewis, Brian P., Gruenewald, Tara L., Gurung, Regan A. R. & Updegraff. John A. (2000). Biobehavioral responses to stress in females: Tend-and-befriend, not fight-or-flight. *Psychological Review 107*(3), 411-429.

Walker, Maureen (2008). *Growth in connection.* Vortrag bei der Tagung „Founding Concepts and Recent Developments in Relational Cultural Theory“ vom 24.-26. Oktober 2008 am Wellesley College in Wellesley, MA.

Sabine Scheffler

Trauma und Gender: Kritische Anmerkungen aus der Geschlechterforschung

Der historische Verlauf der Diskussion rund um das Thema Trauma verdeutlicht, dass es eines bestimmten politischen Klimas bedarf, um die Wirkungen der Gewalt von Menschen an Menschen zu tolerieren, und dass es immer wieder Tendenzen gibt, die individuelle Verantwortlichkeit des Opfers und seiner sozialen Bezüge als dominantes Konzept in den Vordergrund zu stellen. Besser als andere geschlechtspezifisch geprägte Forschungsthemen (z. B. Sucht) zeigt daher die Reflexion von Traumaforschung und -behandlung (abgekürzt: Traumaarbeit) den Einfluss kultureller und gesellschaftlicher Sichtweisen und Bewertungen (Gilligan, 1990; Nunner-Winkler, 1991; Schmerl, 1999), die den Blick tendenziell eher verstellen als das Phänomen klären zu helfen. Anhand der Entwicklung der Traumaarbeit lässt sich verdeutlichen, wie „man-made disasters" seit Beginn der Traumaforschung „behandelt" werden. Behandlungen sind auch als Rituale zu verstehen, als Übereinkünfte zu einem Vorgehen, das auch in gesellschaftlichem Verständnis bzw. Erfahrung oder in wissenschaftlicher Gesetzmäßigkeit begründet ist. Vorgehensweise und Sinnverständnis in der Entwicklung der Traumaarbeit sind daher ein guter Spiegel für dahinterliegende kulturelle Dynamiken.

Dieser Beitrag beschreibt Dynamik und Wirkweise der Geschlechterverhältnisse am Beispiel des Auftauchens und Verschwindens von Gewalt- und Machtdynamik in der Traumaarbeit.[1] Die Geschichte von Traumaarbeit wird skizziert, um dahinter die historischen gesellschaftlichen Strukturen und Konstruktionen sichtbar zu machen, die Verschiebungen hin zur „gesellschaftlichen Amnesie" von Gewaltdynamiken und Machtverhältnissen begünstigen. Die De- und Rekonstruktionen klassischer und moderner Traumaforschung am Beispiel der Gewalt gegen Frauen und der Kriegstraumatisierung von Männern zeigen, wie immer wieder Gewalt in Geschlechterverhältnissen und ihre unterschiedliche Zuweisung die Sichtweisen der Störung selbst wie auch deren Behandlung „bewegen und verändern" und wie gewalttätige Verhältnisse sich in persönlichen Symptomen auflösen können und „nur" als persönliches Leid sichtbar werden.[2]

Was ist ein Trauma?

Eine traumatische Erfahrung zu machen heißt, sich mit Ereignissen konfrontiert zu sehen, die außerhalb des menschlichen Vorstellungsvermögens und menschlicher Erfahrung liegen, die mit Todesangst, Ohnmachtserleben, Demütigung, Entwürdigung und völligem Ausgeliefert-Sein verknüpft sind. Diese Erfahrung zwingt die betroffene Person u. a. sozial in die Extremposition der Ausgeschlossenen – „ab jetzt bin ich anders als alle anderen und werde nie mehr so sein wie alle anderen". Die Bewältigung dieses extremen Erlebens ist psychisch zerstörerisch und herausfordernd. In der Verarbeitung des Traumas entsteht eine spezifische Symptomatik, die posttraumatische Belastungsstörung (PTBS) genannt wird und als behandelbare Störung klinisch erst seit 1980 anerkannt ist (WHO, 1993, S. 167 ff.). Posttraumatische Belastungsstörungen können Folge von Umweltkatastrophen, Kriegen und Vergewaltigungen sein, aber vor allem sind sie Verarbeitungen von gewalttätigen Beziehungserfahrungen, die von Verletzungsmacht und Gewalt bzw. Dominanz und Unterwerfungsverhältnissen bestimmt sind.

> „Gewalt im Geschlechterverhältnis und die damit mögliche Traumatisierung ist eine auf die körperliche und seelische Integrität des Gegenübers gerichtete Handlung, die mit der Geschlechtlichkeit des Täters und Opfers zusammenhängt." (Hagemann-White, 1992, S. 22).

Unterschiedliche Stränge der Traumaarbeit: Hysterie, Kriegsneurose, Holocaust

Die Geschichte der Traumaforschung ist gekennzeichnet durch die Ambivalenz des „Nicht-wirklich-wissen-Wollens" sowie durch ein förderliches politisch-gesellschaftliches Klima, das die Zuordnung von psychischen Symptomen zu realem Geschehen erlaubt. Ein Zusammenhang zwischen belastender realer Erfahrung und psychischer Verarbeitung konnte zugelassen werden. Die Geschichte der Traumaforschung stellt eine Abkehr von der Vorstellung dar, psychische Störungen und Krankheiten nach traumatischen Erlebnissen seien in ihrer Schwere und Dauer durch frühkindliche Traumata im Sinne der Psychoanalyse bedingt oder durch Anlagefaktoren determiniert (Sachsse, 2004; Herman, 1992/1993).

Historisch stellt die Forschung zur Hysterie den Beginn der eigentlichen Traumaforschung dar. Seit der Mitte des 19. Jahrhunderts entwickelt sich in der wissenschaftlichen Auseinandersetzung mit dem Thema eine Bereitschaft, psychosomatische Reaktionen mit realen Erfahrungen zu verknüpfen. Sie steht im Zusammenhang mit der gerichtsmedizinischen Forschung von Tardieu (1857) und der psychiatrischen Forschung von Janet (1889) in einem republikanischen, aufgeklärten Frankreich des endenden 19. Jahrhunderts. Immer wieder mussten die Forscher jedoch den Vorwurf der herrschenden Psychiatrie und der Öffentlichkeit abwehren, alles, was die Opfer, zum Teil in Hypnose, erzählten, sei Lüge und moralische Fehlentwicklung. Janet (ebenda) prägte den Begriff der Dissoziation, Freud (1905/1942) den des doppelten Bewusstseins, um die Verleugnung und Abwehr realer traumatischer Geschehnisse zu beschreiben. Freud (1896/1952) selbst scheiterte mit seinem Versuch, die Hysterie als Folge realer, sexueller Traumatisierung zu beschreiben. Dies führte zur Rücknahme seiner Überlegungen und zur Entwicklung der für viele Patientinnen so leidvollen triebtheoretischen Sicht, die Symptomatik ergebe sich aus schuldhaft besetztem, inzestuösem frühkindlichen Begehren und Fantasien.

Die Geschichte der Hysterie ist gekennzeichnet von der Verleugnung weiblicher, sexueller Traumatisierungserfahrung vor dem Hintergrund von Geschlechterverhältnissen mit extremen Dominanz- und Ressourcenunterschieden (vgl. Herman, 1992/1993; Sachsse, 2004; Freud, 1896/1952, 1905/1942).

Der zweite Strang der Traumaarbeit, der vor allem Männer betraf, ist die Beschäftigung mit der Kriegsneurose infolge des Ersten und Zweiten Weltkrieges sowie des Vietnamkrieges: mit der Opfererfahrung von Männern, die traumatisiert hysterische Symptome zeigten und als Drückeberger, Feiglinge oder Rentenjäger beschimpft wurden. 40 % der Kriegsverletzungen waren begleitet von psychischen Zusammenbrüchen mit Mutismus und psychosomatischen Reaktionen wie dem Ausfall von Sinnesorganen, Bewegungsstörungen, Schüttellähmungen. Nach damaliger professioneller Sicht hatten die betroffenen Soldaten es nicht verdient, als Patienten behandelt zu werden (Sachsse, 2004; S. 1-29).

Schließlich wurde in der Holocaust-Forschung mit dem „Survivor-Syndrome" die reale psychische Zerstörung durch öffentliche Tyrannei überdeutlich, die Erfahrung von realem Horror und dessen Verarbeitung in einer posttraumatischen Belastungsstörung ließ sich nicht mehr leugnen. Selbst in dieser Forschung gab es dennoch Ansätze, diese Symptombildungen mit psychopathischen Persönlichkeitsstrukturen in Zusammenhang zu bringen.

1980 brachte schließlich die Vereinigung der Vietnamveteranen und die amerikanische Frauenbewegung eine Initiative zustande, in deren Folge die Posttraumatische Belastungsstörung (PTBS) als behandelnswerte Störung mit Krankheitswert in den ICD und das DSM (Saß et al., 2003) aufgenommen wurde. Die Abkehr von der Vorstellung, psychische Störungen und Krankheiten nach traumatischen Erlebnissen seien nach Schwere und Dauer durch frühkindliche Traumata im Sinne der Psychoanalyse oder durch Anlagefaktoren determiniert, ist vollzogen, eine Kausalbeziehung zwischen Trauma und psychischen Folgen wird endlich anerkannt.

Beiträge der Frauenforschung

Die zweite Frauenbewegung der 1970er-Jahre und die sich entwickelnde Frauenforschung setzten sich zentral mit Gewalt- und Unterdrückungserfahrungen sowie deren Folgen als zentralen Elementen ihrer politischen Praxis auseinander (vgl. Scheffler, 2004a). Gewalt im Geschlechterverhältnis als physische und psychische Misshandlung und sexualisierte Gewalt wurden enttabuisiert; die Frauenhäuser, Frauenberatungsstellen und Selbsthilfegruppen (z. B. Wildwasser) entwickelten stabilisierende Handlungssysteme. Eine neue Diagnostik der multiplen Persönlichkeitsstörung bei früher und wiederholter Traumatisierung wurde gegen professionelle Widerstände entwickelt (Huber, 1995). Auf den engen Zusammenhang von Traumatisierung und Borderline-Störung wird immer wieder hingewiesen (Sachsse, 2004).[3]

In der sozialwissenschaftlichen Diskussion wurde lange Zeit vermieden, einen Zusammenhang zwischen Gewalt, Geschlecht und Traumatisierung zu sehen und zu begründen. Feministinnen wiederum, die für die Enttabuisierung gesorgt hatten, unterließen zunächst die Rezeption klinischer und soziologischer Entwicklungen. Die Basisüberlegungen und Behandlungsansätze der Frauenforscherinnen zu Trauma finden in den gängigen Lehrbüchern zwar lobende Erwähnung, aber ansonsten bleiben sie, bis auf einige Ausnahmen, ohne professionelle Resonanz (Huber, 1995; Reddemann, 2004; Sachsse, 2004). Die Gewaltdebatte der Frauenbewegung und die Professionalisierung in der Frauenarbeit kann so dem Individualisierungsschub der Postmoderne zugerechnet werden (Hagemann-White, 1997).

Traumatisierung ist mit extremen Machtunterschieden und -auswirkungen verknüpft, sei es durch die gesellschaftliche Legitimation von Gewalt, z. B. im Krieg, oder durch die Gewalttoleranz in Bezug auf Misshandlung, sexualisierte Gewalt, psychische Demütigung und Entwürdigung in intimen und abhängigen Beziehungen. Herman (1992/1993) fasst die gesellschaftlichen Konstruktionen um die Traumaforschung und -behandlung folgendermaßen zusammen: Die gesellschaftlichen Normen tragen zur Fixierung des Traumas bei, weil die Gesellschaft „nicht wirklich wissen will". Im Konflikt zwischen Verleugnung und Sprechen besteht für die Betroffenen die zentrale Dialektik des Traumas, woraus u. a. auch die Symptombildung resultiert. Die traumatisierte Person erlebt die Verleugnung des Geschehens seitens der Gemeinschaft, die Missbrauchserfahrung wirkt ausschließend, gleichzeitig aber ist eine soziale Einbindung nur durch das Sprechen über das Geschehen möglich. In der Traumaarbeit sieht Herman die Wiederherstellung einer Verbindung zwischen öffentlicher und privater Welt, zwischen Individuum und Gesellschaft, zwischen Mann und Frau. Traumaarbeit verweise auf die Gemeinsamkeit zwischen

Vergewaltigungsopfern und Kriegsveteranen, misshandelten Frauen und politischen Gefangenen, zwischen öffentlicher Tyrannei des Faschismus und der Tyrannei in Familien.

Dass niemand an der Wahrheit interessiert ist, beklagen sowohl die Helden im Krieg als auch geschlagene Frauen. Die Erforschung psychischer Traumata bedarf, so Herman, der Unterstützung eines liberalen, kritischen Klimas und einer aufgeschlossenen politischen Bewegung. Kriegstraumafolgen würden nur in einem gesellschaftlichen Wertesystem erforscht, das z. B. die Opferung junger Männer im Krieg in Frage stellen und die Kritik an den Dominanzverhältnissen in Beziehungen öffentlich machen könne. Im häuslichen Bereich konnten traumatische Belastungen erst sichtbar werden, als es möglich wurde, dic soziale Position von Frauen und Kindern zu problematisieren. Politische Offenheit mache die Forschung im Tabubereich erst möglich und wirke unterstützend (Herman, 1992/1993, S. 1-33).

Gefährdungsprofile statt geschlechtersensibler Traumarbeit

Obwohl die Geschichte der Traumaforschung die extrem unterschiedlichen Traumatisierungsprozesse und -inhalte von Männern und Frauen dokumentiert, obwohl die Lebenslagen und traumatischen Erfahrungen so different sind, ist das Geschlechterverhältnis in der Forschung kein durchgehender Bezugspunkt von Traumaarbeit, der eine geschlechtersensible Traumatheorie erlauben würde (Gahleitner, 2005).

Traumatisierung von Männern ist in der Regel gebunden an eine Konstruktion von Männlichkeit, die mit Heldentum und Beschützerfunktionen verknüpft ist, mit männlichem Handwerk, Krieg, Feuerschutz, Katastrophenhilfe, Risikoverhalten, Abenteuer und externalisierenden Bewältigungsstrategien. Ausgeliefertsein, Todesangst und Ohnmacht sind symbolisiert im mutigen, opferbereiten Verhalten des Stellungskrieges der Schützengräben oder auch im 80. Stock des World Trade Center, wo weder Flucht noch Angriff Entlastung bedeuten. Der Folter widerstehen heißt für Männlichkeit, einer politischen Idee, einem Ideal zu folgen, wo die Qual Sinn macht.

Ohnmachtserfahrungen bei Frauen hingegen sind weniger spektakulär, sie sind an die Verfügbarkeit, an Entwürdigung und Demütigung geknüpft. Die Unterwerfung, das Ausgeliefertsein des Subjekts an die/den Misshandelnden und die Verhältnisse stehen im Vordergrund (Scheffler & Büchele, 1999; Scheffler, 2006).

Noch weniger sichtbar, noch tabuisierter aber sind traumatisierende Gewalttaten von Männern an Männern im Alltag, als die „ernsthaften Spiele des männlichen Wettbewerbs" (Bourdieu, 1998/2005). Kampf- und Risikoverhalten, um sich in der männlichen Hierarchie zu platzieren, wird zum Unfall; Gang und mafiöse Strukturen zwingen in Unterwerfung, Bedrohung und Abhängigkeit und entziehen sich so der Sichtbarkeit.

Die Geschichte der Traumaarbeit zeigt eine Bewegung weg von Verantwortungs- und Schuldzuweisung an die Opfer, weg vom Vorwurf ihrer Amoralität und Verwerflichkeit, und hin zur Realität und der Notwendigkeit, Verletzungs- und Aktionsmacht (Popitz, 1992) mit Geschlechterverhältnissen verknüpft zu sehen und deren institutionelle kulturelle Einbindung in Privatheit und Öffentlichkeit zu entschlüsseln. Neuere Trends der psychologischen Traumaarbeit dagegen negieren häufig die kulturelle Variabilität von Gender, von Frauen, Männern, Minderheiten. In Forschung und Fallarbeit werden sie zu Variablen, Defiziten, Maßzahlen ohne Kontext, zu „Gefährdungsprofilen" (Fischer & Riedesser, 1998). Die modernen Ansätze behandeln Vielfalt als Differenz, als Geschlechtsspezifität und bestätigen damit das Stereotyp, das Konstrukt von Männlichkeit und Weiblichkeit. Die komplexe Interaktion in Geschlechterverhältnissen, die unterschiedliche Möglichkeiten für Macht und Handlung bedeuten, geht verloren. Für Frauen beispielsweise durchziehen Verbundenheit, Empathie, Fürsorglichkeit, Interaktionskompetenz und Anlehnungsbedürfnis als geschlechtspezifische Normsetzungen die klinische Arbeit. Solche zugewiesenen und auch ausgeübten Verhaltenweisen verstärken zum einen das Dominanzgefälle in Beziehungen und begünstigen Übergriffe. Zum anderen beinhalten solche Verhaltensweisen im Sinne von „doing gender" (West & Zimmermann, 1987) Möglichkeiten, um Position und Status zu garantieren (vgl. „die Normopathie der heterosexuellen Frau" oder die Depression nicht als Krankheit, sondern als „Lebensstil von Unterdrückung“; Poluda-Korte, 1993; Szsasz, 1961). In modernen Sichtweisen werden solche Bereitschaften wie auch Abhängigkeiten und Lebenslagen zu „Gefährdungen im individuellen Lebensmuster“ (vgl. Scheffler, 2004b).

Der Geschlechterbias in der klinischen Forschung bestätigt in der Regel die vorherrschenden Geschlechterkonstruktionen, es fehlen Standards für eine geschlechtersensible Forschung. Der „doppelte Blick“ auf Gemeinsamkeiten und Traditionalismen einerseits, auf Unterschiede und Brüche in den Geschlechterverhältnissen andererseits ist in der Forschung selten (Hagemann-White, 1994; Gahleitner, 2005).

Auch die ungleiche Zuteilung von Risiken und Lebenschancen im Geschlechterverhältnis beinhaltet Traumatisierungscharakter. Die unterschiedliche gesellschaftliche Teilhabe und ihre Wirkung bei Männlichkeiten wie auch Weiblichkeiten ist zwar bekannt, wird aber nur als ein zu therapierendes psychosomatisches, soziales Problem der Betroffenen sichtbar. Veränderungen auf struktureller und psychosozialer Ebene sind nicht so sehr im Blick, eher werden Gefährdungsprofile für Traumatisierung erstellt, die sozialdeterminiert wie ein Defizitkatalog wirken und mit psychischer Stabilität und Resilienz in Zusammenhang stehen (Bargfrede et al., 2004; Fischer & Riedesser, 1998).

Nimmt man jedoch den Gedanken des Gefährdungsprofils nicht im Sinne persönlicher Vorbelastung, sondern im Sinne von Geschlecht als Strukturvariable auf, so gewinnt eine Sichtweise aus den 60er-Jahren zu Traumatisierung als Prozess wieder Kontur. Die Bemühungen der amerikanischen Traumaforscher/-innen in der frühen Nachkriegszeit führten zum Konzept des kumulativen Traumas (Khan, 1963, 1974/1977; Kardiner, 1941). Die alltägliche Erfahrung von Abhängigkeit und Einschränkung, von Gewalt als psychischer und physischer Misshandlung, summiert sich gleichsam auf und wirkt letztendlich traumatisierend. Diese Art der Traumatisierung wurde von der Women Section der American Psychological Association in den 1980er-Jahren als „insidious traumatisation“ bezeichnet („heimtückisch, hinterlistig“; Übers. S.S.). Eine Initiative dieser Sektion bemühte sich vergeblich um die Einführung einer besonderen Benennung von alltäglicher Misshandlung und Gewalt sowie geschlechtspezifischer Gewalterfahrung in die PTBS-Diagnostik, das DSM und die ICD (Brown, 1992). Derartige Differenzierungen hätten die Mehrfachbelastungen von Frauen hervorgehoben, die im Zuge der Individualisierung sozialer Rahmenbedingungen entstehen, aber auch einen Blick auf marginalisierte Männlichkeiten jenseits von Kriegs- und Katastrophenerfahrungen ermöglicht.

So aber wird Traumatisierung auf andere Weise zur Alltäglichkeit: Unfallopfer, durch Suizidanten traumatisierte Eisenbahnführer, Kriminalitätsopfer, Katastrophenhelfer/-innen rücken in den Mittelpunkt der Betrachtungen und verweisen in der Forschungsbewegung eher auf die Risiken moderner Lebensführung.[4] Man beschäftigt sich mit dem Unkalkulierbaren, Unerwartbaren, mit der Katastrophe, mit der existenziellen Bedrohung und den Möglichkeiten ihrer Bewältigung, nicht aber mit den traumatisierenden Wirkungen alltäglicher Dominanz- und Unterlegenheitserfahrungen. Diese Akzentverschiebung in der Betrachtung führt weg von Traumatisierung als Folge eines Dominanzgeschehens (sexualisierte Gewalt, Misshandlung) und politischen Geschehens (Krieg). Aus der Behandlungsperspektive wurden böswillige Opfer mit Triebkonflikt (psychoanalytische Betrachtungsweise; s. o.) zu leidenden Patienten/-innen, die Beachtung und Unterstützung verdienen. Die Rekonstruktion lediglich der persönlichen Geschichte in der Behandlung birgt die Gefahr, dass Unterdrückung, kontextuelle Einflüsse und mangelnde egalitäre Beziehungen als grundlegende Bedingungen menschlicher Existenz in den Hintergrund treten. Die gleichgewichtige Berücksichtigung intrapsychischer wie auch externer Umweltfaktoren in der psychischen Entwicklung ist mittlerweile jedoch anerkannt und angemessen berücksichtigt (Sachsse, 2004, S. 5-29). Die Konzentration auf individuelle Belastbarkeiten, Stressresistenzen, Bewältigungsstile aber verschleiert den dialektischen Zusammenhang zwischen individuellen Bewältigungsmöglichkeiten und objektiven Situationsfaktoren. Eine Synthese auf dem Hintergrund „vergeschlechtlichter Lebenswelten" findet nicht statt.

Die Ergebnisse einer Patientinnenbefragung von Gahleitner (2005, S. 291) erläutern, was mit Alltäglichkeit als Dauerbelastung und Traumatisierung gemeint ist:

> „der professionelle Umgang mit der Problematik (bleibt) deutlich hinter den Erwartungen der Betroffenen zurück. Die Interviewten stellten die Forderung nach einer Psychotherapie, in der spezifisches Fachwissen über komplexe sexuelle Traumatisierung stärker berücksichtigt wird, die die therapeutische Beziehung als Hauptachse des Therapieprozesses versteht und in der stärker personen-, situations- und prozessspezifisch und nicht verfahrensorientiert vorgegangen wird.“

Schluss

Die Ausführungen wollten verdeutlichen, dass die Geschichte der Traumaarbeit gerade durch die Inhalte sexualisierter, physischer und psychischer Gewalt sowie ständige Konfrontation mit Vernichtung eine enge Verknüpfung mit Macht und Dominanz aufweist. Auf diese Weise ist Traumatisierung eng mit den Konstruktionen von Weiblichkeit und Männlichkeit verwoben. Die hierbei erforderliche Traumaarbeit ist daher sichtbarer als andere psychosoziale Themen mit kulturellen und gesellschaftlichen Sichtweisen und Bewertungen verknüpft. Die Konstruktion der Frau als Verführerin und moralisch minderwertig, die Konstruktion des Mannes als Beschützer und Held führt zu stetiger Verleugnung der Wirkungen von Macht, Gewalt und Ausgeliefertsein. Geschuldet ist dies einerseits der Leugnung von Verletzungsmächtigkeit und Verletzungsoffenheit des Menschen (Popitz, 1992), andererseits der Illusion eines Schutzraumes, sei es in der Intimität von Beziehungen oder der Geborgenheit in der Familie, was das Anerkennen von Willkür im Bereich von Intimität und Geborgenheit so schwer macht.

In der heutigen klinischen Arbeit bleiben die Wirkungen des Geschlechterverhältnisses in der Regel in der persönlichen Symptomatik und der dysfunktionalen Bewältigungsstrategie des Traumas verborgen. Die Geschlechterverhältnisse „verschwinden“ gleichsam in der individuellen Fallarbeit. Das Ereignis selbst und dessen Bewältigung bannen den Blick. Im Blickpunkt stehen heute eher überwältigende, nicht erwartbare traumatisierende Ereignisse, wie 9/11, Flugunfall in Rammstein, Bergbauunglücke, Naturkatastrophen, Amokläufe. Es gilt jedoch, die Aufmerksamkeit der Öffentlichkeit wie auch der Behandlung auf Beschäftigung und Vertrautwerden mit strukturellen Risiken zu richten, wie der alltäglich von Menschen erlebten Geschlechterasymmetrie in der Verteilung von Macht und Gewalt. Ziel sollte die Analyse und Differenzierung von psychischen Potenzialen für solche Herausforderungen sein, um die Betroffenen dann effizient in der Bewältigung zu betreuen.

Anmerkungen

1. Der Beitrag beruht auf einer geänderten und überarbeiteten Fassung des Artikels: Scheffler, Sabine (2007). Kritische Anmerkungen zur Traumaforschung aus der Geschlechterperspektive. *Zeitschrift für Frauenforschung und Geschlechterstudien,* 25(2), 75-83.
2. In diesem Zusammenhang sollte nicht unerwähnt bleiben, dass Wertschätzung und Anerkennung für die Bemühungen und Ergebnisse der Forscher/-innen diese Betrachtungen tragen und erst ermöglichen.
3. Bei der multiplen Persönlichkeitsstörung handelt es sich um ein Krankheitsbild, bei dem das psychische System zur Abwehr zerstörender Erfahrungen gleichsam eigenständige unterschiedliche Personenanteile entwickelt. Die Einheit und Kontinuität der persönlichen Identität zerfällt. Der Borderline-Störung liegen in etwa 80% der Fälle traumatisierende Misshandlungserfahrungen zugrunde. Hier führt die Abwehr der Psyche u. a. zu einem Krankheitsbild, bei dem die Betroffenen Ambivalenzen und Uneindeutigkeiten in der Beziehung zu Menschen als unerträglich erleben und eine Spaltung herbeiführen: Menschen sind für sie entweder »nur gut« der »nur böse«. Dies führt in der Regel zu dramatischen und wenig dauerhaften Bindungen dieser Menschen.
4. Damit ist nicht gemeint, dass diese Betroffenen keine Unterstützung benötigten.

Literatur

Bargfrede, Anja, Pauli, Andrea & Hornberg, Claudia (2004). Gesundheit: Zur gesundheitlichen Situation von Frauen. In Ruth Becker & Beate Kortendiek (Hrsg), *Handbuch Frauen- und Geschlechterforschung. Theorie, Methoden, Empirie* (S. 519-529). Wiesbaden: VS.

Bourdieu, Pierre (2005). *Die männliche Herrschaft.* Frankfurt: Suhrkamp. (Frz. Original erschienen 1998.)

Brown, Laura S. (1992). A Feminist Critique of Personality Disorders. In Laura S. Brown & Mary Ballou (Eds.), *Personality and psychopathology – feminist reappraisal* (pp. 206-229). New York: Guilford.

Fischer, Gottfried & Riedesser, Peter (1998). *Lehrbuch der Psychotraumatologie.* München: Reinhardt.

Freud, Sigmund (1952). Zur Ätiologie der Hysterie. In Sigmund Freud, *Gesammelte Werke* (Bd. 5; S. 426-459). London: Imago. (Original erschienen 1996.)

Freud, Sigmund (1942). Drei Abhandlungen zur Sexualtheorie. In Sigmund Freud, *Gesammelte Werke* (Bd. 5; S. 149-159). London: Imago. (Original erschienen 1905.)

Gahleitner, Silke Birgitta (2005). *Sexuelle Gewalt und Geschlecht. Hilfen zur Traumabewältigung bei Frauen und Männern.* Gießen: psychosozial.

Gilligan, Carol (1984). *Die andere Stimme. Lebenskonflikte und Moral der Frau.* München: Piper.

Hagemann-White, Carol (1992). *Strategien gegen Gewalt im Geschlechterverhältnis. Bestandsanalyse und Perspektiven.* Pfaffenweiler: Centaurus.

Hagemann-White, Carol (1994). Die Konstrukteure des Geschlechts auf frischer Tat ertappen? Methodische Konsequenzen einer theoretischen Einsicht. *Feministische Studien 11*(2), 68-78.

Hagemann-White, Carol (1997). Die feministische Gewaltdiskussion: Paradoxie, Blockaden, neue Ansätze. In Carol Hagemann-White, Barbara Kavemann & Dagmar Ohl (Hg.), *Parteilichkeit und Solidarität. Praxiserfahrungen und Streitfragen zur Gewalt im Geschlechterverhältnis* (S. 236-248). Bielefeld: Kleine.

Herman, Judith (1993). *Die Narben der Gewalt. Traumatische Erfahrungen verstehen und überwinden.* München: Kindler. (Amer. Original erschienen 1992.)

Huber, Michaela (1995). *Multiple Persönlichkeit. Überlebende extremer Gewalt.* Frankfurt: Fischer. (Fischer-Taschenbücher. 12160.) (Die Frau in der Gesellschaft.)

Janet, Paul (1889). *L'automatisme psychologique.* Paris: Alcan.

Kardiner, Abraham (1941). *The traumatic neurosis of war.* New York: Hoeber.

Khan, Mohammed Masud Raza (1963). The concept of cumulative trauma. *Psychoanalytical Study of the Child 18*, 286-306.

Khan, Mohammed Masud Raza (1977). Das kumulative Trauma. In Mohammed Masud Raza Khan, *Selbsterfahrung in der Therapie. Theorie und Praxis* (S. 50-70). München: Kindler. (Kindler Taschenbücher. Geist und Psyche. 2189.) (Amer. Original erschienen 1974.)

Nunner-Winkler, Gertrud (1991) (Hg.). *Weibliche Moral. Die Kontroverse um eine geschlechtsspezifische Ethik.* Frankfurt: Campus.

Poluda-Korte, Eva S. (1993). Der lesbische Komplex – Das homosexuelle Tabu und die Weiblichkeit. In Eva-Maria Alves (Hg.), *Stumme Liebe. Der lesbische Komplex in der Psychoanalyse* (S. 73-132). Freiburg: Kore.

Popitz, Heinrich (1992). *Phänomene der Macht.* Tübingen: Mohr.

Reddemann, Luise (2004). *Psychodynamisch imaginative Traumatherapie PITT. Das Manual.* Stuttgart: Klett-Cotta.

Sachsse, Ulrich (2004). *Traumazentrierte Psychotherapie. Theorie, Klinik und Praxis.* Stuttgart: Schattauer.

Saß, Henning, Wittchen, Hans-Ulrich & Zaudig, Michael (2003). *Diagnostisches und Statisches Manual Psychischer Störungen – Textrevision – DSM-IV-TR.* Göttingen: Hogrefe.

Scheffler Sabine (2004a). Psychologie. Arbeitsergebnisse und kritische Sichtweisen psychologischer Geschlechterforschung. In Ruth Becker & Beate Kortendiek (Hg.), *Handbuch Frauen- und Geschlechterforschung, Theorie, Methoden, Empirie* (S. 540-549). Wiesbaden: VS.

Scheffler, Sabine (2004b). Frauenorientierte Psychotherapie. In Maria J. Beckermann & Friederike M. Perl (Hg.), *Frauen-Heilkunde und Geburts-Hilfe. Integration von evidence-based medicine in eine frauenzentrierte Gynäkologie* (Bd. 2, S. 2059-2068). Basel: Schwabe.

Scheffler. Sabine (2006). *Evaluationsbericht Flüchtlingsprojekt für Frauen mit besonderem Schutz- und Betreuungsbedarf. Modellprojekt der Stadt Köln. Bericht.* Köln: Fachhochschule Köln.

Scheffler, Sabine & Büchele, Agnes (1999). War, life crisis and trauma. Assessing the impact of a women-centered training program in Bosnia. *Women and Therapy 22*(1), 121-138

Schmerl, Christiane (1999). Wann werden Weiber zu Hyänen? Weibliche Aggressionen aus psychologisch-feministischer Sicht. In Bettina Dausein, Martina Hermann, Mechtild Oechsle, Christiane Schmerl & Marlene Stein-Hilbers (Hg.), *Erkenntnisprojekt Geschlecht. Feministische Perspektiven verwandeln Wissenschaft* (S. 197-215). Opladen: Leske + Budrich. (Geschlecht und Gesellschaft. 17.)

Szasz, Thomas S. (1961). *The Myth of Mental Illness.* New York: Harper.

Tardieu, Auguste A. (1857). *Étude médico-légale sur les attentats aux moers.* Paris: Ballière.

West, Candace & Zimmermann, Don H. (1987). Doing gender. *Gender & Society 1*, 125-151.

Weltgesundheitsorganisation (WHO) (1993). *Internationale Klassifikation psychischer Störungen. Klinisch-diagnostische Leitlinien.* Bern: Hans Huber.

Aus der Forschung für die Praxis

Stephanie S. Covington

Trauma- und gendersensible Interventionen für Frauen in der Suchtbehandlung

Substanzmissbrauch und -abhängigkeit haben verheerende und weitreichende Auswirkungen im Leben von Millionen Menschen. Einem Bericht der Substance Abuse and Mental Health Services Administration (SAMHSA, 2006) zufolge wurden im Jahr 2005 mehr als 22,2 Millionen Menschen in den USA mit Substanzmissbrauchs- oder -abhängigkeitsstörungen eingestuft. Im selben Zeitraum erfüllten mehr als sechs Millionen Frauen (ab 18 Jahren) in den USA die Kriterien für Missbrauch bzw. Abhängigkeit von Alkohol oder einer illegalen Droge. Der Bericht stellte weiterhin fest, dass Personen, die Substanzen missbrauchen, oft weitere psychische Störungen aufweisen („Komorbidität"). Im Bereich der Behandlung von Substanzmissbrauch und psychischen Störungen haben diese Personen mit Doppeldiagnose die schlechteste Prognose (Moggi et al., 1999).

Bislang wurde diese Situation verschlimmert durch den Mangel an Behandlungsangeboten, die sowohl Substanzgebrauch als auch psychische Probleme angehen. In einer qualitativen Studie (Sun, 2007), die die Gründe für Rückfälle untersuchte, berichtet eine Betroffene:

> *Wenn du bipolar bist, manisch, lässt du dich volllaufen, um dich runterzubringen. Ich hatte eigentlich keine Chance, es zu schaffen, bis ich wusste, dass ich beides bin: süchtig und traumatisiert. ... Ich ging in verhaltenstherapeutische Zentren und psychiatrische Einrichtungen ... dann arbeitete ich nicht am Alkoholproblem. Also arbeitete ich an dem einen oder dem anderen.*

Sowohl Männer als auch Frauen benutzen nach einem Trauma häufig Drogen, es gibt offensichtlich einen starken Zusammenhang zwischen Viktimisierung bzw. Traumatisierung und Substanzmissbrauch bzw. Abhängigkeitserkrankungen (Grella, 2003; Najavits et al., 1997). Trauma kann die Beziehungserfahrungen von Frauen beeinflussen und ihre psychologische Entwicklung behindern (Colman & Widom, 2004). Es kann die Art und Weise beeinflussen, in der sie mit Mitarbeitern/-innen, anderen Betroffenen und dem therapeutischen Umfeld Beziehungen eingehen (Rosenbaum & Varvin, 2007; Mullen et al., 1996). Allerdings gehen traditionelle Suchtbehandlung und Psychotherapien in den frühen Stadien der Genesung häufig nicht mit Traumaproblemen um. Vielen Institutionen, die Behandlung anbieten, fehlt Wissen und Verständnis der Voraussetzungen für diese Arbeit, und viele Behandlungsprogramme für Frauen haben nur einen einzigen Fokus (Najavits et al., 2004).

Obwohl einige Fachleute der Ansicht sind, dass die Einbeziehung von Traumathemen in die Behandlung von Suchtkranken deren Abstinenz gefährdet, ist Trauma bei Frauen als ein primärer Auslöser für Rückfälle zu sehen und kann ihren psychischen Erkrankungen zugrundeliegen (De Bellis, 2002). Eine Studie aus dem Jahr 1999 mit Betroffenen ein Jahr nach dem Abschluss ihrer Substanzmissbrauchbehandlung (Moggi et al., 1999) zeigte, dass es Patienten/-innen mit Doppeldiagnose um so besser ging, je stärker ihre psychiatrischen Probleme während der Suchtbehandlung direkt mit angegangen wurden.

Inzwischen weisen viele Forschungen auf positive Effekte der Integration von Traumatherapie und Suchtbehandlung hin. Zwei Studien mit einem quasi-experimentellen Forschungsdesign, das neun Kliniken sowie Behandlungsergebnisse nach sechs Monaten einbezog, (Cocozza et al., 2005; Morrissey et al., 2005), untersuchten Frauen mit psychiatrischen wie auch Suchtstörungen, die körperlichen oder sexuellen Missbrauch erlebt hatten. Sie nahmen entweder an der üblichen Behandlung teil oder aber an umfassenden, integrierten, traumasensiblen Behandlungsangeboten, die sie als Konsumentinnen, Überlebende sowie als Genesende betrachteten. Ziel war, die Wirksamkeit integrierter Versorgung auf der Programm- wie auch der persönlichen Ebene zu bewerten. Die Ergebnisse der Studie von Morrissey und Kollegen (2005) ließen erkennen, dass sämtliche Frauen im Laufe der sechs Monate Besserung zeigten. Allerdings zeigten dabei jene Frauen, die mit einer integrierten Therapie behandelt wurden, einen deutlich stärkeren Rückgang ihrer psychischen Symptome und größere Fortschritte in ihrem Substanzgebrauchsverhalten. Auch Cocozza und seine Mitarbeiter (2005) konnten nachweisen, dass sich bei Frauen in Interventionsprogrammen mit integrierten Trauma-, Psychiatrie- und Suchtbehandlungsangeboten die posttraumatischen Symptome und die Schwere ihres Drogengebrauchs eher verbessern als bei der Vergleichsgruppe. Diese Ergebnisse machen deutlich, dass eine integrierte Versorgung im Leben von Frauen mit Doppeldiagnose Positives bewirken kann.

Der vorliegende Artikel gibt einen Überblick über den Mangel an integrierter Versorgung für Personen mit Komorbiditäten, diskutiert Substanzmissbrauch und Trauma im Leben von Frauen und schlägt ein integriertes Modell als Behandlungsansatz für Frauen mit Suchterkrankungen vor, die komorbide Störungen aufweisen und/oder Traumata erlebt haben.

Mangel an integrierter Versorgung bei Komorbidität

Viele Barrieren behindern die Integration von Suchtbehandlung und Psychotherapie. Eine davon ist die historisch gewachsene Trennung der beiden Arten von Institutionen, die dafür Behandlung anbieten. Viele Fachleute im Bereich der Psychotherapie haben strikte Richtlinien: Sie behandeln keine Klienten/-innen, die aktiv Substanzen konsumieren (Grella, 2003). Im Bereich der Suchtbehandlung wiederum glauben einige, dass eine Konzentration auf psychiatrische Probleme die Genesung behindert (Osher & Drake, 1996). Im Fall von gleichzeitig auftretender Substanzmissbrauchs- und Traumasymptomatologie fürchten manche, dass das „Aufdecken" traumatischer Erinnerungen die Abstinenz der Klienten/-innen gefährdet und das Trauma erst angegangen werden sollte, wenn die Person stabilisiert ist.

Daher werden Betroffene häufig erst dann in die psychiatrische Versorgung überwiesen, wenn sie eine Suchtbehandlung abgeschlossen haben (Cook et al., 2006; Link et al., 1997; Timko, 1995). Dadurch verbleiben Klienten/-innen mit Doppeldiagnose benachteiligt, obwohl eine große Anzahl Studien eine spezifische Beziehung zwischen Substanzmissbrauchsstörungen und traumatischen Erlebnissen, besonders im Leben von Frauen, aufzeigen (Brown et al., 2003; Najavits et al., 1997).

Eine weitere Barriere zur Integration von Substanzmissbrauchsbehandlung und Psychotherapie ist das Stigma, das Menschen mit Komorbiditäten anhaftet (Young & Grella, 1998). Für solche Personen mit Doppeldiagnose konnte gezeigt werden, dass dieses Stigma einen verminderten Zugang zu Behandlung zur Folge hat (Kinsler et al., 2007) und bei diesen Betroffenen mehr Hindernisse bei der Genesung von psychiatrischen Erkrankungen bestehen sowie eine Abneigung, Medikamente einzunehmen, die auf psychiatrische Erkrankungen hindeuten (Liggins & Hatcher, 2005; Corrigan et al., 2003). Da Menschen mit Komorbiditäten größere Schwierigkeiten haben, eine Genesung zu erreichen und zu halten, werden sie häufig als hoffnungslose Fälle bezeichnet. Möglicherweise hindert diese Perspektive die Versorgungsinstitutionen daran, die bestmögliche Behandlung anzubieten.

Young und Grella (1998) führten in kalifornischen Landkreisen eine Befragung zur Bewertung der Versorgung bei Komorbidität von Substanzmissbrauchs- und psychischen Störungen durch. Unter anderem wurden die Versorgungsinstitutionen gebeten, Hindernisse für die Umsetzung einer integrierten Versorgung zu benennen. Obwohl Kalifornien daran interessiert war, die Zusammenarbeit im System zu verbessern, verblieb die Versorgungsregion realiter auf der Ebene des Informationsaustauschs und der Koordination von Behandlungsangeboten. Die Lücke zwischen der bestehenden Situation und einer tatsächlichen Integration der verschiedenen Behandlungsangebote konnte bisher nicht geschlossen werden. Als Hemmnisse nannten die Institutionen historisch gewachsene und bis heute wirkende Unterschiede und Konflikte zwischen den Behandlungsangeboten.

Traumasensible Behandlungsprogramme für Frauen

Erfolgreiche Behandlung von Frauen erfordert das Verständnis, dass zwischen den Erfahrungen von Männern und Frauen Unterschiede bestehen. Covington und Bloom (2006) nennen dies „Gendersensibilität" („gender responsiveness"). Sie definieren Gendersensibilität als

> „die Schaffung eines Umfeldes – durch Auswahl von Standort und Personal, Programmentwicklung, Inhalt und Material –, das ein Verständnis

der Lebensrealitäten von Frauen und Mädchen widerspiegelt und auf ihre Stärken und Schwierigkeiten eingeht."

Sie weisen darauf hin, dass die traditionelle Therapie im Allgemeinen auf der dominanten männlichen Kultur aufgebaut ist. In der Folge werden Programme und Politiken „geschlechtsneutral" genannt, die aber in Wahrheit männlich fundiert sind. Bei der Arbeit mit einer Klientel mit großem Risiko für den Genesungsprozess ist vor allem der Fokus auf ein Setting erforderlich, das ein sicheres Umfeld erzeugt. Das National Institute of Corrections (Bloom et al., 2003) entwickelte Leitprinzipien für die Gewährleistung gender- und traumasensibler Behandlungsangebote. Diese Richtlinien betreffen auch die Schaffung eines Umfeldes, das allen Beteiligten, auch den Mitarbeiter/-innen, Sicherheit, Respekt und Würde bietet.

Gendersensible Behandlung beinhaltet ebenfalls die Bereitstellung von Materialien, die das Leben von Frauen widerspiegeln. Da Trauma zum Leben vieler Frauen in Sucht- und Psychotherapie gehört, ist es unerlässlich, traumasensible und für Frauen konzipierte Materialien zu verwenden.

Ein weiteres Hindernis bei der Verwirklichung integrierter Behandlungsangebote besteht in der Sorge einiger Fachleute bezüglich der Kompetenz von Mitarbeitern/-innen bei der Umsetzung eines traumasensiblen Programms. Viele Mitarbeiter/-innen in der Suchtbehandlung sind nicht für die Arbeit mit komorbiden Störungen oder Traumata ausgebildet. Studien zufolge berichten in Behandlungsprogrammen arbeitende Ehrenamtliche häufig, dass sie sich beim Thema Trauma trotz ihrer Schulungen nicht wohl und kompetent fühlen (Saakvitne et al., 2000). Manche Mitarbeiter/-innen empfinden Unbehagen, wenn sie mit den Klienten/-innen über Trauma sprechen, weil sie ihre eigenen unbearbeiteten Traumaprobleme haben. So stellen beispielsweise Frauen, die das Programm selbst erfolgreich absolviert haben, 50% des Personals im KIVA-Programm, wo das Forschungsprojekt durchgeführt wurde. Bestehende Programme müssen solche Lebenserfahrungen anerkennen und miteinbeziehen, sowohl bei den Mitarbeitern/-innen als auch bei den Klienten/-innen.

Die Konzeption eines gender- und traumasensiblen Programms sollte enthalten, dass sowohl Mitarbeiter/-innen als auch Klienten/-innen lernen, was Trauma und Missbrauch sind und welche (körperlichen und psychologischen) Auswirkungen sie haben. In unserer Gesellschaft gibt es eine ungeheure Menge an Fehlinformation und Geheimnistuerei zum Thema Missbrauch. Sowohl Mitarbeiter/-innen als auch Klienten/-innen müssen lernen, dass die Vulnerabilität traumatisierter Frauen gegenüber Retraumatisierung und selbstzerstörerischem Handeln stark erhöht ist. Sie müssen außerdem Bewältigungsstrategien lernen. Kenntnisse über Trauma und dessen Auswirkungen können das Bezugssystem, auf dessen Basis Mitarbeiter/-innen ihre Klientinnen sehen und behandeln, verändern.

Zwei traumasensible Behandlungsprogramme

Mit dem Ziel, die Lücke in bestehenden Traumabehandlungsangeboten zu füllen, wurde von der Autorin dieses Kapitels das Modell „Women's Integrated Treatment" entwickelt und darauf aufbauend zwei gendersensible Behandlungsprogramme konzipiert, die Trauma- und Suchtbehandlung integrieren. Im Folgenden werden diese beiden Programme beschrieben.

Frauen bei der Genesung helfen – Ein ganzheitliches Behandlungsmodell (Helping Women Recover – A Program for Treating Addiction, HWR) ist ein integriertes Behandlungsprogramm für Frauen mit einer Vorgeschichte von Sucht und Trauma, das mit Unterstützung von Handbüchern arbeitet. Es ist für die Anwendung in verschiedenen Settings konzipiert, darunter ambulante und stationäre Suchtbehandlungsprogramme, Frauenhäuser, psychiatrische Kliniken und Justizvollzugsanstalten (es existiert eine Ausgabe speziell für Frauen im Strafvollzug). HWR ist in wissenschaftlicher Forschung, Theorie und klinischer Praxis fundiert und basiert auf den Theorien von Sucht, Trauma und der psychologischen Entwicklung von Frauen. Diese Theorien werden mittels psychoedukativen, kognitiv-verhaltenstherapeutischen, kunsttherapeutischen sowie beziehungssensiblen Ansätzen in 17 Sitzungen angewandt, die wiederum aus je vier Modulen bestehen: Selbst, Beziehungsfähigkeit, Sexualität und Spiritualität (Covington, 1999, 2008). Dies sind die vier Bereiche, die von genesenden Frauen als Trigger für Rückfälle sowie als notwendig für Wachstum und Heilung identifiziert wurden (Covington, 1994).

Jenseits des Traumas – Eine heilende Reise für Frauen (Beyond Trauma – A Healing Journey for Women, BT) ist ebenfalls ein Programm zur Behandlung von Frauen, das mithilfe von Handbüchern arbeitet und in Theorie, wissenschaftlicher Forschung und klinischer Praxis fundiert ist (Covington, 2003). Die dort präsentierten Materialien sind traumaspezifisch und integrieren die Verbindung zwischen Trauma und Substanzmissbrauch. Elf Sitzungen in drei Modulen konzentrieren sich auf Gewalt, (physischen, emotionalen und sexuellen) Missbrauch und Trauma, die Auswirkungen sowie die Heilung von Trauma. BT ist wie HWR für die Anwendung in ambulanten und stationären Settings sowie im Strafvollzug konzipiert und allein oder auch in Kombination mit HWR anwendbar. Der Schwerpunkt liegt auf Bewältigungsstrategien, mit spezifischen Übungen zur Entwicklung des emotionalen Wohlbefindens. BT hat eine psychoedukative Komponente zu Verlauf und Auswirkungen von Trauma auf das innere Selbst (Gedanken, Gefühle, Überzeugungen und Werte) wie auch auf das äußere Selbst (Verhalten und Beziehungen einschließlich Elternschaft). Mittels kognitiv-verhaltenstherapeutischen Techniken, Kunsttherapie und den Prinzipien der beziehungssensiblen Therapie zielt BT darauf ab, Frauen zu helfen, mit dem Ausdrücken und Unterdrücken von Gefühlen (Angst, Verlust, Trauer, Wut und Scham) umzugehen, während sie sich zu einem emotionalen Wohlbefinden hin entwickeln.

Beide Programme sind dafür konzipiert, von Mitarbeitern/-innen mit einem breiten Spektrum an Ausbildung und Erfahrungen umgesetzt zu werden. Die Materialien sind nutzerinnenfreundlich und selbsterklärend gestaltet. Jedes Programm hält ein Handbuch für die Ausbilderin/Therapeutin bereit, das Schritt für Schritt als Leitfaden dient und die für die Anleitung der Gruppen erforderlichen Theorien, Strukturen und Inhalte umfasst. Es wird empfohlen, die Curricula nacheinander in geschlossenen Gruppen durchzuführen, doch ist dies nicht zwingend. Jede Sitzung enthält eine Übersicht der durchzunehmenden Materialien, eine Eingangsrunde, ein Unterrichtsmodul (um das Verständnis zu verbessern), eine interaktive Komponente mit Übungen in einem unterstützenden Umfeld sowie einen Abschluss mit Fragen, über die die Frauen vor der nächsten Sitzung nachdenken sollen. Arbeitshefte erlauben den Teilnehmerinnen, ihre therapeutischen Erfahrungen zu verarbeiten und aufzuzeichnen. Das BT-Curriculum enthält zudem drei Unterrichtsvideos (zwei für Gruppenleiter/innen, eins für Klientinnen).

Ganzheitliche Behandlung für Frauen (Women's Integrated Treatment, WIT): Das WIT-Modell mit den beiden genannten Programmen HWR und BT wird gegenwärtig in mehreren rigorosen experimentellen Studien evaluiert, finanziert vom National Institute on Drug Abuse in den USA. Die vorläufigen Ergebnisse zeigen bedeutende Verbesserungen unter den Frauen, die im Zufallsverfahren WIT zugewiesen wurden, verglichen mit der üblichen Behandlung (Messina & Grella, 2008). Ergebnisse aus dieser Untersuchung, zusammen mit anderen aktuellen Studien, lassen das Ausmaß erahnen, in dem gender- und traumasensible Behandlungsangebote im Leben von Frauen etwas bewirken können. Frauen, die *Frauen bei der Genesung helfen* und *Jenseits des Traumas* in einem sicheren Behandlungsumfeld absolvierten, zeigten wiederholt positive Fortschritte in jenen Symptombereichen, die mit Trauma und Depression im Zusammenhang stehen, und konnten sich weiterhin an der Behandlung beteiligen. Dabei blieben sie auch abstinent.

Schlussbemerkung

Obwohl der spezifische Erfolg von Behandlungsprogrammen für Frauen durch eine Reihe wissenschaftlicher Studien nachgewiesen wird, sind integrierte, gender- und traumasensible Behandlungsangebote erst in den letzten zehn Jahren entwickelt worden. Zusätzlich zu den beiden vorgestellten Behandlungsmodellen *Frauen bei der Genesung helfen* und *Jenseits des Traumas* gibt es weitere Programme, darunter *Suche nach Sicherheit* (Seeking Safety; Najavits, 2007) und *Traumagenesung und Empowerment* (Trauma Recovery and Empowerment; Harris, 1998). Sie alle unterstreichen die Bedeutung der Integration von Behandlungsangeboten für Frauen mit Doppeldiagnose. Ziele sind (1) die Unterstützung der Frauen beim Verstehen und Umgehen mit den Auswirkungen von Missbrauch und anderen Traumaformen, (2) die Anerkennung der besonderen psychologischen Bedürfnisse von Frauen, (3) die Schaffung unterstützender und therapeutischer Behandlungsumfelder und (4) die Vermittlung von Wissen und wirksamen Copingstrategien, die die Frauen bei der Förderung ihrer eigenen Genesung benutzen können.

Die Effizienz der Programme *Frauen bei der Genesung helfen* und *Jenseits des Traumas* konnte empirisch nachgewiesen werden. Weitere Forschungsarbeiten sind jedoch erforderlich, um ihre Langzeitwirkungen einschätzen zu können. Daraus mag sich die Erfordernis zusätzlicher Interventionen ergeben, um die positiven Behandlungsergebnisse langfristig erhalten zu können.

(Übersetzung aus dem Amerikanischen von Sandra Lustig)

Literatur

Bloom, Barbara, Owen, Barbara & Covington, Stephanie S. (2003). *Gender-responsive strategies: research, practice and guiding principles for women offenders.* Washington, DC: U.S. Department of Justice, National Institute of Corrections.

Brown, Pamela J., Read, Jennifer P. & Kahler, Christopher W. (2003). Comorbid PTSD and substance use disorders. Treatment outcomes and role of coping. In Paige Crosby Ouimette & Pamela J. Brown (Eds.), *Trauma and substance abuse. Causes, consequences, and treatment of comorbid disorders* (pp. 171–190). Washington, DC: APA.

Cocozza, Joseph J., Jackson, Elizabeth W., Hennigan, Karen, Morrissey, Joseph P., Reed, Beth Glover, Fallot, Roger & Banks, Stephe (2005). Outcomes for women with co-occurring disorders and trauma. Program-level effects. *Journal of Substance Abuse Treatment 28*(2), 109-119.

Colman, Rebecca A. & Widom, Cathy Spatz (2004). Childhood abuse and neglect and adult intimate relationships. A prospective study. *Child Abuse & Neglect 28*(11), 1133-1151.

Cook, Joan M., Walser, Robyn D., Kane, Vincent, Ruzek, Joseph I. & Woody, George (2006). Dissemination and feasibility of a cognitive-behavioral treatment for substance use disorders and posttraumatic stress disorder in the Veterans Administration. *Journal of Psychoactive Drugs 38*(1), 89-92.

Corrigan, Patrick W., Watson, Amy C. & Ottati, Victor (2003). From whence comes mental illness stigma? *International Journal of Social Psychiatry 49*(2), 142–157.

Covington, Stephanie S. (1994). *A woman's way through the twelve steps.* Center City, MN: Hazelden.

Covington, Stephanie S. (1999). *Helping women recover. A program for treating addiction* (special ed. for use in the criminal justice system). San Francisco: Jossey-Bass.

Covington, Stephanie S. (2003). *Beyond trauma. A healing journey for women.* Center City, MN: Hazelden.

Covington, Steaphanie S. & Bloom, Barbara E. (2006). Gender-responsive treatment and services in correctional settings. In Elaine Leeder (Ed.), *Inside and out. Women, prison, and therapy* (pp. 9-34). Binghamton, NY: Haworth Press. (Also published in: *Women & Therapy 29*(3/4), 9-33.)

Covington, Stephanie S. (2008). *Helping women recover. A program for treating addiction* (special ed. for use in the criminal justice system; rev. ed.). San Francisco: Jossey-Bass.

De Bellis, Michael D. (2002). Developmental traumatology: A contributory mechanism for alcohol and substance use disorders. *Psychoneuroendocrinology 27*(1), 155-170.

Grella, Christine E. (2003). Contrasting the views of substance misuse and mental health treatment providers on treating the dually diagnosed. *Substance Use & Misuse 38*(10), 1433–1446.

Harris, Maxine (1998). *Trauma Recovery and Empowerment. A clinician's guide for working with women in groups.* New York: Free Press.

Kinsler, Janni J., Wong, Mitchel D. & Sayles, Jennifer N. (2007). The effect of perceived stigma from a health care provider on access to care among a low-income HIV-positive population. *AIDS Patient Care and STDs 21*(8), 584-592.

Liggins, Jackie & Hatcher, Simon (2005). Stigma toward the mentally ill in the general hospital: a qualitative study. *General Hospital Psychiatry 27*(5), 359–364.

Link, Bruce G., Struening, Elmer L., Rahav, Michael, Phelan, Jo C. & Nuttbrock, Larry (1997). On stigma and its consequences evidence from a longitudinal study of men with dual diagnosis of mental illness and substance abuse. *Journal of Health and Social Behavior 38*(2), 177-190.

Messina, Nena P. & Grella, Christine E. (2008). *Final report of the gender responsive treatment for women in prison project.* Bethesda, MD: National Institute on Drug Abuse.

Moggi, Franz, Ouimette, Paige Crosby, Finney, John W. & Moos, Rudolf H. (1999). Effectiveness of treatment for substance abuse and dependence for dual diagnosis patients. A model of treatment factors association with one-year outcomes. *Journal of Studies on Alcohol 60*(16): 856-866.

Morrissey, Joseph P., Ellis, Alan R., Gatz, Margaret, Amaro, Hortensia, Reed, Beth Glover, Savage, Andrea, Finkelstein, Norma, Mazelis, Ruta, Brown, Vivan, Jackson, Elizabeth W. & Banks, Steven (2005). Outcomes for women with co-occurring disorders and trauma. Program and person-level effects. *Journal of Substance Abuse Treatment 28*(2): 121-134.

Mullen, Paul E., Martin, Judy L., Anderson, Jesie C., Romans, Sarah E. & Herbison, G. Peter (1996). The long-term impact of the physical, emotional, and sexual abuse of children. A community study. *Child Abuse & Neglect 20*(1): 7-21.

Najavits, Lisa M. (2007). Seeking safety: An evidence-based model for substance abuse and trauma/PTSD. In Katie A. Witkiewitz & G. Alan Marlatt (Eds.), *Therapists' guide to evidence-based relapse prevention. Practical resources for the mental health professional* (pp. 141-167). San Diego: Elsevier.

Najavits, Lisa M., Weiss, Roger D. & Shaw, Sarah (1997). The link between substance abuse and posttraumatic stress disorder in women. A research review. *American Journal on Addictions, 6*(4), 273-283.

Najavits, Lisa M.; Sullivan, Tami P., Schmitz, Martha, Weiss, Roger D. & Lee, Catherine S. N. (2004). Treatment utilization of women with PTSD and substance dependence. *American Journal of Addictions 13*(3), 215-224.

Osher, Fred C. & Drake, Robert E. (1996). Reversing a history of unmet needs. Approaches to care for persons with co-occurring addictive and mental disorders. *American Journal of Orthopsychiatry 66*(1), 4-11.

Rosenbaum, Bent & Varvin, Sverre (2007). The influence of extreme traumatization on body, mind and social relations. *International Journal of Psychoanalysis 88*(6): 1527-1542.

Saakvitne, Karen, Gamble, Sarah, Pearlman, Laurie Anne & Lev, Beth Tabor (2000). *Risking connections.* Baltimore, MD: Sidran Traumatic Stress Institute.

Substance Abuse and Mental Health Services Administration (SAMHSA) (2007). *Results from the 2006 national survey on drug use and health: national findings.* Rockville, MD: SAMHSA. (NSDUH Series. H-32.) (DHHS Publication. SMA 07-4293.).

Sun, An-Pyng (2007). Relapse among substance-abusing women. Components and processes. *Substance Use & Misuse 42*(1), 1-21.

Timko, Christine (1995). Policies and services in residential substance abuse programs: Comparisons with psychiatric programs. *Journal of Substance Abuse 7*(1), 43-59.

Young, Nancy K. & Grella, Christine E. (1998). Mental health and substance abuse treatment services for dually diagnosed clients: Results of a statewide survey of county administrators. *The Journal of Behavioral Health Services & Research 25*(1), 83-92.

Rudolf Schmitt

Starke Trinker und arme Würstchen: Metaphern der alkoholvermittelten Konstruktion von Männlichkeit

Warum überhaupt das Thema „Männer und Alkohol“ bearbeiten?[1]

Die Funktion von Alkohol für die Bildung und Aufrechterhaltung männlicher Selbstpräsentation ist bisher wenig thematisiert worden (Graf, 2006), obschon die Konsummuster nach wie vor deutlich geschlechtsdifferent sind: Dreimal so viele Männer (22,6 %) betreiben einen riskanten oder gefährlichen Alkoholkonsum im Vergleich zu Frauen (8 %). Unter den Jugendlichen (bis 25 Jahre) sind dreimal so viele junge Männer (25,1 %) wie Frauen (7 %) mit einem missbräuchlichen oder abhängigen Konsum zu finden (Stöver, 2007, S. 91). Auch wenn sich die Zahlen über die letzten Jahre etwas angeglichen haben, gilt: „Männer pflegen jedoch immer noch die riskanteren Konsummuster in Bezug auf Qualität und Quantität“ (ebenda, S. 91).

Das verdeutlicht noch eine andere Zahl: Auf 55 Gefängnisinsassen in deutschen Gefängnissen kommt eine Gefängnisinsassin – und Graf fasst mehrere Studien zusammen, wonach in 40-50 % aller Gewaltdelikte, die in aller Regel zu Inhaftierungen führen, Alkohol eine Rolle spielt (ebenda, S. 85). Es gibt also Gründe genug, sich den trinkenden Mann genauer anzuschauen.

1. Der Aufsatz skizziert Überlegungen aus Schmitt (im Druck) und Schmitt (2009).

Warum „Metaphernanalyse"?

Alkoholkonsum ist in hohem Maße kulturell integriert und ein Teil der Rituale, welche die Zugehörigkeit zu den erwachsenen Mitgliedern dieser Gesellschaft bestimmen. Es ist also verfehlt, das Phänomen der Abhängigkeit nur individualpsychologisch, nur soziologisch oder nur durch die Biochemie der Droge zu erklären. Wenn wir das Verhalten in seinen Verhältnissen (Wendt, 2006) begreifen wollen, muss eine Ebene der Phänomenbeschreibung gesucht werden, welche die subjektiven Konstruktionen der Handelnden ebenso ernst nimmt wie die wirksamen kulturellen Deutungsmuster. Beide Ebenen werden von der systematischen Metaphernanalyse (Schmitt, 2003) ernst genommen. Sie geht dabei von der Annahme aus, dass zentrale Deutungsmuster als Metaphern formuliert werden, und stützt sich auf die kognitive Metapherntheorie (Lakoff & Johnson, 1980/1998, 1999), die nicht auf poetische Metaphern, sondern auf alltägliche Sprachbilder zielt – eine für empirische Sozialforschung relevante Veränderung gegenüber klassischen Definitionen. Die zweite wichtige Neuerung des linguistischen Ansatzes besteht in der Rekonstruktion des gemeinsamen Sinns mehrerer Metaphern als „metaphorisches Konzept", das als Überschrift den Gehalt von mehreren einzelnen metaphorischen Redewendungen zusammenfasst:

Mäßige Trunkenheit ist psychische Erhebung und Erleichterung

in „gehobener" Stimmung sein, das „hebt" die Stimmung, mir war ganz „leicht", es „erleichtert" das Gespräch, sie war „oben auf".

Starke Betrunkenheit / Abhängigkeit ist Tiefe und Gewicht

(ver-)„sumpfen", „versackt" sein, „sturzbesoffen", „schwer geladen" haben, „schwer gehoben" haben, „tief gesunken" sein, völlig „abgerutscht" sein, sozialer „Abstieg".

Sowohl das metaphorische Konzept des Alkoholkonsums als Erhebung und Erleichterung wie auch das von Tiefe und Gewicht vereinen jeweils gleichsinnige Bilder. Aber es sind eben nicht nur Bilder: Das Vorhandensein kulturell eingebetteter metaphorischer Konzepte hat kognitive, affektive, soziale und Verhaltenskonsequenzen. Lakoff und Johnson (1980/1998, 1999) verdeutlichen, dass jede metaphorische Konstruktion von Erfahrung bestimmte Aspekte hervortreten („highlighting“) und andere gedanklich und affektiv verschwinden lässt („hiding“). So lässt sich an vielen metaphorischen Konzepten zeigen, dass Alkoholkonsum positiv gewertet wird: Mäßiger Konsum zog im oben genannten Beispiel die positive Wertung der „Erhebung“ und „Erleichterung“ und entsprechende Trinksitten und Rechtfertigungen nach sich. Die (ab-)wertende Metaphorik der Tiefe ist mit anderen sozialen Praktiken verbunden: Ausgrenzung, Begründung für sozialstaatliche Eingriffe etc. Mit der Metaphernanalyse lassen sich methodisch abgesichert Deutungsmuster rekonstruieren, die das Konzept der hegemonialen Männlichkeit als implizite Norm männlichen Verhaltens belegen.

Ein hilfreiches Konzept: Connells Konzept der „hegemonialen Männlichkeit“

Ein großer Teil der alkoholbezogenen Metaphern ließ sich (vgl. Schmitt, 2002a, 2002b) mit Connells Konzept besser verstehen, sodass dieses als Vorgriff für die Diskussion der metaphorischen Konzepte kurz vorgestellt wird: Connell bezieht sich in seinem Begriff der „hegemonialen Männlichkeit“ auf den Begriff der Hegemonie bei Gramsci, also „auf die gesellschaftliche Dynamik, mit welcher eine Gruppe eine Führungsposition im gesellschaftlichen Leben einnimmt und aufrechterhält“ (Connell, 1995/2006, S. 98 f.). Hegemonie ist ein erfolgreich erhobener und durchgesetzter Anspruch auf Autorität, eine „derzeit akzeptierte Strategie“, die sich ändern kann. Hegemoniale Männlichkeit ist also eher eine Beschreibung von Verhältnissen und Relationen als eine bestimmte Zuschreibung von Eigenschaften. Ablesbar sind diese Verhältnisse und die in ihnen dokumentierten Strategien nicht nur an den Protagonisten und ihren Handlungen, sondern auch an medialen Vermittlungen wie Film, kollektiven Phantasien, öffentlichen Inszenierungen und anderem mehr (ebenda).

Hegemonialität zeigt sich nicht nur im Verhältnis zu Frauen, sondern – und dies ist eine wesentliche Differenzierung von Connell – auch im

Verhältnis zu anderen Männern. Neben der hegemonialen, derzeit mit akzeptierter Durchsetzungsmacht ausgestatteten Männlichkeit rekonstruiert Connell drei weitere Formen von männlichkeitsdefinierenden Relationen: (1) Unterordnung im Sinne einer kulturellen Stigmatisierung, wie sie sich bei homosexuellen Männern, aber auch anderen Männern findet, die als Nicht-Männer mit entwertenden Metaphern als Waschlappen, Muttersöhnchen, Feigling etc. Gegenbilder zum hegemonialen Deutungsmuster von Männlichkeit darstellen (ebenda, S. 99 f.). (2) Eine weitere Relation, in der Männer zur Norm wie zu den Akteuren hegemonialer Männlichkeit stehen können, ist die der Komplizenschaft: Männer haben, ohne selbst Macho zu sein, Teil an der „patriarchalen Dividende" (ebenda, S. 100 f.), wie es Connell nennt, und nehmen Gratifikationen wie höhere Löhne, bessere berufliche Möglichkeiten und andere soziale Positionsvorteile mit. (3) Die letzte Variante der innermännlichen Geschlechterordnung zeigt sich bei der Überlappung mit Phänomenen von Klasse oder Rasse: Connell beschreibt „Marginalisierung" (ebenda, S. 101 f.), die schwarze Männer oder Männer der Unterschicht betrifft, die als Sportler vielleicht in Teilen dem Bild der Männlichkeit entsprechen, aber nicht auf wirkliche Anerkennung als Teil eines hegemonialen Selbstverständnisses rechnen können. Als „protestierende Männlichkeit" finden sich hier veraltete, unflexible oder unmittelbar machtorientierte Deutungsmuster. Connell versteht „hegemoniale Männlichkeit" nicht als Beschreibung einer bestimmten Gruppe von Männern, sondern als eine Relation einer Gruppe zu anderen und als Leitbild.

Stöver (2007) führt das Konzept der hegemonialen Männlichkeit in die Diskussion der Substanzabhängigkeit ein und diskutiert es vor dem Phänomen der Ohnmacht vor allem bei jungen und heranwachsenden Männern: Die Suche nach Macht vor dem Hintergrund prekärer Familienverhältnisse und der Erosion von gesicherten Positionen im Globalisierungsprozess macht Alkohol zum idealen Medium einer männlichen Scheinwelt mit positivem Selbstbild (ebenda, S. 93).

Stärke, Kampf, Kontrolle, geistige Überlegenheit: hegemoniale Männlichkeit

Stöver (2007) beschreibt in seiner Übersicht bisher erschienener Studien Alkoholkonsum als „doing gender", genauer: als „doing masculinity" in der Präsentation gegenüber anderen Männern. Alkoholkonsum zeigt sich als Leistung, wieviel man „geschafft" hat und erleichtert die physische Inszenierung von Macht durch Drohung mit und Ausübung von Gewalt. Alkohol ermöglicht das Ausleben von hegemonialer Männlichkeit im Rausch als Größenfantasie und Unverletzlichkeitserleben. Ein Teil dieser Annahmen lässt sich sprachlich bestätigen:

Metaphern der Stärke und Schwäche

Trinken beweist für mehrere Interviewte eine mutige und imponierende Männlichkeit:

> *„das war ..., als hätte man gemeinsam eine Tat vollbracht. Und es wurde noch ausgewertet und regelrecht anerkennend und lobend in Erinnerung an die im Suff vollbrachten Leistungen gedacht. ... Ich habe zum Beispiel mal Kneipenverbot bekommen wegen einer im Vollrausch begangenen Sachbeschädigung. Das war dann nicht etwa Grund zum Schämen, sondern Anlass zu immer wieder von mir ausgeschmückten Berichten. Eigentlich galten solche in solchen Exzessen begangenen Dinge, die waren auch teilweise sehr lustig und tollkühn, aber man hätte sie vielleicht im nüchternen Zustand nie gemacht. Aber solche Aktionen brachten ziemliches Ansehen ein." (J6)*

Auch in anderen Interviews ist die Rede davon, dass das Trinken ein „Männlichkeitsbeweis" war, dass mann von den anderen als „erwachsen" und „stark" angesehen und mann mutig wurde. Mann wollte „imponieren". Trinken war „Stärkebeweis" und „Machtkampf", mann wollte sich auch „beweisen". Vergiftungserscheinungen am Folgetag wurden gesehen als „Erschöpfung nach einem großen Kampf". Die metaphorische Inszenierung der Vorfälle als Heldentaten ist nicht sehr überraschend. Connell weist aber darauf hin, dass hegemoniale Männlichkeit ein Zwangszusammenhang ist und mit Ausschließungen derjenigen operiert, die als Mann nicht unter anderen Männern bestehen können. Die Kehrseite der durch den Alkoholkonsum forcierten Männlichkeit ist Schwäche und Demütigung in der Abhängigkeit:

> *„Aber das wollte ich nicht, dass ich vielleicht als Problemfall, als Versager oder eben als schwacher Mensch gelte, der den Alkoholkonsum nicht im Griff hat."* (J6)

Mann wollte vor den anderen nicht als „Weichei" dastehen und hielt sich für einen „Versager". In die irgendwann unvermeidliche Entziehungseinrichtung ist mann „klein hingegangen, nicht großspurig", war dort „ein ganz armes Würstchen", attestierte sich einen „sehr, sehr schwachen Charakter" und dem Alkohol, dass dieser „auf alle Fälle stärker als der Mensch" sei.

Stärke und Schwäche sind also sich ergänzende Gegenbilder. Auch Bourdieu (1998/2005, S. 94) beschreibt Scham und Angst als Kehrseite der männlichen Ehre: Die Angst, das Ansehen der anderen Männer zu verlieren, führt dazu, sich riskant, mutig und ohne Sicherungen zu verhalten. Diese dominierende Dichotomie Stärke/Schwäche führt zu weiteren metaphorischen Konzepten:

Kampf und Niederlage

Die Zuschreibung von Stärke und Schwäche geschieht vor dem Hintergrund, dass das Leben als Kampf metaphorisiert wird: „das war praktisch ein *Kampf um das Überleben*, früh ist man schon hin und hat schon gelauert, dass Feierabend wird, dass man wieder trinken kann". Vor diesem letzten Stadium des als Kampf wahrgenommenen Lebens stehen Selbstbebilderungen als „Kampftrinker", Flaschen werden „niedergemacht", und auf einem Bahnhof wird trinkend „richtig zugeschlagen", solange der „Nachschub" reicht. In der Entzugsklinik schließlich ist mann „außer Gefecht gesetzt". Die Anerkennung der Niederlage wird schließlich als Wendepunkt formuliert: „Der erste Schritt ist, zuzugeben, *machtlos* zu sein gegenüber dem Alkohol, *bedingungslos zu kapitulieren.*" (J1) Dieser Satz findet sich in Varianten bei vielen Vertretern der Anonymen Alkoholiker.

Es könnte vermutet werden, dass Schwäche und Demütigung, Kleinheit und Niederlage dazu führen, das Bild der Männlichkeit in Frage zu stellen. Das Gegenteil ist der Fall, auch Abstinenz ist Kampf: In der Therapie wird ermutigt,

„sich besser zu wehren und dass man das innerlich auch besser verkraften kann, dass man dann bei jeder Kleinigkeit nicht wieder sich in die Ecke verkriecht und seinen ‚besten Freund' sucht, sondern dass ich auch wieder kontern tue". (R3)

Mann hat auch schwierige Tage „durchgehalten" und muss weitere „durchstehen", „bestärkt" sich gegenseitig durch die Erfahrungen der „Mitstreiter" und braucht das, weil viele Mitmenschen nicht verstehen, „dass das täglich ein Kampf ist". An der Kampfmetaphorik ändert sich wenig beim Übergang von Abhängigkeit zu Abstinenz, der Kampf als Deutungsmuster wird beibehalten.

Geistige Überlegenheit

Es gibt noch eine Variante der Wiederherstellung einer überlegenen Männlichkeit bzw. die imaginäre Teilhabe an einer hegemonialen Männlichkeit. Um diese zu verstehen, ist das Gegenbild hilfreich. Das bisherige Trinken war bewusstlos: „wenn ich in so einem Rausch bin, dass *ich da überhaupt nichts mehr mitkriege*. Also, dieses *unbewusste* Leben" (B11). Mann hat früher „sich auch nicht so Gedanken drüber gemacht" oder zum „erste(n) Mal Gedanken gemacht" bei einer alkoholbedingten Kündigung der Arbeit. Aus der Rückschau erweist sich der frühere Sozialverband als der „kleinbürgerliche, kleingeistige Mief". Vor diesem Hintergrund wird eine andere Variante hegemonialer Selbstpräsentation auffällig: Wenn mann nicht mehr durch die Mengen des getrunkenen Alkohols, nicht mehr durch Drohgebärden und nicht mehr durch tollkühne Aktionen im Rausch seinen Mann stehen bzw. konstruieren kann, bietet sich der Ausweg in die Imagination einer geistigen Überlegenheit an:

„als ich mich dann gefestigt habe in der ersten Phase und vieles gelesen habe, war ich ihr plötzlich äußerst überlegen, weil ich habe früher einfach geduckt, um meine Ruhe zu haben und habe fast alles über mich ergehen lassen und da war ich ihr plötzlich überlegen und erst dann hatten wir richtige Eheprobleme". (R4)

Abstinenz ist geistige Überlegenheit und Selbstbewusstsein: Mann ist durch die Leistung der Abstinenz wieder „stolz und selbstbewusst" und lebt „bewusster", macht sich „mehr Gedanken. So werde mann „nicht verkalken". Der Mensch müsse „geistig so weit" sein, dass er die Therapie wolle. Mann habe nun „Erfahrung", und das führe dazu, dass „man erst überlegt und dann handelt", früher lautete die Devise: „erst handeln und dann überlegen". Die Gemeinschaft der Anonymen Alkoholiker sei durch „geistige Offenheit" gekennzeichnet: eine überlegene männliche Abgrenzung gegenüber früheren Zuständen und alten Trinkkollegen.

Maschinen und Material

Auch zwei andere metaphorische Konzepte weisen auf eine Form der Selbstpräsentation hin, die als „doing masculinity" gelesen werden muss. Alkoholkonsum macht die Mann=Maschine funktionsunfähig: „Dass ich also immer bei irgendwelchen Feiern so extrem viel getrunken habe, mich richtig vergessen habe. *So, als wäre irgendwas ausgehakt.*" (J6) In anderen Fällen wurde getrunken, um „abschalten" zu können, es gibt „Aussetzer" wie bei einem Motor, und die Einsicht in die Situation ist wie ein „Schalter noch nicht ganz umgefallen", d. h. noch nicht vorhanden. In betrunkenem Zustand passiert es wie bei defekten Keilriemen oder anderen Kraftübertragungen, dass jemand unkontrolliert „durchdreht" oder „ausrastet". Alkohol führt also zu Defekten an der Mann=Maschine, Therapie wird konsequenterweise als mechanische Veränderung gedacht. So beschreibt ein Interviewter, dem nach einer Alkoholvergiftung ein Herzkatheter gelegt wurde: „*da hat es bei mir ‚Klick' gemacht*: ‚Mensch, bist gerade noch mal von der Schippe gesprungen'." (B11) Diese Formulierung, es habe „Klick" gemacht, ist fast in allen Interviews mit Abstinenten zu finden; der Denkvorgang wird als hörbarer mechanischer Vorgang imaginiert und signalisiert aus der Retrospektive die Wandlung. In einem anderen Beispiel nutzt der Betroffene die mechanische Metaphorik, um die konfrontierende Intervention der Therapeutin zu bechreiben: er sei „runderneuert" worden – wie ein abgefahrener Reifen. Ein weiterer, kontrolliert Trinkender formuliert für den Zustand der leichten Betrunkenheit, er „ziehe ... die Notbremse dann immer selber". Auch andere „bremsen" – eine der häufigsten technischen Metaphern, ergänzt durch das Bild, das sei „durch den Kopf gesteuert". Steuerung und Kontrolle werden gerade in der Abstinenz wesentlich, ein entspanntes und weniger machtstrukturiertes Verhältnis zum Körper und seinen Impulsen ist damit nicht erreicht.

Abhängigkeit ebenso wie die Wandlung zur Abstinenz sind in diesem Konzept technische Ereignisse, der Mann und sein Körper eine Maschine oder ein Werkstück – das ist nicht wirklich neu, aber wie bei der folgenden Metaphorik, in der die betroffenen Männer sich als Material konstruieren, überrascht die Konkretheit. Männer wie Alkohol sind hartes Material: „wo ich dann *steif* war, und so, war es halt so, dass alles wieder hochkam, so. Dann hab ich halt wieder einen *Geknickten* gemacht" (B15). „Steif" meint hier einen Zustand der Betrunkenheit, und der Liebeskummer figuriert als „Geknicktheit". Männer sind „knallhart" und „eisern", in betrunkenem Zustand wahlweise auch „straff". Ganz ähnlich ihre Droge: Schnaps zählt zu den „härteren Sachen", ganz analog den „harten" Drogen.

Ein hartes und nicht-elastisches Material kann sich nicht biegen, es wird bei Belastung knicken müssen. Es wäre also eine mögliche therapeutische Option, ein Bild von Flexibilität im Umgang mit sich und anderen zu entfalten. Allerdings wird Therapie von den betroffenen Männern anders begriffen. Therapie ist Abhärten: „erst später habe ich gemerkt, dass das gut war, da ist man im Prinzip *wie abgehärtet* worden für später, dass man da nicht bei jedem bisschen gleich umkippt" (R3). Andere beschreiben, dass man in den Therapien „knallhart angefasst" worden sei; sie hätten sich über die Jahre „gefestigt" oder sie hatten einen „festen" Willen, aufzuhören. Im Alltag wie beim fortgeschrittenen Konsum konstruieren sich Männer ein festes, gar eisernes Material. Abstinenz ist in diesen Metaphern kein Gewinn von Flexibilität.

Alkohol und die Beruhigung der nie genügenden Männlichkeit

Connell macht neben der hegemonialen Männlichkeit auch aufmerksam auf abgewertete Formen von Männlichkeit und darauf, dass die allerwenigsten Männer überhaupt dem Leitbild genügen. „Leitbild" ist hier nicht nur als medial vermitteltes Image gemeint: Meuser (2006, S. 118 f.) und Böhnisch (2004, S. 35 ff.) begreifen in ihrer Rezeption den Begriff der hegemonialen Männlichkeit als „Habitus" im Anschluss an Bourdieu: Demnach ist hegemoniale Männlichkeit nicht nur eine kognitiv präsente, sondern eine verkörperte Norm dessen, was als männlich gilt, und das Nichtgenügen vor der Norm ist damit auch ein körperlich erlebter Dauerzustand. In diesem Kontext gewinnt Alkohol eine neue Funktion: Alkoholkonsum mindert die körperlich unlustvoll erlebte (körperliche, psychische, soziale, ökonomische) Unmännlichkeit gegenüber dem Leitbild des perfekten Manns. Alkoholkonsum ermöglicht eine Befriedung und Beruhigung von diesen anderweitig nicht kompensierbaren Spannungen. Böhnisch (2004, S. 37) spezifiziert das männliche Erleben in dieser Hinsicht genauer: Männlichkeit und Maskulinität treten sozial dominant auf und sind damit stark nach außen gerichtet. Das führt nach innen zu einer Abwehr von auf sich selbst bezogenen Gefühlen, auch dazu, dass das Innen oft über das Außen entlastet werde, indem innere Hilflosigkeit nach außen abgespalten und im Machtgehabe kompensiert wird. Außen und Innen sind in dieser Männlichkeitskonfiguration wechselseitig verstrickt. In der Metaphernanalyse fällt auf, dass das Bild für die männliche Innenwelt recht einfach und archaisch ist: Der Mann ist ein Behälter für ungute/gefährliche Affekte: „Ich war völlig zerstört, *voller* Mutlosigkeit, *voller* Ungewissheit, *voller* Selbstzweifel" (J1), oder: „das ist eben damals so gewesen. *Explodiert* und, ja, herumgebrüllt" (J2). Wenn mann sich ärgert, dann ist „die Bombe … am Platzen", oder der Mann sieht sicht als Vulkan, dessen Frau „zerstörerische Ausbrüche" über sich ergehen lassen musste. Später, in der Abstinenz, beschreibt ein Interviewpartner eine religiöse Konversion, er habe aus sich „rausgeholt", was er „an Schuld und Sünde in sich" hatte, auch andere entdecken einiges „in" sich, das nicht in Ordnung sei.

Vor eben diesem Hintergrund muss nun das folgende metaphorische Konzept anders gelesen werden als es zunächst wirkt. Alkoholkonsum gibt Ruhe: „zur *Beruhigung* zum Alkohol gegriffen, um aus dem Gedankenspiel herauszukommen" (R1). Die finalen Konstruktionen „damit man" und „um" finden sich oft im Kontext der Beruhigung durch Alkohol. Mit Connells Begriff und Böhnischs Überlegungen ist das metaphorische Konzept, dass Alkoholkonsum zur Beruhigung dient, auch eine Beschreibung der Kompensierung einer frustrierenden Erfahrung, als Mann nie männlich, leistungsfähig, erfolgreich genug sein zu können, und der damit verbundenen depressiven und aggressiven Affekte. Natürlich gibt es in dieser Welt sicher noch ganz andere Gründe für innere Anspannung bei Männern wie Frauen. Dennoch sind die Schilderungen, die diese Funktion des Alkohols betreffen, beeindruckend:

> *„Indem ich rechtzeitig mir Hilfe genommen habe, ob das nun so war dass ich mit jemanden darüber* gesprochen *habe und nicht* geschwiegen *habe" (R2).*

Weitere Beispiele zeigen, dass das Sprechen über innere Befindlichkeiten für abstinente Männer eine andere Rolle einnimmt und die gefährliche stoffinduzierte „Beruhigung" ablöst. Immerhin gebrauchen alle Männer mehrere metaphorische Konzepte, was eine Kompensation mancher Einschränkungen des jeweiligen Denkraums einer Metapher ermöglicht.

Grenzen der Interpretation

Die hier vorgelegte explorative Studie hat ausgewählte metaphorisch verfasste männliche Selbstpräsentationen vorgestellt: Die dichotomen Polarisierungen von Metaphern der Stärke und Schwäche, von Kampf, Niederlage und Kontrolle fanden sich unterschiedslos im alltäglich kontrollierten Trinken, in der Abhängigkeit und in der Abstinenz, allerdings mit jeweils anderer Ausgestaltung. Allein die imaginierte geistige Überlegenheit der Abstinenten fiel auf und erwies sich als Kompensation von Kränkungen. Bilder von Maschinen und Material schlossen sich an: Alkoholkonsum macht die Mann=Maschine funktionsunfähig, Wandlung zur Abstinenz wird durch einen mechanischen „Klick" angezeigt. Männer und ihre Droge sind „harter Stoff", und Therapie ist „Abhärten" statt Flexibilisierung. Zuletzt imaginierten sich Männer als Behälter für ungute oder gefährliche Affekte, die sich als Bombe oder Vulkan entluden; Alkohol stellt sich als „Beruhigung" dieser Affekte dar, und es fällt auf, dass die Abstinenten mehr von Affekten statt Beruhigung sprechen. Die Bedeutung dieser Funde für Beratung und Therapie ist offensichtlich, aber das Feld einer männerspezifischen Beratung und Therapie der Abhängigkeit noch wenig entwickelt (Jakob & Stöver, 2006). Zur Einschätzung der

Bedeutung soll die Interpretation in ihrer Reichweite hier methodenkritisch eingeschränkt werden:

- Zunächst wurden mit dieser Methode auch metaphorische Konzepte des Alkoholkonsums eruiert, die sich nicht im Kontext von Connells Überlegungen deuten ließen, so z. B. das Konzept: Alkohol ist ein Nahrungsmittel – „Appetit“ auf Bier haben, sich „satt trinken“, Bier als „flüssiges Brot“, „sieben Bier sind auch ein Schnitzel“, ein „Magenschnaps zur Verdauung“. In dieser Logik steht „Nüchternheit“ für Alkoholverzicht und impliziert (ewigen) Hunger. Eine Gesamtpublikation aller Metaphern des Konsums steht noch aus, und andere erklärende Theorien müssen noch hinzugezogen werden, um dem Phänomen des Alkoholkonsums und der Abhängigkeit gerecht zu werden.
- Es fehlt der Vergleich zu den Metaphern, die trinkende oder abstinente Frauen gebrauchen. Eventuell nutzen sie die Metaphern der Männer auch und partizipieren an dem Gestus hegemonialer Männlichkeit oder haben komplementäre Bilder entwickelt; auch ist nicht auszuschließen, dass sie sehr differente Sprachbilder entwickelt haben.
- Die Gefahr eines solchen Versuchs, bestimmte Metaphern einem Konzept von (hegemonialer) Männlichkeit (oder auch Weiblichkeit) zuzuweisen, besteht darin, dass man in der Tradition der Differenztheorien nicht nur Unterschiede zwischen den Geschlechtern findet, sondern sie auch herstellt, wo sie nicht sind, oder sie durch eine Fokussierung übertreibt oder die gefundenen Differenzen durch wissenschaftliche Beschreibung nur verdoppelt, statt diese als konstruierte, als hergestellte zu analysieren. Diese Einschränkungen beziehen sich auf die alltäglich übliche, in der Forschung jedoch als methodischen Fehler zu diskutierende Praxis des „doing gender“ (Schmitt, 2009).

Diese drei Einschränkungen machen deutlich, dass theoretische Überlegungen Teile des Materials klären können, aber nicht alle Bereiche des Materials erhellen. Dennoch bleibt, dass die Metaphernanalyse mit den Bildern der Männlichkeit im Kontext des Alkoholkonsums einen wesentlichen Beitrag zur Wahrnehmung eines Problems leisten kann.

Literatur

Böhnisch, Lothar (2004). *Männliche Sozialisation. Eine Einführung.* Weinheim: Juventa.

Bourdieu, Pierre (2005). *Die männliche Herrschaft.* Frankfurt: Suhrkamp. (Frz. Original erschienen 1998.)

Connell, Robert W. (2006). *Der gemachte Mann. Konstruktion und Krise von Männlichkeiten* (3. Aufl.). Wiesbaden: VS. (Engl. Original erschienen 1995.)

Graf, Michael (2006). *Sucht und Männlichkeit. Grundlagen und Empfehlungen.* Bern: SFA.

Jacob, Jutta & Stöver, Heino (Hg.) (2006). *Sucht und Männlichkeiten. Entwicklungen in Theorie und Praxis der Suchtarbeit.* Wiesbaden: VS.

Lakoff, George & Johnson, Mark (1998). *Leben in Metaphern. Konstruktion und Gebrauch von Sprachbildern.* Heidelberg: Carl Auer. (Amer. Original erschienen 1980.)

Lakoff, George & Johnson, Mark (1999). *Philosophy in the flesh: The embodied mind and its challenge to western thought.* New York: Basic Books.

Meuser, Michael (2006). *Geschlecht und Männlichkeit. Soziologische Theorie und kulturelle Deutungsmuster* (2. überarb. u. akt. Aufl.). Wiesbaden: VS.

Schmitt, Rudolf (2002a). Ein guter Tropfen, maßvoll genossen, und andere Glücksgefühle. Metaphern des alltäglichen Alkoholgebrauchs und ihre Implikationen für Beratung und Prävention. In Frank Nestmann & Frank Engel (Hg.), *Die Zukunft der Beratung – Visionen und Projekte in Theorie und Praxis* (S. 231-252). Tübingen: DGVT.

Schmitt, Rudolf (2002b). Nüchtern, trocken und enthaltsam. Oder: Problematische Implikationen metaphorischer Konzepte der Abstinenz. *Sucht 48*(2), 103-107.

Schmitt, Rudolf (2003). Methode und Subjektivität in der Systematischen Metaphernanalyse [54 Absätze]. *Forum Qualitative Sozialforschung / Forum: Qualitative Social Research [On-line Journal] 4*(2). Verfügbar unter: http://www.qualitative-research.net/fqs-texte/2-03/2-03schmitt-d.htm [15.12.2003].

Schmitt, Rudolf (im Druck). Kampftrinker und andere Helden. Zur metaphorischen Selbstinszenierung eines Geschlechts. In: Marlen Bidwell-Steiner (Hg.), *Körpermetaphern als Geschlechtermetaphern.* Wien: Studien-Verlag.

Schmitt, Rudolf (2009). Metaphernanalysen und die Konstruktion von Geschlecht [84 Absätze]. *Forum Qualitative Sozialforschung / Forum: Qualitative Social Research 10*(1), Art. 16, Verfügbar unter: http://nbn-resolving.de/urn:nbn:de:0114-fqs0902167 [12.04.2009]..

Stöver, Heino (2007). Mann, Rausch, Sucht: Konstruktionen und Krisen von Männlichkeiten. *Suchttherapie 8*(3), 89-94.

Wendt, Wolf Rainer (2006). *Die Disziplin der Sozialen Arbeit und ihre Bezugsdisziplinen.* Online-Dokument. Verfügbar unter: http://www.dgsinfo.de/pdf/Wendt_Sozialarbeitswissenschaft.pdf [19.12.2007].

Natalie Eppler

„Leiden zieht mich an" – Trauma und Sucht aus lebensgeschichtlicher Perspektive

Im Rahmen meiner Tätigkeit in einer therapeutischen Einrichtung für Drogenabhängige war ich immer wieder mit Lebensgeschichten von Frauen konfrontiert, die zahlreiche traumatische Erlebnisse aufwiesen. In der Vergangenheit war eine der Bewältigungsstrategien dieser Frauen häufig die Einnahme von psychotropen Substanzen. Ziel der Therapie war es nun, alternative Handlungsstrategien zu erarbeiten und vorhandene Ressourcen zu fördern. Aus diesen praktischen Erfahrungen entstand das Interesse, die Zusammenhänge zwischen kritischen Lebensereignissen, der subjektiven Wahrnehmung dieser Erfahrungen und der Entwicklung einer Drogenabhängigkeit anhand von Fallanalysen zu rekonstruieren. Die biografische Fallrekonstruktion eignet sich hierfür als Methode, da sie darauf abzielt, „den Einzelfall als Erkenntnisquelle zu nutzen und Verstehen zu ermöglichen" (Griese & Griesehop, 2007, S. 24).

Im Folgenden wird eine Fallanalyse vorgestellt, die im Rahmen einer Längsschnittstudie mit elf Probanden und Probandinnen erhoben wurde. Das Längsschnittdesign ermöglicht den Nachvollzug der „Veränderungen auf der individuellen Ebene" (Diekmann, 2008, S. 305).

Der im Fokus der Untersuchung liegende biografische Prozess der Befragten kann als eine Abfolge von Lebensereignissen begriffen werden, die Veränderungen im alltäglichen Leben nach sich ziehen. Die Bewältigungsstrategien der Probandin im Umgang mit kritischen Lebensereignissen wurden anhand der berichteten Lebensgeschichte untersucht (vgl. Schulze, 2002, S. 34). Es sollte hierbei insbesondere der Frage nachgegangen werden, wie es der Interviewpartnerin Susanne gelingt, aus dem Kreislauf von Belastungen – Substanzmissbrauch – weiteren kritischen Lebensereignissen auszubrechen und sich zu „entscheiden, glücklich zu sein."

Eine Fallbeschreibung

„Ich hatte immer das Bedürfnis, mich dicht zu machen“

Der Kontakt zur Interviewpartnerin Susanne wurde über die Selbsthilfegruppe Narcotics Anonymous hergestellt. Susanne wurde das erste Mal im Oktober 2003 drei Monate nach dem Einzug in eine gemeinsame Wohnung mit ihrem Lebenspartner und ihrem Sohn interviewt, es folgten zwei weitere Interviews zwischen 2004 und 2005. Susanne lebte über den gesamten Untersuchungszeitraum hinweg abstinent. Zu Beginn der Untersuchung war sie 46 Jahre alt, hatte zwei Töchter im Alter von 21 und 17 Jahren sowie einen zwölfjährigen Sohn.

Susanne beschreibt ihren Einstieg in die Abhängigkeit über die legale Droge Alkohol im Alter von elf Jahren. Schnell entwickelte sie ein kompulsives Gebrauchsmuster: „ich habe angefangen, mich total zu besaufen. Im Nachhinein kann ich sagen, dass wenn ich angefangen habe, konnte ich nicht Stopp sagen.“ Sie erklärt, dass sie über die legalen Drogen mit 14 Jahren zu Cannabis und zum Schluss im Alter von 18 Jahren zu Kokain und Heroin übergegangen ist. Des Weiteren haben sich die Gebrauchsmuster im Laufe der Zeit verändert: „es wurde immer schlimmer, da kam Koks dazu, Opium, Heroin und da war es auch schon so, dass immer irgendwo was da sein musste.“

Der erste Ausstiegsversuch mit professioneller Unterstützung erfolgte im Rahmen einer stationären Entzugsbehandlung. Es folgten zwölf weitere Entgiftungen. Susanne berichtet: „’95 bin ich dann das erste Mal in die Entgiftung und habe das auch so zwei, drei Wochen durchgehalten, aber jedes Mal, wenn ich zurückkam, habe ich immer wieder konsumiert, teilweise schon im Krankenhaus.“

Susanne kam Ende 2000 in eine Übergangseinrichtung und begab sich von dort aus in eine stationäre Entwöhnungsbehandlung. Sie erkrankte in dieser Zeit an Gebärmutterkrebs, der jedoch erfolgreich behandelt werden konnte. Im Anschluss an die Therapie zog sie in eine Betreute Wohngemeinschaft. Es kam zu einem Rückfall im September 2001. Nach einem körperlichen Entzug konnte Susanne wieder in die Wohngemeinschaft einziehen und ist seit diesem Zeitpunkt abstinent.

Von August 2003 bis September 2005 lebte sie mit ihrem Sohn und ihrem Lebensgefährten in einer gemeinsamen Wohnung. Es kam dann zur Trennung und zu einem vierwöchigen Aufenthalt in einem Frauenhaus. Sie bezog anschließend eine eigene

Wohnung mit ihrem Sohn. Sie besucht regelmäßig die Treffen der Selbsthilfegruppe Narcotics Anonymous (NA). Susanne hat eine Ausbildung zur Suchtberaterin abgeschlossen und eine weitere Fortbildung zur Gestaltberatung begonnen. Außerdem arbeitet sie in einer stationären Einrichtung für Drogenabhängige: „Ich finanziere mir mit Nachtdiensten meine Weiterbildung, also das ist schon was Schönes, das gibt mir auch ein Selbstwertgefühl, dort kann ich auch Süchtigen weitergeben, was ich gelernt habe. Das ist ein Prinzip von NA, damit in dir die Kraft wächst, um clean zu bleiben, weiterzugeben, was du gelernt hast.“ Sie hat regelmäßigen Kontakt zu ihren Geschwistern und ihren beiden Töchtern.

„Ich brauche immer eine Menge Leid, um was anderes auszuprobieren“

In Susannes Biografie werden Zusammenhänge von belastenden Lebensereignissen wie von Verlusterlebnissen und weiteren Risikofaktoren, beispielsweise Substanzmissbrauch der Eltern, mit der Entwicklung eines abhängigen Konsumverhaltens deutlich: „Das erste Mal war nach dem Tod von meinem Vater, der hat auch getrunken, und da hatte ich auch das Bedürfnis, zu den Leuten dazuzugehören, die eben mit meinem Vater immer zusammen gesessen haben, und das waren dann alles Leute, die getrunken haben, und ich bin dann so zu einem, der im Dorf gewohnt hat, und der hat mir immer von meinem Vater erzählt. In meinem Elternhaus habe ich eigentlich nur negative Erinnerungen an meinen Vater mitgekriegt, und damit hat es angefangen, mit dem da eine Flasche Bier zu trinken.“

Susannes Alkoholkonsum scheint mit ihrem Wunsch nach Zugehörigkeit und der Sehnsucht nach einer männlichen Bezugsperson in Zusammenhang zu stehen. Verres (2004, S. 147) führt hierzu aus: „Der Übergang von Sehnsucht zu Suchtentwicklung hat wahrscheinlich viel mit der Frage zu tun, wann Menschen eine Ersatzbefriedigung suchen, statt das zu finden, was im tiefsten Herzen das Objekt ihrer Sehnsucht ist“. Es ist zu vermuten, dass der Tod des Vaters und die Kompensation des Verlusts ein auslösendes Moment des Drogenkonsums darstellen. Die Sucht kann als ein Prozess verstanden werden, der sich selbst organisiert. Die Konsumentin lernt, dass der Drogengebrauch die schmerzlichen Gefühle zeitweise verringert. Der Substanzgebrauch kann demnach als Selbstmedikation interpretiert werden (vgl. Schwertl, 1998, S. 35f.).

Insbesondere bei Heranwachsenden kommt es bei Trauer- und Verlusterlebnissen zu einer emotionalen Überforderungssituation. Derartige schmerzliche Erlebnisse stellen die häufigsten Faktoren dar, die bei Jugendlichen zu einem Substanzmissbrauch führen (vgl. Ackley, 2008, S. 76). Susanne konsumierte zunächst ausschließlich legale Drogen und konnte bereits nach kurzer Zeit keine klaren Grenzen mehr setzen, verlernte, „Stopp zu sagen". Dies würde wiederum die These stützen, dass sie Alkohol nicht zu Genusszwecken, sondern als Ersatzbefriedigung konsumierte. Jungaberle (Jungaberle, 2007, S. 185) weist auf das Überforderungsmodell hin, als eine Form des jugendlichen Drogenkonsums, bei dem der Substanzkonsum als Problemlösungsstrategie eingesetzt wird. Diese Handlungsstrategie wird im Fall von Susanne dann im Erwachsenenalter beibehalten.

Susannes Leben wird von weiteren Schicksalsschlägen begleitet, wie dem Tod ihrer zwei Monate alten Tochter. Susanne schildert in diesem Zusammenhang eine Intensivierung des Drogenkonsums: „dann ist meine Tochter gestorben, und da habe ich dann wirklich Unmengen konsumiert." Hier zeigt sich wiederum der Konsum von Drogen als Bewältigungsstrategie für belastende Lebensereignisse. Ein maßvoller Konsum stellt sich nach diesem Trauererlebnis auch während einer erneuten Schwangerschaft nicht ein: „und dann '91 ist mein Sohn geboren, der hatte auch schon, als er geboren wurde, körperliche Entzugserscheinungen."

Zusammenfassend kann gesagt werden, dass bei der Interviewten ein Zusammenhang zwischen erlebten Schicksalsschlägen und dem Einstieg bzw. der Intensivierung des Konsums zu bestehen scheint. Die Tatsache, dass Susanne aus ihrer späteren Krebsdiagnose positive Kraft zieht, zeigt jedoch, dass Selbstmedikation nicht das einzige Bewältigungsmuster ist, mit dem sie auf kritische Lebensereignisse reagiert: „das war Unterleibskrebs, und da wurde mir das erste Mal bewusst, dass ich eigentlich leben will." Diese Erfahrung hat Susannes Einstellung zum Leben und damit auch hinsichtlich ihres Drogengebrauchs in positiver Weise beeinflusst und führte zu einer Abstinenzphase. Es erfolgt dann zwar ein weiterer Drogengebrauch, bei dem es zu einer Überdosierung kommt, jedoch zieht sie daraus die Konsequenzen, die ihr weiteres Leben entscheidend beeinflussen. Sie erreicht ihren persönlichen „Tiefpunkt". „Und da habe ich mich entschieden, ich will nur ins Krankenhaus und meinen Körper irgendwie in Sicherheit bringen."

Dieser „Tiefpunkt" kann als Schlüsselerlebnis angesehen werden. Susanne schlussfolgert: „ich kann mich entscheiden, weiter in dem Leid zu leben, ich kann mich aber auch entscheiden, glücklich zu sein." Sie beschreibt ihre veränderte Einstellung weiter: „Ich nehme das Leben mehr als Geschenk an und nicht mehr als Strafe, und das ist eine harte Kehrtwendung, überhaupt in meiner ganzen Einstellung, in meinen ganzen Gedanken, um hundertachtzig Grad.“ Diese „Kehrtwendung“ in ihrer „ganzen Einstellung“ kommt folgendermaßen zum Ausdruck: „Ein bisschen Selbstachtung vor mir zu bekommen, ich habe mich vierzig Jahre lang gehasst, und ich habe dann angefangen, mich zu achten und mich lieb zu haben.“

Als es 2005 zur Trennung von ihrem Partner kommt, gelingt es ihr, diese schwierige Zeit abstinent zu gestalten. Obwohl es für sie eine kritische Situation ist – „ich hatte echt Angst, mich zu besaufen oder sonst was zu machen“ – gelingt es ihr, einen Weg zu finden, für sich zu sorgen. Nach einem gewalttätigen Übergriff seitens des Partners zieht sie in ein Frauenhaus und nutzt die Unterstützung ihres Freundeskreises und die Treffen der Selbsthilfegruppe, um sich zu stabilisieren: „und ich denke mal, wenn ich all meine Freundinnen nicht um mich gehabt hätte, dass ich das nicht gepackt hätte, und wenn ich nicht in den Meetings gewesen wäre.“

„Stützpfeiler der Sucht“

Susanne spricht im Zusammenhang mit dem Thema „Sucht“ von „Stützpfeilern, hinter denen sich (die Sucht) verkriecht“. Einen solchen Stützpfeiler sieht sie beispielsweise in der „Angst“ vor dem Versagen: „Angst ist ein Stützpfeiler der Sucht. Weil ich jahrelang in der Angst gefangen gehalten wurde, dass es nicht klappt mit dem Aufhören.“ Angst mündet nach Susannes Aussagen in „depressiven Verstimmungen“, „körperlicher Lähmung“ und letztendlich im Gebrauch neuer Drogen.

Neben der Angst benennt Susanne die Einsamkeit als Stützpfeiler: „alleine sein und sich nicht mehr mitteilen.“ In dieser Aussage spiegelt sich auch Susannes Sehnsucht nach Kommunikation mit anderen Menschen wider. In der Selbsthilfegruppe findet sie Zuhörer, wie die folgende Aussage bestätigt: „ich brauche immer jemanden, mit dem ich rede, der da Erfahrung hat, der alles schon durchgemacht hat und der mir vielleicht einfach sagen kann, wo ich eher hingucken muss.“

Susanne vernachlässigte lange Zeit den Kontakt zu ihrer Familie zugunsten ihres Drogenkonsums: „die haben sich in der Suchtzeit von mir distanziert, das kann ich verstehen, da ich sie nur ausgenutzt habe.“ Die Menschen ihres sozialen Umfeldes rekrutierten sich vermehrt aus der Szene: „irgendwann besteht das soziale Umfeld ja sowieso nur noch aus Leuten, die auch konsumieren.“

Zusammenfassend lässt sich feststellen, dass der Drogenkonsum im Fall von Susanne zum Verlust sozialer Kontakte führte, was wiederum Gefühle von Einsamkeit ver-

stärkte, die sie mit dem Gebrauch psychoaktiver Substanzen betäubte. Einige Aussagen von Susanne lassen den Schluss zu, dass sie die Meinung vertritt, die Sucht habe sie ein Leben lang begleitet. So sagt sie zum Beispiel: „für mich war es wichtig zu erkennen, dass die Sucht immer noch in mir arbeitet." Auch an anderer Stelle wird Susannes Verständnis von Sucht deutlich: Sie beschreibt Sucht als ein „Ding", das in ihr lebe, und dass es wichtig für sie ist, die Sucht anzunehmen, die sie „immer spürt."

„Ich habe immer die Kontrolle verloren"

Susanne schildert bezüglich des Beginns, der Beendigung und der Menge des Drogenkonsums, dass sie zur Zeit des Gebrauchs stets das Gefühl hatte, sie könne ihren Konsum kontrollieren. Zahlreiche Aussagen weisen jedoch auf das Gegenteil hin. „Aber ich habe immer so selbstzerstörerische Exzesse gehabt, als Kind, wenn ich dann besoffen abends nach hause kam, da habe ich mich geschnippelt an den Armen, ich bin meiner Mutter an die Hausbar und an den Apothekenschrank, den musste die zuschließen, ich habe dann auch immer 'zig Tabletten einfach so eingefahren, also ich habe immer die Kontrolle verloren." An diesen Aussagen wird ein kompulsiver, selbstschädigender Gebrauch sehr deutlich.

Hinsichtlich des Erstkonsums illegaler Drogen äußert sie, dass „immer irgendwo was da sein musste." Ein weiteres Zeichen für die mangelnde Kontrollfähigkeit sind ihre erfolglosen Versuche, den Konsum zu verringern bzw. zu beenden. Rückblickend bestätigt Susanne den Kontrollverlust selbst: „und dann habe ich gemerkt, mit denen kann ich nicht umgehen." Weiterhin scheint ihre Kontrollfähigkeit in Bezug auf Drogen herabgesetzt zu sein, sobald sie sich eingeengt fühlt: „habe mir nonstop intravenös Cocktails gegeben, also Kokain und Heroin: Da habe ich meinen Tiefpunkt gesehen, es war wieder dieses ganze familiäre Umfeld, alles wurde mir zu eng."

Sie nahm den eigenen Kontrollverlust wie folgt wahr: „es war so schlimm zum Schluss, wenn ich eine Flasche im Kühlschrank stehen habe, dann kann ich erst Ruhe geben, wenn die leer ist." Hieran wird deutlich, dass Susanne imstande ist, ihr eigenes Konsumverhalten kritisch zu reflektieren. Sie ist in der Lage einzuräumen, dass die Drogen für sie zeitweise in hierarchischer Rangfolge über den Kindern standen: „wenn mich jemand vor die Entscheidung stellen würde, Drogen oder Kinder, hätte ich Drogen genommen, die Drogen waren mir, als ich drauf war, einfach wichtiger."

Susanne möchte in Zukunft „Verantwortung für das Leben" übernehmen. Hier wird deutlich, dass sie sich zum heutigen Zeitpunkt zutraut, ihr Tun selbst zu verantworten und zu kontrollieren. Einen hohen Stellenwert hat hierbei die Kontrolle des Drogenkonsums im Sinne einer Abstinenz. Sie äußert im Erstinterview: „Clean sein ist mir sehr wichtig, das ist so mein erstes Ziel.“ 2004 berichtet sie von Situationen, in denen sie Alkohol konsumieren wollte: „ich hatte die Idee, diesen kleinen Schluck haben zu wollen, also das hört einfach nicht auf, du kannst immer besser damit umgehen, du kannst dem immer mehr entgegensetzen, aber aufhören wird die Sucht nicht.“ Aber Susanne gewinnt im Untersuchungsverlauf an Sicherheit und Kontrollüberzeugung. Im letzten Interview sagt sie: „Ich glaube, es gibt keinen Grund mehr, Drogen zu nehmen.“

„Cleane Beziehungen kenne ich nicht“

Der Zugang zu psychoaktiven Substanzen erfolgt bei heterosexuellen Frauen häufig über ihre Partner oder Väter (vgl. Hartling, 2008, S. 119). Susanne nimmt den Alkoholkonsum ihres Vaters wahr und konsumiert nach seinem Tod gemeinsam mit dessen Bekannten. Auch im weiteren Verlauf spielt das Konsumverhalten einer männlichen Bezugsperson eine wichtige Rolle: „Dann kam die Beziehung zum Vater meiner Kinder, in der auch am Anfang nur gekifft wurde, da wusste ich das schon immer, dass der echt der Abgedrehteste auf der ganzen Szene war, aber auch der, der von allen bewundert wurde.“

Ebenso wie bei ihrer Darstellung des Einstiegs in den Alkoholkonsum wird nun im weiteren Verlauf die Bedeutung der Beziehungen für den Substanzgebrauch deutlich. Für Susanne ging eine gewisse Faszination von ihrem ersten Partner aus, insbesondere in Bezug auf seinen Status in der Szene. Der Normalitätskriterien zuwiderlaufende Lebensstil wird bei ihm besonders hervorgehoben: der „Abgedrehteste auf der ganzen Szene“. Das Motiv des Dazugehörens, wie es bereits beim Konsummotiv für den Alkohol deutlich wurde, wird hier wiederum erkennbar. Hartling (2008) weist daraufhin, dass es häufig zu einer Angleichung des Suchtverhaltens von Frauen an das ihrer Partner kommt (vgl. ebenda). Die folgende Aussage Susannes stützt diese These: „Ich habe vieles an einen Mann abgegeben, in der zwanzigjährigen Beziehung zum Vater meiner Kinder, wenn der drauf war, habe ich immer gedacht, ach, kann ich auch drauf sein.“ Aber die Angleichung des Suchtverhaltens kann sich auch positiv auswirken, wie das folgende Zitat zeigt: „Und dann habe ich selbst eine Therapie in Erwägung gezogen, ausschlaggebend war, dass ich einen Mann kennen gelernt hatte, und mit dem wollte ich einfach nur weit weg, ich hatte keine Ahnung von Therapie.“ Hier ist wiederum eine Beeinflussung von außen sichtbar, die Etablierung der Therapiemotivation erfolgt extrinsisch, bietet aber die Möglichkeit, einen anderen Weg im Umgang mit dem Substanzgebrauch zu bestreiten. Susanne gelingt es zunehmend, sich von ihrem Partner abzulösen und ihren eigenen Weg zu gehen: „Und dann ist er auch zwei- oder dreimal rückfällig geworden, und ich bin immer wieder mit raus, und zum Schluss bin ich alleine dort geblieben und bin auch alleine in die Übergangseinrichtung.“

Auf die Bedeutung von Einsamkeit für ihr Suchtverhalten wurde bereits hingewiesen. Weiterhin wurde deutlich, dass der Drogenkonsum Susanne in die Isolation getrieben hatte und ihr soziales Umfeld nur noch aus Drogenkonsumenten bestand. Die Beziehungssensible Kulturtheorie (vgl. auch Gunderson, in diesem Band) beschreibt den Missbrauch psychoaktiver Substanzen von Frauen „als eine durch Unverbundensein charakterisierte Krankheit“ (Hartling, 2008, S. 117). Beziehungen, die Protektion gegen die Entwicklung eines abhängigen Konsummusters bieten könnten, werden nicht aufrechterhalten. Durch die „Krankheit des Unverbundenseins“ werden auf der einen Seite suchtverstärkende Beziehungsmuster gestützt, auf der anderen Seite wird die Fähigkeit, gesundheitsfördernde Beziehungen aufzubauen, eingeschränkt (vgl. ebenda). Diese Faktoren finden sich ebenfalls in der Lebensgeschichte von Susanne wieder. Sie hat sich von ihrer Familie zurückgezogen und sich einem drogenkonsumierenden Umfeld zugewandt.

Die stärkenden Aspekte des Gefühls der Verbundenheit mit anderen Menschen zeigt sich bei Susanne, als sie schildert, welche Bedeutung die Selbsthilfegruppe für sie hat: „ich brauche immer jemanden, mit dem ich rede.“ Diese Möglichkeit des Austausches findet sie in der Gruppe: „Ich gehe in NA, und das ist für mich sehr wichtig. Ich bin über lange Zeit jeden Tag in ein Meeting gegangen.“ In der Selbsthilfegruppe fühlt sie sich angenommen: „die haben mich einfach so akzeptiert, wie ich bin, da war ich die Susanne, und das war für die Menschen okay. Da gab es Menschen, die ganz einfach meinen Wahnsinn verstanden haben, Menschen, die mir gesagt haben, dass sie mich mögen und dass es gut ist, dass ich da bin. Und so kam ich mir willkommen vor. Die haben mich mit meinen ganzen Fehlern einfach so gelassen.“ Insbesondere in der Zeit der Rückfälligkeit ihres Lebensgefährten hat sie Unterstützung durch ihr soziales Umfeld erfahren: „Ich stand manchmal nachts in X und wusste nicht mehr, wie ich nach Hause komme, aber da hatte ich mittlerweile Freunde und Freundinnen und konnte da schlafen.“ Diese Beziehungen ermöglichen es ihr, diese schwierige Phase ebenso wie die spätere Trennung drogenfrei zu überstehen. Im folgenden Abschnitt soll auf Susannes Bewältigungsstrategien eingegangen werden.

„Ich habe mich fürs Cleansein entschieden"

In Bezug auf den Umgang mit familiären Konflikten hat Susanne ihren Handlungsspielraum erweitern können: „Beziehungsprobleme aber jetzt nicht nur auf einen Freund bezogen, sondern auch auf meine Kinder, da merke ich, da wird es mir immer zu eng, es ist ja jetzt auch das erste Mal seit drei Jahren, dass mein Sohn wieder mit mir zusammenlebt, und wir haben vor ein paar Tagen eine heftige Auseinandersetzung gehabt. So was hätte ich früher nicht ausgehalten, im Moment halte ich es aber clean aus."

Susanne versucht, sich selbst mehr Raum zu geben: „Wie ich das vor zwanzig Jahren gemacht habe, nämlich immer schön brav die Schnauze halten und mich für andere zu verbiegen, das geht nicht gut, ich bin dann nicht mehr die Susanne, die ich bin." Sich selbst mehr wertzuschätzen, heißt für sie: „Sich nicht nur an dem Negativen festzubeißen. Auszusprechen, was ich empfinde, auszusprechen, wo ich verletzt worden bin, das sind alles Dinge, die ich versucht habe anzuwenden."

Susanne kann inzwischen auch negative Gefühle aushalten. Trotzdem gerät sie hierbei auch immer wieder an ihre Grenzen, holt sich dann aber Unterstützung: „Dann kommen viele alte Verhaltensweisen wieder hoch, da brauche ich einen ganz üblen Leidensdruck, und ich habe da keinen anderen Blickwinkel, weil ich habe jahrelang ins Dichtmachen geguckt, und ich merke aber im Moment, dass es auch anders geht, aber dann brauche ich jemanden, mit dem ich rede."

Eine klare Struktur und Verhaltensregeln hat Susanne für sich als stützende Elemente erkannt: „Am Anfang brauchte ich klare Linien. Es war mir wichtig nicht in die Nähe zu kommen von Leuten, die konsumieren. Ich habe diese Grenzen gebraucht, um einfach clean zu sein. Es ist nach wie vor noch wichtig, wenn ich in irgendeine Situation geraten würde, die mir gefährlich werden kann, da würde ich schon alles stehen und liegen lassen." Nicht nur die eigenen Grenzen zu erkennen, sondern auch andere zu begrenzen, ist eine wichtige Handlungsstrategie für Susanne: „Ich habe früher resigniert, wenn ich meine eigenen Interessen durchgesetzt habe oder setzen wollte, ich konnte das nicht, wenn da jemand war, den ich einfach zu sehr lieb gehabt habe, dem dann auch Grenzen zu setzen." Das heutige, stärker begrenzende Handlungsmuster, wirkt sich auf ihr Familiensystem aus und führt zunächst zu Konflikten. Im Erstinterview schildert Susanne: „Meine Töchter kommen ja gar nicht mehr im cleanen Zustand mit mir klar, für die bin ich zu egoistisch, denke ja nur an mich, die würden auch teilweise gerne wieder die Mama haben, die besoffen und dicht in der Ecke hängt."

Im zweiten Interview ist die Situation dann folgende: „Bei meinen Töchtern ist es so, dass ich gewisse Dinge einfach nicht mehr mache, und da ist im Moment so ein Stillstand, da höre ich nichts von denen." Bis zum Ende der Untersuchung verändert sich aber auch diese Beziehung in positiver Hinsicht: „Weihnachten haben wir das erste Mal zusammen gefeiert, es war wunderschön. Ich war mit meiner ältesten Tochter in der Kirche, das war ein schöner Moment, ich konnte Nähe zulassen und meine älteste Tochter auch."

Ein wichtiger Hinweis auf die Neuorganisation ihrer Verhaltensreaktionen zeigt sich an dem Umgang mit ihrem Partner. In der Zeit, in der er erneut Drogen konsumierte, distanzierte sie sich von ihm. Susanne konnte erstmals einer für sie wichtigen Person ihre Grenzen aufzeigen, um sich selbst zu schützen: „Gregor und ich waren zusammen in der Betreuten Wohngemeinschaft, er ist rückfällig geworden, und ich bin noch nachts mit ihm im Krankenhaus gewesen, weil er hat sich ja eine Überdosis gesetzt, und es kam einmal der Gedanke, breche einfach mit ab. Und dann habe ich aber gesagt, nee, du bleibst jetzt hier, nicht konsumieren. Ich habe immer wieder den Mut gehabt und die Kraft, da rauszukommen. Wenn es echt eng wurde, habe ich mich fürs Cleansein entschieden, was mir mittlerweile bewusst wird, ich kann mich entscheiden." Ebenso gelingt es ihr nach der späteren Trennung, das Alleinsein auszuhalten und nicht auf das altbekannte Muster des Drogengebrauchs zurückzugreifen. Die Entscheidungsfreiheit und die Einsicht in die eigenen Handlungsspielräume und Wahlmöglichkeiten charakterisieren deutlich den Wandlungsprozess hinsichtlich des Erlebens von Selbstwirksamkeit bei Susanne: „Das musste ich bei den Drogen auch lernen, mich bewusst zu entscheiden, keine mehr zu nehmen." Sie versucht, die Sucht anzunehmen: „Mittlerweile ist die Sucht meine Freundin, die arbeitet in mir, ich muss sie annehmen, solange ich gegen sie kämpfe, habe ich nichts gewonnen."

Weiterhin versucht Susanne, eine positivere Grundhaltung zu entwickeln: „Ich habe zwei Jahre gebraucht, um einen Baum anzuschauen und automatisch den Gedanken zu bekommen, ich liebe das Leben, und das Leben liebt mich. Also morgens beim Aufstehen habe ich das geübt, jeden Tag, und nach zwei Jahren ist es mir das erste Mal gelungen, ich war total am Rudern und ich gucke einen Baum an und auf einmal kam dieser Gedanke." Die positivere Lebenseinstellung und ihre Strategien im Umgang mit negativen Gefühlen stellt sie wie folgt dar: „Es ist einfach wichtig für mich, dafür zu danken, dass ich clean und trocken bin, indem ich einfach mein Leben versuche, besser zu genießen. Wenn es mir scheiße geht, gehe ich trotzdem an die Arbeit, also diese

Struktur brauche ich. Ich konfrontiere mich, ich laufe nicht mehr davor weg. Das sind so die wichtigen Dinge, wo ich sagen würde, das tue ich, um clean zu bleiben."

Fazit

Susannes Geschichte verdeutlicht die Bedeutung von stützenden Beziehungen bei der Gestaltung eines drogenfreien Lebens. Diese positiven Beziehungserfahrungen können wie im Fallbeispiel im Rahmen einer Selbsthilfegruppe gemacht werden, aber auch die professionelle Drogenhilfe bietet hier Erfahrungsräume. Wir sind als Praktiker und Praktikerinnen aufgefordert, ein therapeutisches Klima zu schaffen, das ein Gefühl der Annahme und der Verbundenheit vermittelt. Dies können wir vor allem dadurch erreichen, dass wir den Klientinnen und Klienten zuhören. Was erleben die Betroffenen als hilfreich, was wünschen sie sich für Angebote? Auf diese Weise können wir bedürfnisgerechte Angebote schaffen, die es ermöglichen, an den Ressourcen der Betroffenen anzuknüpfen.

Literatur

Ackley, Carol (2008). Suchtprozesse im Gehirn: Eingriff in Überlebensmechanismen. In Silke Birgitta Gahleitner & Connie Lee Gunderson (Hg.), *Frauen – Trauma – Sucht. Neue Forschungsergebnisse und Praxiserfahrungen* (S. 65-81). Kröning: Asanger.

Diekmann, Andreas (2008). *Empirische Sozialforschung. Grundlagen, Methoden, Anwendungen* (19. Aufl., vollst. überarb. u. erw. Neuausg.). Reinbek: Rowohlt.

Griese, Brigit & Griesehop, Hedwig R. (2007). *Biographische Fallarbeit. Theorie, Methode und Praxisrelevanz.* Wiesbaden: VS.

Hartling, Linda M. (2008). Prävention durch Verbundenheit. Ein beziehungssensibler Behandlungsansatz für Frauen mit Suchtproblemen. In Silke Birgitta Gahleitner & Connie Lee Gunderson (Hg.), *Frauen – Trauma – Sucht. Neue Forschungsergebnisse und Praxiserfahrungen* (S. 113-138). Kröning: Asanger.

Jungaberle, Henrik (2007). Qualitative Drogen- und Suchtforschung. In Bernd Dollinger & Henning Schmidt-Semisch (Hg.), *Sozialwissenschaftliche Suchtforschung* (S. 169-194). Wiesbaden: VS.

Schulze, Theodor (2002). Biographieforschung und Allgemeine Erziehungswissenschaft. In Margret Kraul & Winfried Marotzki (Hg.), *Biographische Arbeit. Perspektiven erziehungswissenschaftlicher Biographieforschung* (S. 22-48). Opladen: Leske + Budrich.

Schwertl, Walter (1998). Systemische Reflexionen zur Sucht. Das Frankfurter Modell der Suchttherapie. In Frankfurter Lehrtherapeutenteam (Hg.), *Sucht in systemischer Perspektive* (S. 14-42). Göttingen: Vandenhoeck & Ruprecht.

Verres, Rolf (2004): Sehnsucht und Erfüllung ohne Ersatzbefriedigung und ohne Abhängigkeit? In Jürgen Rink (Hg.), *Die Suche nach der Kontrolle. Von der Abstinenzabhängigkeit zur Kontrollabhängigkeit. Beiträge zum Wandel der Zieldiskussion in der Suchtkrankenhilfe* (S. 144-160). Geesthacht: Neuland.

Dima Zito

Kindersoldaten als Flüchtlinge in Deutschland

„... sehr sehr sehr traurig, wenn man Kindersoldat ist – wir reden so zwischen uns, ja, wer hat gute Waffe, wer hat mehr Leute umgebracht, das war wie ein Spiel, das wir mit Drogen und so, nehmen wir so, das wie game, so, spielen, ja, wie hier die Kinder Playstation spielt, ja. Aber das ist nicht so, das ist – ja, kriegen wir das zu spät, nie nie weg in Kopf, weil das ist ehrlich schwer mit zu leben, dass so immer diese Bilder in Kopf hat." (Chérif Condé)

Ungefähr 250.000 Kindersoldaten werden weltweit in Armeen und Rebellenverbänden eingesetzt – für Hilfstätigkeiten bis hin zur Beteiligung an Kampfeinsätzen oder Gewaltakten gegen Zivilisten. Durch die Erfahrung extremer Gewalt als Opfer, Zeugen und Täter tragen diese Kinder und Jugendlichen meist schwere Traumatisierungen davon.

Diejenigen, die als Flüchtlinge nach Deutschland kommen, leben hier oft unter Bedingungen struktureller Ausgrenzung und Unsicherheit, da ihre spezifische Verfolgungserfahrung nicht unbedingt zu einer Anerkennung im Asylverfahren führt. Viele von ihnen haben Schwierigkeiten, angemessene psychosoziale Unterstützung zu erhalten, da Flüchtlingen nur eingeschränkte therapeutische Versorgung zugestanden wird, und da Fachkräfte im psychosozialen Bereich häufig vor der Vielschichtigkeit der Anforderungen (Trauma, Täterschaft, anderer kultureller Hintergrund, Sprachbarrieren u. v. m.) zurückschrecken.

In diesem Artikel wird die Situation von Kindersoldaten, die als Flüchtlinge in Deutschland leben, dargestellt und anhand des Fallbeispiels von Chérif Condé (Name verändert), eines inzwischen volljährigen ehemaligen Kindersoldaten, illustriert. Die leicht gekürzten Zitate stammen aus zwei biografisch-narrativen Interviews mit dem Betroffenen.

„Kindersoldat" – was heißt das?

Nach Definition der UNO sind „Kindersoldaten" oder „Kinder, die mit Streitkräften oder bewaffneten Gruppen assoziiert sind" „alle Personen unter 18 Jahren, die von Streitkräften oder bewaffneten Gruppen rekrutiert oder benutzt werden oder wurden, egal in welcher Funktion oder Rolle, darunter Kinder, die als Kämpfer, Köche, Träger, Nachrichtenübermittler, Spione oder zu sexuellen Zwecken benutzt wurden." (UNICEF, 2007a, S. 7; Übersetzung Cremer, 2007, S. 6)

„Kindersoldaten" sind weder ein neues noch ein kulturspezifisches Phänomen. In fast allen Zeiten und Kulturen waren Kinder und Jugendliche in bewaffnete Konflikte involviert (vgl. Honwana, 2006; Hahn, 2001). Sie kämpften beim „Volkssturm" zur Verteidigung Nazi-Deutschlands und bei den Partisanenbewegungen sowie in Befreiungs- und Guerillabewegungen auf allen Kontinenten. Regierungsarmeen rekrutierten sie z. B. als iranische „Kinder Gottes", die im ersten Golfkrieg den „Märtyrertod" starben. Kinder und Jugendliche schlossen und schließen sich auch freiwillig bewaffneten Einheiten an, teilweise aus politischer Motivation, teilweise auch um in kriegszerrütteten Gesellschaften eine Chance zum Überleben zu suchen.

In den 1990er-Jahren erreichte der Einsatz von Kindersoldaten neue Dimensionen. Rebellenbewegungen wie in Mosambik und Sierra Leone entführten Tausende von Kindern und ließen sie Massaker und Menschenrechtsverletzungen begehen, teilweise an eigenen Angehörigen und Dorfgemeinschaften (vgl. Russmann, 2004; Wilke-Launer, 2001). „Kindersoldaten gehören zu den Akteuren der so genannten neuen Kriege. ... Sie sind kostengünstig, leicht rekrutierbar, „effizient" einsetzbar und ohne größere Probleme kontrollierbar." (Russmann, 2004, S. 205)

Eine zunehmende internationale Aufmerksamkeit und Lobbyarbeit hatte zur Folge, dass der Einsatz von Kindersoldaten inzwischen international durch eine Reihe von Abkommen geächtet wird. Das Zusatzprotokoll zur UN-Kinderrechtskonvention zu Kindern in bewaffneten Konflikten (UN, 2000) trat am 12. Februar 2002 in Kraft und wurde bis heute von 122 Ländern unterzeichnet. Rekrutierung und Einsatz von Kindern unter

15 Jahren als Soldaten kann nach den Statuten von Rom von 1998 vor dem Internationalen Gerichtshof als Kriegsverbrechen geahndet werden (Coalition to Stop the Use of Child Soldiers, 2008).

Dennoch sind heute etwa 250.000 Kindersoldaten in 17 Konflikten weltweit im Einsatz, in 86 Ländern werden Minderjährige rekrutiert (ebenda). Es ist unmöglich, die genaue Zahl der aktiven Kindersoldaten zu erfassen, da Armeen und Rebellenverbände keine Statistiken über ihren Einsatz führen und sie zudem in Zonen agieren, zu denen internationale Organisationen wenig Zugang haben. Etwa 40 % der Kindersoldaten sind Mädchen (UNICEF, 2007b). Eine Reihe von ihnen verrichtet Tätigkeiten im reproduktiven Bereich, andere wiederum nehmen auch am bewaffneten Kampf teil. Frauen und Mädchen sind in Kriegen und innerhalb bewaffneter Verbände in besonderem Maße von patriarchaler, insbesondere sexualisierter Gewalt betroffen (vgl. Alfredson, 2007; Honwara, 2006).

Alltag als Kindersoldat:
„Das war wie ein Spiel für uns"

Chérif Condé wuchs in einer kleinen Stadt in Westafrika auf. Nach dem Tod ihres Mannes verdiente seine Mutter den Lebensunterhalt für sich und ihre beiden Kinder durch Kleinhandel. Bis zur fünften Klasse besuchte Chérif die Schule, und „das Leben war ganz normal".

Eines Nachts, Chérif war zwölf Jahre alt, überfielen Rebellenverbände den Ort. Es kam zu Kämpfen mit vielen Toten. In der Dunkelheit versuchten die Einwohner, zum nahegelegenen Militärcamp zu fliehen. In dieser bedrohlichen und chaotischen Situation, von der er nur fragmentiert berichten kann, wurde Chérif von seiner Familie getrennt, die er die ganze Nacht verzweifelt suchte. „Morgens (leise, stockend) haben wir in diesem Camp gegangen, da wir fragen, aber da war schon die Militär, die hatten fast die Krieg verloren gegen die Rebellen, die wollten Freiwillige, die, also die dabei hilft, so, die Rebellen zu kämpfen. Die hatten so eine Liste und war viele Jugendlichen so, die sich registrieren für die Kämpfe gegen die Rebellen."

Gemeinsam mit anderen Jugendlichen schloss sich Chérif dem Militär an, formal freiwillig, aber nicht aus der Motivation heraus, für oder gegen etwas zu kämpfen, sondern vor allem aufgrund des Versprechens, dass ihm bei der Suche nach seinen Angehörigen

geholfen würde. Nach einer kurzen Trainingsphase wurde Chérif in vorderster Front bei Gefechten gegen die Rebellengruppen eingesetzt. „Wir waren die neuen Jugendlichen, wir waren vorne, und die die Generalen und so sind ganz ganz hinten. Ja, und hat, unsere Gruppe hatte viele viele Kollegen verloren." Die Jugendlichen wurden auch benutzt, um Zivilisten, mutmaßliche Regimegegner, zu ermorden. „Ich verstehe nicht, wie alles ist, äh, ist organisiert mit Militär und Rebellen. Manchmal du siehst die Jungen wie die normale Militär, aber sie bringen Leute um, die – die keine getan hat."
Die Jugendlichen erhalten Drogen – Marihuana, Tabletten –, und in der Anfangszeit als Kindersoldat scheinen die sich überschlagenden Ereignisse und der Drogeneinfluss zu verhindern, dass Chérif wirklich ins Bewusstsein dringt, was er tut. „Es war so wie eine, damals war wie eine Spiel für uns, wenn wir so rauchten, war so, das war genau wie wir in Kino guckt." Erst als er zur Ruhe kommt, kommen Bilder und Geräusche des Krieges wieder hoch, und es machen sich erste Anzeichen psychischer Belastung bemerkbar. „Also, damals ich wusste es nicht, dass so schlimm ist. Aber später, dass so Krieg sehr ruhig, dass wir nicht mehr rauchen, Drogen nehmen, dann kommt, wenn ich schlafe, ich geh, also, ich höre immer laut und sehe Sachen, die, die mich stört zu schlafen und so, und kriege ich Kopfschmerzen."
Chérif bleibt über drei Jahre bei den Freiwilligen. Fluchtversuche werden hart bestraft. Irgendwann trifft er bei einer Patrouille zufällig einen Freund seiner Eltern. Dieser organisiert seine Flucht nach Deutschland.

Kindersoldaten als Flüchtlinge in Deutschland

Nur wenige ehemalige Kindersoldaten fliehen ins Ausland – noch weniger erreichen Deutschland.[1] Bei ihnen handelt es sich zumeist um Jugendliche, die 15 Jahre und älter sind. Während jüngere unbegleitete minderjährige Flüchtlinge in Einrichtungen der Kinder- und Jugendhilfe untergebracht und pädagogisch betreut werden, ist die Situation der älteren Jugendlichen und erst recht der jungen Volljährigen problematischer. Sie finden sich mit den gleichen Restriktionen konfrontiert, denen Flüchtlinge in Deutschland allgemein unterworfen sind.

Nur eine geringe Zahl von Asylantragstellern erhält eine Anerkennung als politischer Flüchtling oder Abschiebeschutz aus humanitären Gründen.[2]

Die (Zwangs-)Rekrutierung als Kindersoldat führt nicht zwangsläufig zur Annerkennung.[3] Viele abgelehnte Flüchtlinge können de facto nicht ins Herkunftsland zurückkehren oder abgeschoben werden. Bis Flüchtlinge einen sicheren Aufenthalt haben, leben sie in einer Situation struktureller Ausgrenzung und Unsicherheit. Sie können nicht entscheiden, wo und wie sie leben. Sie müssen sich im zugewiesenen Landkreis oder Bundesland aufhalten und sind verpflichtet, in einer Sammelunterkunft für Flüchtlinge zu wohnen. Die Heime, häufig Container oder ehemalige Kasernen, liegen oft außerhalb von Ortschaften und bieten schlechte räumliche und hygienische Bedingungen. Alleinstehende werden meist in Mehrbettzimmern untergebracht, z. T. auch gemeinsam mit Wohnungslosen.

Flüchtlinge sind meist von extremer Armut betroffen. Erwerbstätigkeit ist in der Regel nicht gestattet, sodass sie von Sozialleistungen (35 % unter ALG II) leben müssen. Die Leistungen nach dem „Asylbewerberleistungsgesetz" sind seit 1993 nicht erhöht worden und betragen für Erwachsene monatlich 224,97 Euro. Sie sind „vorrangig als Sachleistungen zu gewähren" (BAMF, 2007, S. 57), d. h. in Form von Lebensmittelpaketen oder Einkaufsgutscheinen. Minderjährige erhalten noch 30 % weniger, auch wenn sie alleine leben (Best, 2005, S. 1).

Die medizinische und psychologische Versorgung für Flüchtlinge ist eingeschränkt. Sie sind nicht Mitglied der gesetzlichen Krankenkassen, und ihre Behandlung wird bei „akuter Erkrankung" von den Sozialämtern finanziert – wobei die Auslegung des Begriffes „akut" differieren kann. Die Bewilligung einer Psychotherapie ist in der Regel schwierig.

Kinder, Jugendliche und junge Volljährige sind die größte Gruppe unter den Asylbewerbern.[4] Unbegleitet eingereiste Kinder und Jugendliche müssen vom Jugendamt in Obhut genommen werden.[5] Leider wird dies bei 16- bis 17Jährigen nicht immer umgesetzt. In manchen Bundesländern werden sie mit der Begründung, dass Flüchtlinge in Deutschland ab 16 „asylmündig" sind, als „alleinstehende Personen" eingestuft, die bevorzugt ländlichen Gemeinden zugewiesen werden, in denen es keine angemessene Infrastruktur zur psychosozialen Betreuung traumatisierter Flüchtlingsjugendlicher gibt. Dort werden sie gemeinsam mit Erwachsenen in Flüchtlingsunterkünften untergebracht.

Auch der Schulbesuch wird über 16-Jährigen teilweise nicht erlaubt. Hinzu kommt, dass junge Flüchtlinge selten über Ausweispapiere verfügen, mit denen sie ihr Geburtsdatum belegen könnten. Wenn Behördenmitarbeiter Zweifel an dem angegebenen Alter haben und sie beispielsweise durch „Inaugenscheinnahme" als Volljährige einschätzen, so kann von Behördenseite ein verändertes Geburtsdatum festgelegt werden.

Die ersten Monate oder gar Jahre, die ehemalige Kindersoldaten in Deutschland verbringen, sind also in vielen Fällen von Marginalisierung und Unsicherheit geprägt. Gerade in dieser Zeit jedoch benötigen die Jugendlichen Unterstützung und Stabilisierung durch psychosoziale Arbeit.

Ankunft in Deutschland: „Ich war wie verloren"

Ein Fluchthelfer begleitet Chérif im Flugzeug nach Deutschland. Hier setzt er ihn irgendwo ab, Chérif ist von nun an auf sich alleine gestellt. Chérif ist nach eigenen Angaben 15 Jahre alt.

Mit der Flucht nach Deutschland verbindet Chérif die Hoffnungen auf ein besseres Leben: „für mich war so, wenn ich hier kommt, vielleicht, ja, das kommt ganz anderes Leben für mich. Ich denke, das würde besser für mich. Ja, aber am Anfang, dass ich hier kam, ja, ich war so wie verloren in eine Welt, in die ich niemand kennt."

Auf der Straße spricht er einen schwarzen Jugendlichen an, der ihn spontan unterstützt und zu einem engen Freund wird. „Ich habe nur Junge, ich habe ihn getroffen, ich habe ihm erzählt, was ich, woher ich komme, ja, ich will in Schule gehen, so, ich habe ihm ein bisschen erklären, aber der selber hat mich gesehen wie, ja, ein bisschen, weil ich erzähl viel auf einmal, da sagt der, warte, erzähl mal langsam. Ich habe ihm erzählt, ich habe Angst und so, und er hat mich, äh, bei ihm genommen, bei ihm zu hause."

Chérif wendet sich auf Anraten seines neuen Freundes an die Ausländerbehörde, um sich als Asylsuchender zu melden. Es kommt in dieser Situation zu einem „Ausraster", der die massive psychische Belastung des Jugendlichen deutlich macht. Chérif wird von Polizisten überwältigt und in die Psychiatrie gebracht: „Morgens ich war bei der Behörden, Ausländeramt, ja. Ja (seufzt). Und dass ich so auch tief gefallen, weil mit die die Beamter, der hat mich so (stockend) also ein bisschen provoziert, und der war nicht so nett mit mir, und ich hatte immer noch diese Soldat-Esprit in Kopf und ich habe ihn fast geschlagen, und ich war so aggressiv so. Er hat die Polizei angerufen, so, viele

Polizei auf einmal hat mich angegriffen, und dann dachte ich, ja, ich habe andere Problem weg, und jetzt ich bin wieder drin. Ich habe geweint, geschrien, bis meine Stimme ist weg, ja, und war so – schockiert, so. Und die Polizisten hat mich in Krankenhaus gebracht." Chérif wird im Krankenhaus fixiert und mit Medikamenten ruhiggestellt. Er ist ausgeliefert und verzweifelt, wird von Erinnerungsbildern überflutet und denkt an den Tod. „Da habe ich äh so Spritzen bekommen, Tabletten, ja, ich war richtig krank, ja. Ganze Nacht nicht geschlafen, geweint, weil ich sieht noch diese Bilder, und ja, dann habe ich gesagt in Krank-, ich wollte sterben, lieber sterben. Ja. Das war sehr schwierig, so auf – im im Bett, zwei Tage, so fest, Fesseln, Fuß und äh und Arm." Nach der Entlassung aus dem psychiatrischen Krankenhaus zwei Wochen später wird der – offensichtlich psychisch schwer belastete Jugendliche – ohne weitere psychosoziale Betreuung alleine dem Asylverfahren überlassen.

Chérif führt keine Dokumente mit sich, mit denen er sein Geburtsdatum hätte belegen können. Die Ausländerbehörde setzt sein Alter um zwei Jahre herauf, sodass er nun offiziell 17 und somit asylmündig ist. Asylbewerber werden nach einer Quotenregelung bundesweit verteilt. Chérif wird einer Kleinstadt zugewiesen. Obwohl er minderjährig ist (selbst nach der Altersänderung durch das Bundesamt), wird er nicht in einer Jugendhilfe-Einrichtung untergebracht, sondern in einem Wohnheim für erwachsene Männer – ohne Schulbesuch und pädagogische Betreuung. Unter den Erwachsenen fühlt er sich alleine: „die Leute war sehr sehr erwachsen als ich, also älter als ich. Ich konnte nicht so richtig kommunizieren."

In der Isolation verschärfen sich Chérifs psychische Beschwerden, es kommt wieder zu Kopfschmerzen und Schlafstörungen. „War ich da alleine und ja, ich war wieder immer Kopfschmerzen, nicht gut, ich konnte nicht gut schlafen." Als Ansprechpartner haben Flüchtlinge in den Wohnheimen meist nur die Hausmeister – also Menschen ohne pädagogische oder psychologische Ausbildung. Chérif wendet sich aufgrund seiner Beschwerden an den Hausmeister und wird zum Allgemeinmediziner geschickt: „der Hausmeister hat mich gesagt, ich soll zum Arzt". Vom Arzt erhält der Jugendliche Schlaftabletten, mit denen er seine psychischen Beschwerden versucht, selbst zu behandeln. Die Betäubung durch Drogen und Tabletten ist ihm ja bereits durch die Zeit im Militär bekannt. Durch die Tabletteneinnahme verschlechtert sich sein Zustand weiter. „Ich bin bei der Arzt gegangen, der hat mich Table- Schlafstörungtablette gegeben, das habe ich, äh, genommen, immer, Tag und Abend, bis also immer, äh, ja meine Kopf dreht, ich konnte nicht aufstehen."

In der Flüchtlingsunterkunft ist Chérif von Männern umgeben, die älter sind als er und keiner Beschäftigung nachgehen. Als Chérif Gleichaltrige auf dem Weg zur Schule sieht, erwächst in ihm der Wunsch, auch zur Schule zu gehen. Er bemüht sich selbstständig darum, in der Schule aufgenommen zu werden, was ihm auch gelingt. „Ich war im Wohnheim, viele ältere Leuten, die trink Bier ganze Tag, ja, wir rauchen ganze Tag, und da ich habe mich überlegt, ja, wie geht die andere Jugendlichen zur Schule, so wie ich, zur Schule jeden Tag, jeden Morgen, und dann bin ich einfach so gegangen in die Schule, habe ich gefragt, ich wollte ich auch zur Schule. Also, der Direktor meinte, ich muss erst bei Jugendamt und, äh, da erzählen, ja, und hat mir gefragt, ob ich schon in die Schule gegangen, ja. Ich habe Grundschule gemacht in Heimat, vor der Krieg, und hat mir ein paar Test gemacht, und ja, ist okay, kannst du mit in neunte Klasse kommen." Chérifs Motivation für seinen Schulbesuch ist auch die Hoffnung, seine psychische Verfassung darüber zu verbessern. „Ich habe mich selber organisiert zur Schule gehen, vielleicht das – das hilft so, wenn ich in der Schule mit andere Kinder? So Kontakt zu haben und so."

Chérif bleibt aber aufgrund seiner Lebensgeschichte in der Schule zunächst isoliert. „Also, in die Schule, ich konnte nicht mit andere Kinder so spielen oder so, also, die stellt mich Fragen, also, ich schäme mich, das zu erzählen, weil ich war – meine – ja: ich hatte keine, also gute Kindheit. Ja, ich konnte nicht erzählen, das, was ich als Kinder – als ich Kinder war in Heimat, als – was ich gemacht habe, was, ja, ich konnte das nicht erzählen, und ich war immer ruhig, so, ich sage nicht was, und ja, und die lasst mich alleine."

Chérif findet Anschluss an eine Gruppe drogenkonsumierender Jugendlicher und beginnt, regelmäßig Haschisch zu rauchen. Das hilft gegen quälende Gedanken, verstärkt aber die Konzentrationsschwierigkeiten und die Schlafstörungen. „Damals ich habe immer in eine Gruppe, wir kiffen so, weil wenn ich also mit Tabletten und oder Spritzen, das, ich denke, das hilft mir nicht, ich habe angefangen, so viel zu rauchen so, kiffen. Wenn ich kiffe, dann ich denke nicht. Ja, mit Schule war schwierig am Anfang, ich konnte mich nicht konzentrieren, ja, ich will immer fast jede drei Stunden ein bisschen rauchen. Und am Abend schlecht, nicht gut, nicht richtig schlafen."

Es ist schwer für Chérif, die Schule alleine zu bewältigen, ohne Unterstützung bei den Schulaufgaben und unter den ungünstigen Lebensbedingungen im Wohnheim. „Im Wohnheim die Situation auch, wenn der Lehrer uns Hausaufgabe gibt, zuhause alleine, ich kann nicht. Und nicht überlegen kann, ich habe Nachbarn, die sind immer laut und so. Ja, und die Situation war sehr schwierig für mich."

Auch die wirtschaftliche Situation ist schwierig für Chérif. Als Minderjähriger erhält er nur ca. 190 Euro im Monat, von denen er neben Kleidung und Lebensmitteln auch noch Schulmaterialien, Fahrkarten etc. finanzieren muss. Da er mit dem Geld nicht auskommt, sucht er sich eine Arbeit ohne Arbeitsgenehmigung und Steuerkarte. „Habe ich angefangen zu arbeiten, so, am Wochenende gehe an ein Land, ja, bei Bauern fragen, wenn gibt es Job." Er kann keine Arbeitsrechte einklagen und wird um seinen Lohn betrogen. „Ja, erste Mal war nicht gut, ich habe mich in falsche Chef gelandet, ja, habe ich viel gearbeitet, und am Ende hat er mich nicht mein ganze Geld gegeben."

Trotz der Schwierigkeiten helfen Schulbesuch und Arbeit Chérif letztlich, aus der Isolation als Flüchtling herauszukommen und sich in Deutschland zu orientieren. „Die Leuten, die im Heim ist, ja, die wissen nicht – also, diese Integration, sie wissen nicht, wie die andere lebt, die sind da nur im Heim, dürfen nicht Schule, dürfen nicht arbeiten, wie könnten sie, äh, so wissen, wie – wie das Leben ist hier. Ja, das habe ich gelernt, weil ich habe Schule besucht, Kontakt ja mit Deutschen gehabt, so gearbeitet auch, ja, jetzt wusste ich ein bisschen."

Chérifs Asylantrag wird abgelehnt. Vor Gericht wird ihm schließlich Abschiebeschutz aus humanitären Gründen aufgrund seiner schweren Traumatisierung zugesprochen. Chérif ist inzwischen volljährig. Nach drei Jahren in Deutschland erhält er eine Aufenthaltserlaubnis. Chérif darf aus dem Wohnheim in eine normale Wohnung ziehen und eine Arbeit annehmen.

Trauma und Traumabewältigung

Generell gibt es einen sehr hohen Anteil (ca. 40 %) an Traumatisierungen bei Flüchtlingen (vgl. Gäbel et al., 2006). Aufgrund der spezifischen Lebenserfahrungen ehemaliger Kindersoldaten ist davon auszugehen, dass der Anteil von Traumatisierten unter ihnen noch deutlich höher ist.

Wenn Menschen etwas (Lebens-)Bedrohliches erleben (z. B. Unfälle, Umweltkatastrophen, Vergewaltigung, Krieg), das ihre Bewältigungsmöglichkeiten übersteigt,[6] kann es in der Folge zu psychischen Reaktionen wie der Posttraumatischen Belastungsstörung (PTSD) kommen, die gekennzeichnet ist durch Symptome des Wiedererlebens, Vermeidungsverhalten und Übererregtheit (vgl. WHO, 2006; Fischer & Riedesser, 1999; Huber,

2003a). Besonders gravierende Traumatisierungen können zu zahlreichen weiteren Folgen wie Dissoziativen Störungen (Nijenhuis, 1999/2006; Hart, 2008) oder der Komplexen Posttraumatischen Belastungsstörung (Herman, 1992, 1992/2003) führen.

Diese Konzepte beschreiben treffend die Symptome, die die Betroffenen erleiden, sollten allerdings bezogen auf Flüchtlinge, Folteropfer und auch ehemalige Kindersoldaten dahingehend kritisch hinterfragt werden, ob sie dazu beitragen, gesellschaftlich bedingtes oder im politischen Kontext hergestelltes Leiden zu individualisieren und pathologisieren (Becker, 1997). Beachtenswert ist hier das Konzept der sequentiellen Traumatisierung nach Keilson (1979/2005), das die Lebensbedingungen der Betroffenen mit einbezieht. In einer Untersuchung mit jüdischen Waisenkindern nach dem Holocaust stellte Keilson einen Verlauf der Traumatisierung in Phasen fest. Als dritte traumatische Sequenz wird die Zeit nach der direkten Verfolgung, das Leben in Waisenhäusern, Pflegefamilien etc. bezeichnet. Diese Phase ist nach Keilson entscheidend: Wenn die Kinder eine unterstützende Umgebung fanden, war eine Verarbeitung des Traumas eher möglich, bei fortgesetztem Stress hingegen kam es zu einer Fortsetzung und Chronifizierung der psychischen Belastung (ebenda).

Übertragen auf Flüchtlingskinder und -jugendliche beginnt die dritte traumatische Sequenz mit ihrer Ankunft in Deutschland. Es ist anzunehmen, dass die Lebensbedingungen und die Unterstützung, die sie hier vorfinden, ihre weitere Entwicklung maßgeblich prägen. Dies bedeutet eine große Chance und Verantwortung für die psychosoziale Arbeit mit traumatisierten jungen Flüchtlingen in Deutschland.

Zur Behandlung von Traumafolgestörungen sind in den letzten Jahren eine Reihe von Therapieverfahren entwickelt worden (vgl. u.a. Fischer, 2003; Fischer & Riedesser, 1999; Flaten, 2001; Hanswille & Kissenbeck, 2008; Huber, 2003b; Reddemann, 2004; Shapiro, 1998; Kolk et al., 1996/2000). Generell besteht in der Traumatherapie die Tendenz, schulenübergreifend und integrativ zu arbeiten. Einen besonderen Stellenwert haben in Bezug auf die Zielgruppe der ehemaligen Kindersoldaten solche Konzepte, die die interkulturelle Dimension berücksichtigen (Auernheimer, 2002; Peltzer et al., 1995; Schlippe et al., 2003, Wohlfart & Zaumseil,

2006). In vielen afrikanischen Gesellschaften beispielsweise spielen schamanistische Heiler in der Behandlung dieser Zielgruppe eine große Rolle. Indem sie in traditionellen Zeremonien und Ritualen das Gleichgewicht in der Gemeinschaft, die Harmonie mit Ahnen, Geistern und anderen Kräften wieder herstellen, tragen sie zur „Reinigung" der Kinder von ihrer Schuld als Voraussetzung zur Reintegration in die Gemeinschaft sowie zur Linderung traumatypischer Symptome bei (Efraime, 1998, 2007; Essiomle, 2005; Spitzer, 1999; Steudner, 2000).

In Deutschland werden ehemalige Kindersoldaten vorrangig in den Psychosozialen Zentren für Flüchtlinge und Folteropfer betreut und behandelt. Die Arbeit umfasst die soziale Stabilisierung (Aufenthaltsrecht, Unterbringung, Schulbesuch, Arbeitserlaubnis zur Ausbildung etc.), (trauma-)therapeutische Interventionen sowie begleitende Gruppenangebote (vgl. u. a. PSZ, 2007). Hierbei hat sich ein breiter, niedrigschwelliger Ansatz bewährt. Die in den bundesweit ca. 25 psychosozialen Zentren zur Verfügung stehenden Unterstützungsmöglichkeiten sind allerdings nicht ausreichend[7] – im Zuge der interkulturellen Öffnung der Regeldienste sollten diese zunehmend in die Lage versetzt werden, auch solche komplexeren Aufgaben zu übernehmen.

Belastung:
„So wie die Krieg ist passiert, bis heute noch ich habe im Kopf"

Chérifs traumatypische Symptome wie Albträume, Kopfschmerzen, wurden bereits geschildert. Seine Lebensbedingungen und seine psychische Verfassung sind nicht wirklich voneinander zu trennen. Was Chérif beispielsweise vom Konflikt in der Ausländerbehörde erzählt, als er von Polizisten überwältigt wird, lässt vermuten, dass er dort einen Flashback (Wiedererleben einer traumatischen Situation) erleidet.

Wie bereits ausgeführt, ist Chérifs Erinnerung an den Krieg für ihn einerseits ständig präsent, andererseits findet er im normalen Alltagsleben keinen Ort, an dem er sie thematisieren kann. Er bemüht sich darum, sie zu verbergen. „Manchmal mit Arbeitskollegen, die fragt mich, so, warum redest du nicht? Ja, beim Arbeiten. Warum, erzähl mal was. Die fragen mich, woher kommst du? Warum bist du in Deutschland? Also, die stellen viele Fragen auf einmal, und ist mir schwer, zu jede zu erklären, wie war meine Leben, ja, wie ist meine Leben, so, das war schwierig für mich."

Unter Alkohol- oder Drogeneinfluss verliert Chérif diese Hemmungen. „Manchmal ich bin besoffen oder viele gekifft, ich rede so viel, dann kann ich viel erzählen, ja, aber so an Arbeit oder so normal, ich kann nicht so."

Chérif erlebt die Schwierigkeit, seiner Lebensgeschichte einen Platz im Alltag geben zu können, als einen persönlichen Mangel. „Ich habe was nicht, was fehlt bei mir. Vielleicht meine Kindheit. Zu erzählen, das fehlt." Nicht über sich sprechen zu können macht es auch schwer, nahe Beziehungen einzugehen. „Ich habe Freundin hier gehabt, aber hat nicht geklappt, weil ja, die Kommunikation und so, ja, sie wollte über mich wissen, so, wollte Fragen stellen, aber ich kann nicht antworten oder ist für mich schwierig. Die meinte, ja, ich bin komisch oder so. Dann klappt's nicht, am Ende."

Chérif erlebt Phasen der Hoffnungslosigkeit und suizidaler Gedanken. „Manchmal ich frage mich, wie kann ich das alles schaffe bis heute, weil, ja, am Anfang hier in Deutschland, ich habe keine Hoffnung, ich habe mich manchmal Gedanken, dass mich selber umbringe, ja, weil das Leben – ich habe in Heimat alles gelebt, viele Scheiße erlebt, und hier auch, fängt mit Polizei und, äh, Krankenhaus im Bett so fesselt und so, und dachte ich, oh nee, ich kann nicht mehr leben."

Bewältigungsstrategien:
„Wenn ich kiffe, dann ich denke nicht"

Chérif versucht verschiedene Strategien, mit seiner psychischen Belastung umzugehen, die durch die Isolation in Deutschland verstärkt wird. So bemüht er sich aktiv um Ablenkung, denn sobald er zur Ruhe kommt, belasten ihn Erinnerungsbilder. „So wie die Krieg ist passiert, ja, bis heute noch ich habe im Kopf. Das stört mich viel. Nur wenn ich Sport mache so, oder arbeiten, dass ich habe was zu tun, dann ich habe nicht so Gedanken, aber wenn ich ruhig bin, zuhause oder so am Schlafen, dass diese Bilder kommt wieder im Kopf."

Gegen die quälenden Gedanken betäubt Chérif sich eine Zeitlang mit Haschisch. „Ich habe angefangen, so viel zu rauchen so, kiffen. Wenn ich kiffe, dann ich denke nicht."

Eine wichtige Ressource für Chérif sind Freundschaften. Vor allem der Jugendliche, den er gleich zu Beginn in Deutschland kennengelernt hat, ist eine wichtige Bezugsperson. Aber durch die Umverteilung im Asylverfahren lebt er mehrere hundert Kilometer entfernt, er muss sich andere Freunde suchen. Die Freundschaften dienen nicht zuletzt als Familienersatz: „mit diese Gruppe, die war nicht so gut, aber wir haben zusammen gekifft und so, Fußball gespielt, ich habe ein bisschen irgendwie eine eine Familie da so.“

Weitere stabilisierende Faktoren sind Leistung und Erfolg. Chérif strengt sich sehr an für die Schule und hat darüber Erfolgserlebnisse, die sein Selbstbewusstsein stärken. „Ja, und ich habe auch versucht zu lernen zuhause, ich habe versucht, alleine so lernen. War schwierig zu konzentrieren, aber ich habe versucht, ja. Und in die Schule habe ich mich ein bisschen verbessert, so. Wenn die Lehrer was fragen, ja, ich versuche mal zu antworten, obwohl manchmal die Schüler lachen über mich wegen meiner – meiner Sprache oder so, aber ich habe ja – ich habe versucht, weiter, so. Mit Hausaufgaben, ich habe mich verbessert. Erstmal ich habe, äh, von neunte Klasse bis zehnte geschafft. Ja. Weil ich habe mit neunte Klasse angefangen, in der Hauptschule. Ja. Mit alle Problemen, zu denken, diese Kiffen, ich habe trotzdem geschafft, aber zehnte Klasse zu kommen. Und dann ja, ich war stolz auf mich, ich war sehr sehr (leise) stolz, so. Was, zum ersten Mal, was zu schaffen.“

Im Anschluss an die Hauptschule nimmt Chérif an einer sechsmonatigen Ausbildungsmaßnahme für junge Flüchtlinge teil, durch die er weitere Orientierung in Deutschland bekommt. Er nutzt die Angebote und profitiert davon. Deutlich wird, dass es neben den Lehrinhalten für ihn stets wichtig ist, Bezugspersonen zu haben, zu denen er eine positive Bindung aufbauen kann. „Danach habe ich auch, äh, eine Maßnahme ... gemacht, sechs so, sechs Monate war das, ja, das heißt Gesellschaft beruflich Bildung, das auch hat mich viel viel geholfen, ich habe gute nette Lehrerin gehabt, ja, Frau Schulz, ja, und die andere, ja, ich habe über Berufliche gelernt, wie ich mit – wie ist die Arbeitsmarkt in Deutschland, wie sucht man Arbeit über Internet, wie man Bewerbung schreiben, Bewerbung, Lebenslauf, also ich hab viele so Erfahrung da auch gesammelt. Ja. Und mit gute Noten habe ich geschafft, das ich bin auch stolz.“

Chérifs Strategie, seinen Belastungen durch Ablenkung und Leistung (Schule, Arbeit) entgegenzuwirken, ist allerdings ambivalent. Einerseits führt sie zu Erfolg, andererseits muss er weiterhin vermeiden, zur Ruhe zu kommen, weil ihn dann die Gedanken einholen. „Ich habe viel geschafft bis heute, ja. Aber ist mir immer noch was äh nicht so genau ist bei mir (stockend). Ich fühle mich, was fehlt bei mir so. Wenn ich alleine deswegen – zur Zeit ich arbeite so viel. Ja, ich mach – ich will immer was zu tun. Wenn ich ruhig bleibe so zuhause so, die Gedanken kommen wieder, und das ist schwierig.“

Professionelle psychosoziale Unterstützung:
„Ich habe jetzt Leute, wo ich hingehen und meine Probleme erzählen"

Erst nach mehreren Monaten in Deutschland wird Chérif professionelle sozialpädagogische und therapeutische Unterstützung zuteil. Durch die Vermittlung seines Freundes kommt er in Kontakt mit einem Psychosozialen Zentrum für Flüchtlinge (PSZ). Zunächst ist er misstrauisch, nimmt das Gesprächsangebot aber aufgrund seiner Belastung trotzdem wahr. Er ist positiv überrascht von der freundlichen Aufnahme. „Die hat mich hier geschickt bei PSZ, ja. Erstmal ich war nicht so, ja, ich sage, Bürokratie immer in Deutschland, die – ja, ich wollte es nicht richtig so. Weil ich habe Schwierigkeiten, ich bin traurig, also ich sage ja, trotzdem ich bin gekommen, ja, und was ich denke, ich habe ganz anderes geseht, dass die Leute nett sind und höflich und, ja, die wollte mich ehrlich also helfen so."

Nach Einschätzung des PSZ ist der Jugendliche zu diesem Zeitpunkt überfordert damit, alleine im Flüchtlingswohnheim zu leben und seinen Alltag zu regeln und bräuchte stattdessen eine jugendgerechte Unterbringung, in der eine sichere Umgebung mit Ansprechpersonen, Tagesstrukturierung etc. gewährleistet sind. Dies entspricht auch Chérifs Wunsch. Aufgrund seiner psychischen Belastung und der latenten Suizidalität wird eine Inobhutnahme des Minderjährigen in eine stationäre Einrichtung der Kinder- und Jugendhilfe beim zuständigen Jugendamt durchgesetzt.

In der Jugendwohngruppe stellt sich heraus, dass Chérif große Schwierigkeiten hat, sich in den relativ straff strukturierten Gruppenalltag einzugliedern. Vor allem hat er Schwierigkeiten, sich der „Kontrolle" durch die Erzieher zu unterwerfen, nachdem er im Militär „unter Kontrolle" gewesen war und sich in der Flüchtlingsunterkunft daran gewöhnt hatte, nicht kontrolliert zu werden. „Ich habe erst in – in, äh, in Wohnheim gewohnt, wo älter Leute ist, keine Kontrolle, ja, ich bin dran gewöhnt, also erstmal in Heimat, ich war in Kontrolle, und wieder hier ohne Kontrolle. Ich war in Kontrolle, so, also anderes, ja? Mit Disziplin, so. Das und das, alles hart, ja. Weil, die wollten mich so – so viele kontrollieren. Ja. Nicht rausgehen, nicht zu spät zuhause kommen." Auch die Auswirkungen seines heimlichen Drogenkonsums machen es ihm schwer, sich in den Gruppenalltag einzufügen. „Ich habe damals Drogen genommen, ja, als ich im Kinderheim gewohnt hat." Die unflexiblen Strukturen, z. B. mit eingeschränkten Essenszeiten, die für seinen (auch durch den Drogenkonsum bedingten) Hunger nicht ausreichten, führen immer wieder zu Konflikten. „Das Essen hat mich nicht gereicht, weil wenn ich rauche, ich will mehr essen und – und die kocht nur einmal am Tag."

Nach einigen Monaten kommt es zu einer Eskalation der Autoritätskonflikte. Chérif reagiert aggressiv auf Reglementierungen und vor allem den autoritären Tonfall, in denen sie vorgetragen werden. „Sie war mit eine Ton, so, ja, und ich bin jemand, manchmal kommt so schnell raus, wenn ich nerve. Habe ich so geschreit, und also kaputt, und ich habe ein bisschen Sachen kaputt gemacht." Die Polizei wird gerufen, Chérif wird festgenommen. Nach kurzer Zeit wird er zwar freigelassen, bekommt aber Hausverbot. „Polizei meinte, ich muss weggehen. Ich sage, ja, ich habe nichts wohin, wo – wo, äh, gehen, ich habe keine Zuhause. Ich habe nur mein Haus hier. Und die sagt, ne, ich darf nicht da schlafen. … Ich bin wieder gegangen. Ja, in die Stadt, war Wochenende, in der Stadt rumgelaufen, Bahnhof, ja, bis morgens. … Ich habe viele geraucht, getrunken, ja Scheiße gemacht. Ja, aber das hat mich so – ja, ohne das ich kann nicht so – ich kann mich so selber umbringen oder so. Ich muss was nehmen, was mich so: Kopf so dreht."

Nachdem der Versuch der Unterbringung in dieser Jugendwohngruppe gescheitert ist, lehnt das Jugendamt jede weitere Finanzierung einer jugendgerechten Unterbringung des immer noch minderjährigen Jugendlichen ab. Chérif muss wieder in das alte Flüchtlingswohnheim ziehen. Glücklicherweise kann er den Schulbesuch in seiner alten Klasse wieder aufnehmen. „Bin ich in PSZ gekommen, geklärt. Ja. Ja, ich habe akzeptiert, da im Wohnheim zu wohnen und weiter Schule zu machen."

Zur psychischen und sozialen Stabilisierung von Chérif wird vonseiten des PSZ eine intensive muttersprachliche Begleitung initiiert. Im Rahmen eines Aktion-Mensch-finanzierten Projekts wird der Jugendliche über zwei Jahre lang durch einen vom PSZ geschulten und supervidierten muttersprachlichen Mentor begleitet. Ähnlich wie bei der individuellen sozialpädagogischen Einzelfallhilfe arbeitet der Mentor aufsuchend und bedarfsorientiert, steht dem Jugendlichen als männliche, afrikanische und muslimische Ansprechperson zur Verfügung und unterstützt ihn von Ort, beispielsweise in Fragen von Schulbesuch und behördlichen Angelegenheiten. Diese Art pädagogischer Begleitung ermöglicht Chérif Freiwilligkeit, Selbstständigkeit und Kontrolle. „Wichtig ist auch der, die PSZ hat mich auch mit Herr Rashid verbinden, Herr Rashid hat mich auch viele geholfen, der ist, äh, einmal in der Woche gekommen mit der Hausaufgaben, es war sehr schwierig, die deutsche Sprache für mich, so übersetzt mit Französisch, der hat mich alles übersetzt und geklärt und so … Wenn der Rashid zu mir kommt, wir machen nicht nur Hausaufgaben, wir reden auch. Der erklärt mir, wie – wie kann ich besser hier in Deutschland mich organisieren, wie kann ich leben, wie ist hier die Kultur, wie ist die

Behörden, ja, ich muss Geduld haben und nicht mich so schnell, äh, ne, äh, wie heißt das? Also, wenn ich nicht reden könnte, ich nerven, ich nerve mich so mit Behörden."
Im gleichen Zeitraum erhält Cherif im PSZ regelmäßige psychotherapeutische Behandlung. Diagnostisch wird festgestellt: „Das vorliegende Beschwerdebild entspricht nach den Kriterien der internationalen Klassifikationssysteme der Diagnose Posttraumatische Belastungsstörung, chronifiziert (DSM IV: 309.81/ICD 10: F 43.1). Das vorliegende Beschwerdebild übersteigt in Ausprägung und Schweregrad eine Posttraumatische Belastungsstörung und entspricht in seiner Komplexität der ‚Disorders of extreme stress' (auch ‚komplexe Posttraumatische Belastungsstörung' genannt) nach Hermann (1992)."
Das PSZ wird ein wichtiger Anlaufpunkt für Chérif, der ihm Orientierung gibt. „Seitdem ich Kontakt mit PSZ hat, also, die gibt mir also jeden Tag, was ich machen soll, welche Richtung ist besser für mich und so. PSZ hat mich immer die richtig Weg gezeigt, also, war nicht so einfach für mich so, das zu folgen. … Ich habe jetzt Leute, wo ich hingehen und meine Probleme erzählen, ja, dann ich komme immer wieder hier."
Chérif empfindet es als entlastend, sich dort aussprechen zu können. „Und hier auch in Düsseldorf, wenn ich in PSZ kommt, ich fühle mich, also, ich kann meine Problem erzählen, alles raus, und ja, und danach ich gehen." Das PSZ ist im Grunde der erste Ort, an dem er sich mit allen seinen Seiten zeigen kann.
Wichtig und bewegend ist es für Chérif, dass seine Bezugspersonen im PSZ an seinen Erfolgen Anteil nehmen und in bestimmten Situationen so etwas wie eine Elternrolle einnehmen. Beispielweise hatte es für ihn eine große Bedeutung, dass zu seinem Schulabschluss auch für ihn zwei Erwachsene kamen, mit denen er eine emotionale Verbindung hat und von denen seine Klassenkameraden dachten, sie könnten seine Eltern sein. „Ich habe meine Hauptschule geschafft, das war gut, dass in die Abschlussfest, die Rashid und Frau Rocca gekommen wie meine Eltern, das hat mich sehr sehr sehr – ich habe mich gut gefühlt, ja, die Schulkollegen hat selber gefragt, sind die deine Eltern, weil ich bin ein bisschen heller, die denken ich bin – … Ja, das hat mich auch sehr sehr gefreut."
Interessant ist, dass Chérif, wenn er über die Unterstützung durch das PSZ berichtet, nie erwähnt, ob therapeutische Techniken oder Übungen effektiv waren, sondern es geht um die emotionale Bindung an seine Bezugspersonen im PSZ. „alleine könnte ich auch das nicht schaffen, ja, ohne PSZ, weil – ja, mit PSZ das ist wie das, meine – wieder eine Familie gefunden habe, das – die – die, ja – viele viele geholfen, alleine könnte ich nicht schaffen, ja."

Motivationen und Zukunftsperspektiven: „Wenn ich andere Jugendlichen hilft“

Chérif wurde als Kindersoldat vom Opfer zum Täter gemacht und stellt sich der Frage von Schuld, Verantwortung und Wiedergutmachung, weil er durch die wiederkehrenden Bilder stets daran erinnert wird. „Was ich getan habe als Kinder, war, das – das wieder zu – ja, wie heißt das? Weil ich denke, ich habe was – was getan, ja, immer noch. Egal, wie die Leute sagen, ja, du warst noch kleiner, ja, du hast unter Drogen, aber ich fühle mich, dass ich habe was getan, weil ich sieht noch Bilder, ich sieht noch Bilder, die – die Leute, die ich was getan habe, und das ist sehr sehr sehr schwer für mich mit zu leben.“

Als Konsequenz aus seinen Lebenserfahrungen würde Chérif gerne gemeinsam mit seinem Freund, der auch Kindersoldat war, ein Hilfsprojekt für Kindersoldaten und Kinder in Not gründen. „Der beste Freund, weil der hat ein bisschen auch der Leben wie ich, der war auch Kindersoldaten … Ja, wir haben viele gelebt, wir haben vielleicht eine Projekt, wenn wir das schaffen, so andere Kinder zu helfen. Deswegen vielleicht wir anfangen zu arbeiten jetzt, vielleicht später wir machen Projekt für andere Kinder, bisschen zu helfen, … würde ich sehr gerne mithelfen, dass nicht mehr bei andere Kinder passiert und die Kinder oder andere Leute, die das passiert ist, zu helfen, dass sie weiter leben könnte und nicht – also, normal Leben zu haben. … Weil ich sieht mich selber ohne Hilfe wie – wie – wie wie könnte ich noch weiter bis heute noch so sein.

Auf jeden Fall, ich hab viele gelernt, und viel Erfahrung gesammelt, ich würde ich weiter kämpfen, nicht nur für mich aber für andere Jugendliche auch, die ich Kontakt habe, zu helfen.“

Chérif hofft immer noch, seine Familie wiederzufinden und durch gute Taten seine Mutter stolz machen zu können. „Meine Zukunft, ja – erstmal wieder meine Familie zu finden und mit ihnen glücklich zu sein, ja, und – ja, und (räuspert sich) ich würde auch sehr sehr stolz auf mich, wenn ich andere Leu- andere Jugendlichen hilft.“ Für Chérif ist es eine wichtige Antriebskraft, ein Leben zu führen, das sich an den Werten seiner Mutter orientiert und damit all das wieder „auszugleichen“, von dem er überzeugt ist, dass es von ihr verurteilt wird. „Ich habe Angst, dass meine Mutter mir – und ich schäme mich, wenn ich meine Mutter wieder finde, dass sie – sie mich ansieht, nicht so gute Junge, ja, wenn sie mich eine schlechte Junge sieht, dass sie – sie würde für immer weinen. Weil, sie würde sich selber Schuld sein, dass sie sich Schuld sieht und, äh, ich auch, aber das wollte ich nie, und das gibt mir mehr Kraft zum Weiterkämpfen, dass sie einmal sie findet, dass sie stolz, und ich würde auch stolz, dass ich kann sie vielleicht helfen so, so da mit mein Bruder und, ja – das macht mich ehrlich – das gibt mich ehrlich Kraft, so weiterzukämpfen.“

Anmerkungen

1. Ihre Zahl wird statistisch nicht erfasst. Basierend auf der Annahme, dass etwa 4 % der unbegleiteten minderjährigen Flüchtlinge Kindersoldaten waren, schätzte das Katholische Jugendsozialwerk 2003, dass sich zum damaligen Zeitpunkt ungefähr 300-500 ehemalige Kindersoldaten in Deutschland aufhielten (vgl. Ludwig, 2003) Vermutlich ist die Zahl noch höher, da viele der Betroffenen aus Angst oder Scham nicht darüber sprechen, dass sie Kindersoldaten waren. Weitere ehemalige Kindersoldaten haben inzwischen die Volljährigkeit erreicht.
2. In 2007 lag der Anteil der Asylbewerber, die Abschiebeschutz nach § 60.1 AufenthG erhielten, im Vergleich zu den Vorjahren mit 24,1 % sehr hoch. Bei über 80 % handelt es sich dabei um irakische Flüchtlinge (BAMF, 2008, S. 42 f.). 2006 wurden z. B. nur 0,8 % der Antragsteller als Asylberechtigte anerkannt; weitere 5,6 % erhielten Abschiebeschutz nach der Genfer Flüchtlingskonvention oder aus humanitären Gründen. 93,6 % aller Asylanträge wurden aus „inhaltlichen“ oder „formellen“ Gründen abgelehnt (BAMF, 2007, S. 37). Häufig wird beschieden, der Vortrag sei „nicht glaubwürdig“, oder es bestehe im Herkunftsland eine „inländische Fluchtalternative“.
3. Die Betroffenen müssen nach der Ablehnung ihres Asylantrags häufig in jahrelangen Klageverfahren Abschiebeschutz erwirken. Es ist nicht bekannt, wie viele ehemalige Kindersoldaten abgeschoben werden, weil sie keine professionelle Beratung und Unterstützung erhalten und alleine damit überfordert sind, humanitären Schutz juristisch einzuklagen.
4. 2007 waren 39,2 % aller Asylantragsteller minderjährig und weitere 22,8 % unter 25 Jahren (vgl. BAMF, 2008, S. 22). Im Vorjahr 2006 waren fast zwei Drittel (64,8 %) aller Asylantragsteller jünger als 25 Jahre; 41,1 % sogar unter 16 (BAMF, 2007, S. 23).
5. Das am 1. Oktober 2005 in Kraft getretene Kinder- und Jugendhilfeentwicklungsgesetz (KICK) hat die unbegleitete Einreise als eigenständiges Inobhutnahmekriterium ausdrücklich festgeschrieben (§ 42 Abs.1 Satz 1 Nr. 3 SGB VIII; BMFSFJ, 2006).
6. Gemeint ist das Zusammenwirken von Ereignisfaktoren (z. B. Schwere des erlebten Traumas, Erwartbarkeit, Kontrollierbarkeit), Risikofaktoren (z. B. sehr junges Alter, frühere belastende Erfahrungen oder psychische Erkrankungen, auch Schichtzugehörigkeit und Lebensbedingungen) sowie Schutzfaktoren (z. B. das Gefühl der Kohärenz und soziale Unterstützung).
7. Im PSZ Düsseldorf werden z. B. jährlich ca. 350-400 Klienten/-innen aus über 30 Ländern unterstützt, aus Kapazitätsgründen kann nur ca. jede vierte Anfrage aufgenommen werden. (vgl. PSZ, 2007)

Literatur

Alfredson, Lisa (2001). Sexuelle Ausbeutung von Kindersoldaten – Globale Dimensionen und Trends. *International Coalition to Stop the Use of Child Soldiers Newsletter 2,* 1-9.

Auernheimer, Georg (2002) Interkulturelle Kompetenz – ein neues Element pädagogischer Professionalität? In Georg Auernheimer (Hg.), *Interkulturelle Kompetenz und pädagogische Professionalität* (S. 183-205). Opladen: Leske + Budrich.

Bundesamt für Migration und Flüchtlinge (BAMF) (2007). *Asyl in Zahlen* (15. Aufl.). Nürnberg: BAMF.

Bundesamt für Migration und Flüchtlinge (BAMF) (2008). *Asyl in Zahlen 2007.* Nürnberg: BAMF.

Bundesministerium für Familie, Senioren, Frauen und Jugend (BMFSFJ) (2006). *Kinder- und Jugendhilfegesetz – Sozialgesetzbuch Achtes Buch* (7. Aufl.). Gelsenkirchen: VSTP. (Kleinere Schriften des Deutschen Vereins für öffentliche und private Fürsorge. 38.)

Becker, David (1997). Prüfstempel PTSD. Einwände gegen das herrschende „Trauma"-Konzept. In Medico International (Hg.), *Schnelle Eingreiftruppe „Seele" auf dem Weg in die therapeutische Weltgesellschaft. Texte für eine kritische „Trauma-Arbeit"* (S. 25-47). Frankfurt: medico international. (medico report. 20.)

Best, Margret (2005). *Kinderflüchtlinge in Schleswig-Holstein. Leitfaden für die Vormundschaftsarbeit mit unbegleiteten minderjährigen Flüchtlingen.* Kiel: Flüchtlingsrat Schleswig-Holstein.

Coalition To Stop The Use Of Child Soldiers (2008). *Child Soldiers Global Report 2008.* London: Coalition to Stop the Use of Child Soldiers.

Cremer, Hendrik (2007). *Schattenbericht Kindersoldaten. Schattenbericht im Rahmen des Staatenberichtsverfahrens nach Artikel 8 des Fakultativprotokolls zum Übereinkommen über die Rechte des Kindes betreffend die Beteiligung von Kindern an bewaffneten Konflikten.* Osnabrück: Terre des Hommes. Verfügbar unter: http://www.tdh.de/content/materialien/download/download_wrapper.php?id=249 [17.05.2009].

Efraime, Boia (1998). Die Geister können Schmerzen lindern. *der überblick 31*(1), 52-57.

Efraime, Boia (2007). *Psychotherapie mit Kindersoldaten in Mosambik. Auf der Suche nach Wirkfaktoren.* Aachen: Shaker.

Essiomle, Yawa Ossi (2005) *Psychologische Betreuung ehemaliger Kindersoldaten in Westafrika.* Dissertation. Freie Universität Berlin, Fachbereich Erziehungswissenschaft und Psychologie.

Fischer, Gottfried (2003). *Neue Wege aus dem Trauma – Erste Hilfe bei schweren seelischen Belastungen.* Düsseldorf: Walter.

Fischer, Gottfried & Riedesser, Peter (1999). *Lehrbuch der Psychotraumatologie.* München: Reinhardt.

Flatten, Guido, Wöller, Wolfgang & Hofmann, Arne (2001) Therapie der Posttraumatischen Belastungsstörung. In Guido Flatten, Ursula Gast, Arne Hofmann, Wolfgang Wöller, Luise Reddemann, Torsten Siol, Peter Liebermann & Ernst R. Petzold (Hg.), *Posttraumatische Belastungsstörung. Leitlinie und Quellentexte* (S. 85-122). Stuttgart: Schattauer.

Gäbel, Ulrike, Ruf, Martina, Schauer, Maggie, Odenwald, Michael & Neuner, Frank (2006). Prävalenz der Posttraumatischen Belastungsstörung (PTSD) und Möglichkeiten der

Ermittlung in der Asylverfahrenspraxis. *Zeitschrift für klinische Psychologie und Psychotherapie 35*(1), 12-20.

Hahn, Peter-Michael (2001) Die bösen Buben der Söldnerheere – im Dreißigjährigen Krieg suchten viele Kinder in Armeen Zuflucht. *der überblick 34*(4), 38-41.

Hanswille, Reinert & Kissenbeck, Anette (2008). *Systemische Traumatherapie. Konzepte und Methoden für die Praxis.* Heidelberg: Carl-Auer-Systeme.

Hart, Onno van den, Nijenhuis, Ellert & Steele, Kathy (2008). *Das verfolgte Selbst. Strukturelle Dissoziation.* Paderborn: Junfermann.

Herman, Judith (1992). Complex PTSD: A syndrom in survivors of prolonged and repeated trauma, *Journal of traumatic stress 5*(23), 377-387.

Herman, Judith (2003). *Die Narben der Gewalt. Traumatische Erfahrungen verstehen und überwinden.* Paderborn: Junfermann. (Amer. Original erschienen 1992.)

Honwana, Alcinda (2006). *Child soldiers in Africa. Ethnography of political violence.* Philadelphia PA: University of Pennsylvania Press.

Huber, Michaela (2003a). *Trauma und die Folgen.* Paderborn: Junfermann.

Huber, Michaela (2003b). *Wege der Trauma-Behandlung.* Paderborn: Junfermann.

Keilson, Hans (2005). *Sequentielle Traumatisierung. Untersuchung zum Schicksal jüdischer Kriegswaisen* (unveränd. Nachdr.). Gießen: Psychosozial-Verlag. (edition psychosozial.) (Original erschienen 1979.)

Kolk, Bessel A. van der, McFarlane, Alexander C. & Weisaeth, Lars (Hg.) (2000). *Traumatic Stress. Grundlagen und Behandlungsansätze. Theorie, Praxis und Forschungen zu posttraumatischem Streß sowie Traumatherapie.* Paderborn: Junfermann. (Reihe Innovative Psychotherapie und Humanwissenschaft. 62.) (Amer. Original erschienen 1996.)

Ludwig, Michaela (2003). *Ehemalige Kindersoldaten als Flüchtlinge in Deutschland – Projektstudie im Auftrag von terre des hommes Bundesrepublik Deutschland e.V. und Bundesfachverband Unbegleitete Minderjährige Flüchtlinge e.V.* Online verfügbar: http://www.tdh.de/content/materialien/download/download_wrapper.php?id=72 [24.03.2009]

Nijenhuis, Ellert R. S. (2006). *Somatoforme Dissoziation. Phänomene, Messung und theoretische Aspekte.* Paderborn: Junfermann. (Niederl. Original erschienen 1999.)

Peltzer, Karl, Aycha, Abduljawad & Bittenbinder, Elise (1995). *Gewalt und Trauma. Psychopathologie und Behandlung im Kontext von Flüchtlingen und Opfern organisisierter Gewalt.* Frankfurt: IKO – Verlag für Interkulturelle Kommunikation.

Psychosoziales Zentrum für Flüchtlinge Düsseldorf (2007). *Aus dem Leeren schöpfen – zur Arbeit des PSZ Düsseldorf.* Düsseldorf: PSZ.

Reddemann, Luise (2004). *Psychodynamisch-imaginative Traumatherapie PITT – Das Manual.* Stuttgart: Klett-Cotta.

Russmann, Paul (2004). Kindersoldaten als Akteure der neuen Kriege. *Der Bürger im Staat 54*, 204-209.

Schlippe, Arist von, El Hachimi, Mohammed & Jürgens, Gesa (2003). *Multikulturelle systemische Praxis – Ein Reiseführer durch Therapie und Beratung.* Heidelberg: Carl Auer Systeme.

Shapiro, Francine (1998). *EMDR – Grundlagen und Praxis. Handbuch zur Behandlung traumatisierter Menschen.* Paderborn: Junfermann.

Spitzer, Helmut (1999). *„Kindersoldaten" – Verlorene Kindheit und Trauma – Möglichkeiten der Rehabilitation am Beispiel Norduganda.* Wien: Südwind.

Steudner, Peter (2000). Die soziale Eingliederung von Kindersoldaten – Konzepte und Erfahrungen aus Mosambik. *Berghof Report 6.* [ganzes Heft]

United Nations (UN) (2000). *Optional protocols to the Convention on the Rights of the Child on the involvement of children in armed conflict and on the sale of children, child prostitution and child pornography.* (UN-Documents A/RES/54/263.) Online available: http://www.un-documents.net/a54r263.htm [11.03.2009].

UNICEF (2007a). *The Paris principles. Principles and guidelines on children associated with armed forces or armed groups.* Online available: http://www.child-soldiers.org/childsoldiers/ Paris_Principles_March_2007.pdf [11.03.2009].

UNICEF (2007b). *Zynischer Missbrauch. Kritische Bilanz von UNICEF zum 5. Jahrestag des Zusatzprotokolls zur UN-Kinderrechtskonvention.* Verfügbar unter: http://www.unicef.de/index.php?id=4258 [11.03.2009].

UNO (2002). *Fakultativprotokoll zum Übereinkommen über die Rechte des Kindes betreffend die Beteiligung von Kindern an bewaffneten Konflikten.* Verfügbar unter: http://www.bmj.bund.de/media/archive/638.pdf [13.03.2009].

Weltgesundheitsorganisation (WHO) (Hg.) (2006). *Internationale Klassifikation psychischer Störungen. ICD-10 Kapitel V (F) – Diagnostische Kriterien für Forschung und Praxis* (4. überarb. Aufl.). Bern: Huber.

Wilke-Launer, Renate (2001). Kanonenfutter und Killerkommandos. *der überblick 34*(4), 4-8.

Wohlfart, Ernestine & Zaumseil, Manfred (Hg.) (2006). *Transkulturelle Psychiatrie – Interkulturelle Psychotherapie. Interdisziplinäre Theorie und Praxis.* Heidelberg: Springer Medizin.

Kaja Swanhilt Haeger

Das Ritual der männlichen Beschneidung – Überlegungen im Rahmen von Gender und Trauma

Die Beschneidung ist ein Phänomen mit vielen Facetten und wird in westlichen Gesellschaften als Gewaltritual wahrgenommen. Da dieses Ritual jedoch auf vielfältigsten Ebenen wirkt, soll anhand der vorliegenden Untersuchung eine differenzierte Perspektive eingenommen werden, um das Phänomen in seiner Komplexität und seinem ganzen Ausmaß zu erfassen.

Studien zur weiblichen Beschneidung haben sich bereits intensiv mit den Folgen des Rituals und der Internalisierung von Herrschaftsverhältnissen in den eigenen Körper befasst. Die im Rahmen männlicher Machtansprüche sozialisierten Verhaltensweisen werden als verkörpertes Wissen in die geschlechtsspezifisch markierten Körper eingeschrieben und das Herrschaftsprinzip damit – meist unbewusst – aufrechterhalten (vgl. Boddy, 2002). Mittels Auszügen aus einer umfassenderen Studie wird im Folgenden das Ritual der Beschneidung exemplarisch an einem Fallbeispiel verdeutlicht, in dem die Vielschichtigkeit des Rituals besonders eindrücklich erscheint.

Das Ritual der männlichen Beschneidung

Die männliche Beschneidung im Islam, die im Zentrum dieses Beitrags steht, wird universal unter gläubigen Muslimen praktiziert (vgl. Ruthven, 1997, S. 110) und in der Regel bei kleinen Kindern im Alter von vier bis sechs Jahren durchgeführt. Mit der Ausbreitung des Islams in Afrika, Persien, Indonesien und anderen Teilen der Welt erhielt sie eine zentrale Bedeutung für das kollektive religiöse Bewusstsein und wurde somit zu einem der wichtigsten Gemeinschaftserlebnisse. Da bereits Mohammed beschnitten wurde, gilt dieses Ritual bis heute als ein wesentlicher muslimischer Brauch und als ein Zeichen der Zugehörigkeit: Schon der Prophet hob sich durch seine Beschneidung von anderen Menschen und Glaubensrichtungen ab; durch Fortführung dieses Brauches dokumentieren Muslime ihre Nähe zu Mohammed und dadurch den Kontakt zu Gott. In der bis heute fortgeführten Beschneidungspraxis ist eine Vielzahl der männlichen Muslime davon überzeugt, dass durch die Beschneidung die persönliche Reinheit des Mannes sowie seine geistige und körperliche Gesundheit zum Ausdruck komme (vgl. Gollaher, 2000/2002, S. 69). In einigen Teilen der islamischen Welt sind an die Beschneidung zudem rechtliche Gesetzmäßigkeiten geknüpft. So haben beispielsweise unbeschnittene Männer in ostafrikanischen Ländern kein Erziehungsrecht oder können von der Ehefrau verstoßen werden (vgl. ebenda, S. 69 f.). Vor allem an letzterem Beispiel wird deutlich, dass die Beschneidung weit mehr als religiöse Praxis und von hoher sozialer sowie rechtlicher Bedeutung ist.

Habitustheorie nach Bourdieu

Kulturell determinierte soziale und geschlechtsspezifische Zuschreibungen weisen Jungen oder Mädchen in jeweils bestimmte soziale Richtungen und führen sie in für sie vorgesehene Wirk- und Handlungsbereiche hinein. Wie der französische Soziologe und Ethnologe Bourdieu (1998/2005) in seiner Studie über das Geschlechterverhältnis in der Kabylei dokumentiert, dient die Bedeutung des Körpers im Wesentlichen als Kommunikationsmittel, um über ihn männliche und weibliche Eigenschaften nach außen sichtbar zu machen. Die Fähigkeit, als Mann Raum beanspruchen zu können oder physische Präsenz in der Welt zu zeigen, wird symbolisch über den Körper vermittelt und ist damit für alle Mitmenschen sichtbar. Bourdieu spricht hier vom männlichen Habitus. Der männliche Körperhabitus zeigt sich z. B. in einem aufrechten und zielgerichteten Gang oder der erhabenen Kopfhaltung eines Mannes. Als körperliche Hexis bezeichnet Bourdieu die in den Körper eingeschriebene politische Mythologie. Sie steht für die einverleibte Art des Redens,

Gehens und damit des Fühlens und Denkens und zur Körperhaltung gewordenen Disposition (vgl. Schultheis & Frisinghelli, 2003, S. 103 ff.; Bourdieu, 1998/2005, S. 52 f.).

In diesem Zusammenhang ist die Beschneidung auch als männliche Herrschaftsstrategie zu sehen. Die Jungen werden in aller Regel von Erwachsenen überwältigt oder zumindest ohne ihr Einverständnis und unwissend über den Verlauf dem Brauch unterworfen. Durch das Beschneidungsritual wird der Junge erstmals in gesellschaftlich organisierter Form von erwachsenen Männern in seinen Geschlechtshabitus eingeführt, durch die Gemeinschaft in seiner sozial konnotierten Rolle als „männlich" gefeiert und scheint damit sichtbar auf „die männliche Rolle" fixiert zu sein.

Die psychoanalytische Debatte über die männliche Beschneidung

Über die Beschneidung von muslimischen Jungen gibt es bislang keine breit angelegten Forschungsarbeiten. In der Zeitschrift für Psychoanalyse und ihre Anwendung „Psyche" fand 2003 zwischen den Psychoanalytikern Maciejewski und De Klerk eine wissenschaftliche Diskussion über die jüdische Säuglingsbeschneidung als frühkindliche Trauma-Erfahrung statt. Franz Maciejewski vertritt die These, dass die Säuglingsbeschneidung als ein traumatischer Stimulus verstanden werden kann, der die Erzeugung einer gleichförmigen kollektiven Identität bewirkt (vgl. Maciejewski, 2003, S. 524 f.). De Klerk gelangt zu der These, dass der vom Säugling empfundene Schmerz in seinem impliziten Gedächtnis verbleibt und dem expliziten Gedächtnis zugrundeliegt. Seine Befunde verweisen darauf, dass der Neugeborene die Beschneidung als etwas ausgesprochen Tiefgreifendes erlebt, wie es sich Erwachsene nicht vorstellen können. De Klerk benutzt hier das Bild eines Attentats auf das zarte „Haut-Ich", mit dem das Leben für den männlichen Säugling beginnt (vgl. De Klerk, 2004, S. 468). Der Autor unterscheidet zwischen den Folgewirkungen auf kollektiver und individueller Ebene: Während die Säuglingsbeschneidung ohne Betäubung kollektiv betrachtet einen Risikofaktor für Traumatisierung darstellt, entscheiden auf individueller Ebene die Qualität der elterlichen Umgebung und die Veranlagung des Jungen über die Folgewirkungen (vgl. De Klerk, 2004, S. 468).

Diese Ausführungen lassen vermuten, dass das frühe Schmerzerleben des Beschnittenen in seinem späteren Leben zwar von anderen Lebenserfahrungen überlagert wird, die Schmerzerfahrung jedoch latent vorhanden bleibt und unmittelbare Auswirkungen auf das eigene Körperempfinden hat. Der überwältigende Eingriff in die Selbstbestimmung des Jungen ist damit zentraler Bestandteil seiner Identität.

Der Fall von Halil

Im Folgenden wird an einem exemplarischen Fallbeispiel aus einer qualitativen Studie (Haeger, 2005) das Ritual der männlichen Beschneidung in Marokko dargestellt und ihr subjektives Erleben sowie ihre Verarbeitung herausgearbeitet. In narrativen Interviews bekamen die Befragten möglichst viel Raum für Darstellungen des eigenen Beschneidungserlebens und die Betonung von besonders bedeutsamen Bezügen (vgl. Fischer-Rosenthal & Rosenthal, 2004, S. 457; vgl. auch Nadig, 1986).

Wie bereits analysiert, ist die Beschneidung bei männlichen Muslimen im Wesentlichen ein Zeichen für die Aufnahme eines Jungen in die Gemeinschaft der Männer. Durch dieses Ritual wird er unmissverständlich an seine Geschlechtsidentität erinnert und seine soziale Position in der Gesellschaft symbolisch gefestigt. Vor diesem Hintergrund ist nachzuvollziehen, dass die Beschneidung von keinem der Interviewten grundsätzlich in Frage gestellt oder, trotz eigener kritischer Anmerkungen, verurteilt wurde.

Halil ist 30 Jahre alt, hat einen dreijährigen Sohn, lebt und studiert seit sechs Jahren in Deutschland. Er wuchs mit vier Geschwistern in einer mittelgroßen Küstenstadt im Süden Marokkos auf. Seine Mutter ist Hausfrau, sein Vater betrieb eine Metzgerei. Im Alter von etwa vier, fünf Jahren wurde Halil gemeinsam mit seinem Zwillingsbruder beschnitten. Anders als bei einem Großteil der Befragten wurde Halil bei der Beschneidung, zumindest in seiner Erzählung, nicht körperlich überwältigt. Ohne jedoch zu wissen, was genau bei einer Beschneidung passiert und welche körperlichen Konsequenzen daraus entstehen, lässt er sich auf das Ritual ein.

Halils erste Reaktion auf die Frage nach dem Erleben seiner Beschneidung ist spontan „Ganz, ganz schlimm!" Seine Geschlechtlichkeit, mit all ihrer Symbolik und sozialen Bedeutung, wird durch die Beschneidung erstmals in ihn eingeschrieben und hinterließ bis heute eine schmerzhafte Wunde. Seine zweite Reaktion jedoch schwächt die spontane Gefühlsäußerung ab: „Nicht ganz schlimm, aber (Räuspern)..." Da er sich im Interview ansonsten kaum räuspert, kann diese Reaktion auf Scham und Verlegenheit hindeuten, gegenüber der weiblichen Interviewerin über sein Schmerzerleben zu berichten, das bei der inhaltlichen Darstellung keine explizite Benennung findet.

Darauf folgt Halils inhaltliche Erzählung. Das Ritual wurde von einem „Barbier" vollzogen, der in Halils Erzählung in Marokko häufig zwei Tätigkeiten ausübt: die des Friseurs und die des Beschneiders. Er erzählt von dem Ablenkungsversuch des Friseurs, der vor dem entscheidenden Schnitt in die Luft zeigt und Halil einen Vogel suchen lässt. „hat er gesagt ‚Guck mal, da ist ein Vogel'. Und ich hab nach Vogel geguckt, und da hat er mich richtig geschnitten." Die Betonung des „richtigen" Schneidens gibt einen impliziten Hinweis auf Halils unerwarteten körperlichen Schmerz. Die Beschneidung wurde durch den Schmerz des Schnittes ganz plötzlich real und körperlich spürbar. Auch das Erleben des unerwarteten Schnitts deutet auf einen überwältigenden Eingriff und empfundene Machtlosigkeit hin. Der in die Beschneidungsgeschichte eingesponnene Vogel kann darüber hinaus auch als Hinweis gelesen werden, dem Schmerz in kindlicher Vorstellung „entfliehen" zu wollen; als Versuch, dem plötzlichen Angriff zu entgehen und diesen durch die Vorstellung, den Köper zu verlassen, erträglicher zu machen.

Unbenannt bleiben Darstellungen über den Ablauf der Beschneidung: der Weg zum Friseur, die Stimmung im Vorfeld, die Situation der Entkleidung, die Umstände und emotionalen Regungen während der Beschneidung. Möglicherweise wären diese Passagen von weitaus mehr Erinnerungen an Angst und Entsetzen geprägt, die gegenüber der Interviewerin gegebenenfalls eher verborgen bleiben sollen.

Halil und sein Bruder, der mit ihm zusammen beschnitten wurde, bekommen zum Heilungsprozess Bandagen um ihre Wunden gewickelt. Die Wunden von Halils Zwillingsbruder sind bereits nach sieben Tagen geheilt, während die schmerzhaften Ausmaße der Beschneidung für ihn selbst länger andauern. Zwei Tage nach der Beschneidung verlässt Halil das Haus und spielt mit anderen Kindern Fußball. Beim Versuch, den

Ball zu schießen, stürzt er und fällt auf seine Wunde. Er blutet stark und benötigt daraufhin mehrere Wochen, bis die Wunden der Beschneidung erneut und vollkommen verheilen.

„Mein Bruder, der war nach sieben Tagen, der war heil ... das heißt, er konnte ohne Bandage rumlaufen. Und ich musste dann ..., weil das hat bei mir viel geblutet. Viel, viel Blut ist dann rausgegangen, nachdem ich dann gefallen bin. Viel Blut ist rausgegangen ... Ja, ähm, und dann habe ich wirklich fast einen Monat gebraucht. Und ich leid' immer noch drunter."

Ganz aufgehört haben die Schmerzen bis heute nicht, und so beschreibt er Folgen der Beschneidung bis in die Gegenwart. Interessant erscheint an dieser Stelle die Menge des Blutes, deren Bedeutung er mehrfach betont. Als Sohn eines Metzgers dürfte Blut für Halil ebenfalls eine besondere Symbolik haben: Blutverlust stünde danach in engem Zusammenhang mit dem Sterben und könnte verdrängte Todesphantasien hervorgerufen haben. Die Erfahrung, Schmerz auszuhalten, zu durchleben und damit Leidensfähigkeit unter Beweis zu stellen, muss jedoch auch als Erwerb von Männlichkeit interpretiert werden, da die Folgen dieses Ereignisses stark erotisch aufgeladen werden.

„Ich kann, ähm, gar kein kurze Hose, ich kann gar kein Unterhose anziehen, sondern nur diese Boxer, diese langen Hosen. Weil, wenn jetzt was nah dran kommt, dann fühle ich mich, für mich ist das unangenehm. Das, was mich auch früher gestört hat in der Schule, weil der Lehrer denkt, wenn ich jetzt, ... ich habe schöne früher, ähm, ja immer noch, habe schöne Schrift gehabt. Und darum musste ich an der Tafel immer was schreiben, Name, Datum und was wir an dem Tag machen. Thema für heute habe ich immer geschrieben. Und wenn ich da vorne stehe, da muss ich immer so machen. (Fasst sich an den Schritt seiner Hose, um anzudeuten, wie er die Unterhose zur Seite lüften muss, damit es ihn am Penis nicht schmerzt.) Er denkt, ich gebe ihm mein... weißt du?" (lacht)

Halil kann infolge seines Sturzes nach der Beschneidung bis heute keine engen Unterhosen tragen und berichtet von den dadurch entstandenen unangenehmen Folgen. Er spielt in dieser Sequenz jedoch auch mit der Uneindeutigkeit der Situation und der unterschwelligen Erotik dieses Themas. Damit verwischt das Ausmaß des körperlichen Schmerzes, das ihn in seinem Alltag schmerzhaft begleitet und einschränkt. Diese Interviewsequenz weist auch darauf hin, dass gegenüber der Interviewerin das schmerzhafte Erleben der Beschneidung zwar benannt wird, die geschlechtsspezifischen und sozialen Muster allerdings eine eindeutige Auseinandersetzung über den Schmerz verhindern.

Die festliche Zeremonie zur Beschneidung der beiden Brüder erfüllt Halil noch rückblickend mit Stolz. Der Vater schlachtet aus diesem Anlass ein Kalb und zwei Lämmer, was den familiären Wohlstand demonstriert. Die herausgehobene Stellung der Familie wird zusätzlich unterstrichen, indem Halil betont, dass sich zu diesem Zeitpunkt die Nachbarn ein solches Fest für ihre Söhne nicht leisten konnten:
„Oha, doch, das war sehr schön, die Fotos habe ich immer noch. Das war sehr schön. Mein Vater, der hat 'nen... Kalb geschlachtet und zwei Lämmer, und dann wurde ein großes Fest gemacht. Das war wirklich... früher, da könnten unsere Nachbarn sich sowas nicht leisten. Aber weil mein Vater auch viel Geld verdient hat und, äh, ... sogar Fotos... diese Polaroid, gemacht hat, die sofort rausgehen."
Halils Beschreibungen des Festes symbolisieren Wert, Reichtum und Ansehen seiner Familie. Es erscheinen 120 Gäste zum Fest, und selbst die in Deutschland lebende Verwandtschaft reist zu diesem Ereignis an. Die ökonomische Stellung der Familie wird außerdem an der Tatsache verdeutlicht, dass selbst Polaroidbilder von diesem Fest existieren, was nach Halils Angaben in dieser Zeit außergewöhnlich war. Diese Fotos hat er bis heute verwahrt. Die Erinnerung an das Fest und das damit verbundene Ansehen der Familie machen Halil bis heute stolz und drängen die Erinnerung an den Schmerz beiseite. Auf die Frage, wie er sich in dieser Zeit gefühlt habe, antwortet er:
„Ja,...ich hab' Angst gehabt. Deswegen. Ich hätt', da war ich, glaube ich, dann,... weil erst mal ich war froh, erst mal mich beschneiden zu lassen und dass ich diese Sache hinter mir hab'. Und zweitens, ja, ich durfte nicht ein Monat spielen. Drittens, ja, dass ich viel Geschenke bekommen hab, auch viel Geld bekommen hab' von meinen, von meinen Eltern und den Leuten, die da zu uns gekommen sind. Da bringen sie dann Geschenke und bringen auch noch ein bisschen Geld mit. Und ich hab' die Geschenk, hab' die Geschenke dann behalten, ist alles Trost, ne! ‚Oh, wenn du wieder richtig laufen kannst, dann kannst du mit deinem Geld schön Fahrrad fahren.' Aber wenn man laufen kann, ist das Geld schon nicht mehr da."
Halil beschreibt hier Vielfalt und Widersprüchlichkeit seiner Gefühle. Für ihn ist die Gefühlslage dieses Ereignisses rückblickend nicht eindeutig zu erklären. Das spontan assoziierte Gefühl ist die Angst, die ihm als Beschreibung jedoch nicht auszureichen scheint. Vielmehr hebt er die emotionale Vielfältigkeit und ihre unterschiedlichen Gefühlsebenen hervor, die mit diesem Ereignis verbunden sind. Diese versucht er, in chronologischer Reihenfolge zu strukturieren. In seiner Rekonstruktion benennt er zunächst das Gefühl der Freude, nun auch beschnitten zu werden. Daran ist auch die soziale

Anerkennung gebunden, nun symbolisch in die Gruppe der Männer aufgenommen zu werden und zu ihnen „dazuzugehören". Zu der Freude gehört allerdings ebenfalls, die Sache hinter sich zu haben. Die Beschneidung wird hier rationalisiert, versachlicht und der mit ihr verbundene, unumgängliche körperliche Schmerz wird unterworfen. Darauf folgt die kindliche Enttäuschung darüber, einen Monat weitgehend bettlägerig gewesen zu sein. Die dritte Ebene bildet die üppige Beschenkung: Einem kleinen Jungen müssen die vielen Geld- und Sachgeschenke ein Gefühl von Reichtum vermitteln, das ihn stolz macht und den erlittenen Schmerz in Kauf nehmen lässt. Er ist erstmalig im Besitz von Eigentum, auch wenn dieser Wohlstand nicht lange vorhält. „Das ist rein... eine Verarschung! Aber das war nett. Werde ich meinem Sohn auch irgendwann mal..." Halil empfindet Ritual und Beschenkung als unehrlich, dennoch bewertet er es insgesamt als positiv. Seine Ambivalenz ist auffallend: Das Fest war in seinen Augen „eine Verarschung", somit fühlte er sich selbst nicht ernst genommen. Dennoch fand er es „nett" und möchte seinem Sohn ebenfalls ein solches Fest zur Beschneidung ausrichten. Was genau für ihn trotz der bis heute andauernden Schmerzen so zentral an dem Beschneidungsritual ist, wird nicht erklärend aufgelöst. Auch ein neuer Umgang mit der Beschneidung wird nicht in Erwägung gezogen oder zumindest nicht angesprochen. Das Ritual wird trotz Reflexion weiterhin den bestehenden Mustern angepasst. In Anlehnung an Freud (1920) kann hier vom Wiederholungszwang gesprochen werden: dem Versuch zur Bewältigung des eigenen (traumatisierenden) Ohnmachterlebnisses durch ständige Wiederholung ähnlicher Situationen.

In der rückblickenden Beschreibung der Beschneidung und seiner damaligen Gefühle als Kind distanziert sich Halil im Laufe der Erzählung immer mehr von seinem Körper. In seinem Verständnis ist die ritualisierte Erfahrung des Leidens als Junge grundsätzlich normal. Auf die Frage allerdings, ob ihn das Ritual stolz gemacht habe, antwortet er: „Ne, das macht eh jeder! Von daher..." Die Einbettung dieses Rituals in den gesellschaftlichen Kontext ist dennoch auch für Halil emotional aufgeladen: er verwahrt bis heute die Fotos des Festes, die für ihn durch Umfang und Ausmaß der Feier soziale Stellung und Ansehen seiner Familie dokumentieren. Darüber hinaus spielen auch die körperliche Komponente und männlicher Stolz eine Rolle. Auf die Frage, ob die Beschneidung für ihn auch ein Zeichen von Männlichkeit sei, antwortet er:

„Doch jetzt, jetzt schon. Zum Beispiel, (Räuspern) ich muss, glaube ich, nicht erwähnen, aber wenn ich jetzt in einem Klo bin, wo diese Stehpinkler sind, da, da gucken die manchmal, die Leute ganz neugierig und... sie sind nicht beschnitten."

Die Beschneidung macht Halil hauptsächlich aus heutiger Sicht stolz. Er spricht mit Selbstbewusstsein über seinen Penis und berichtet von den heimlichen Blicken anderer Männer auf ihn in der Stehtoilette. Somit wird der beschnittene Penis zu einem Objekt des Begehrens, einerseits aus medizinischer Sicht (in einer weiteren Passage betont er die gesundheitlich-hygienischen Aspekte der Beschneidung) und andererseits als ästhetisch-erotisches Geschlechtsorgan. Halil stellt den Wert seiner Beschneidung mit tiefer Überzeugung dar und definiert sich darüber heute als begehrenswerter Mann.

Resümee

Die Bekundung von Zugehörigkeit steht im Deutungsmuster des Befragten aus dem dargestellten Fall klar im Vordergrund. Zugunsten der geschlechtsspezifischen, sozialen und kulturellen Bedeutung wird jedoch die aggressive Erfahrung verharmlost und sogar verleugnet, wie in der Interpretation herausgearbeitet werden konnte. Die Schmerzen werden als „normal" angesehen, woran die psychische Dimension des Rituals deutlich wird.

Die männliche Beschneidung stellt demnach einen Störfaktor im Leben eines muslimischen Jungen dar, der an Angst, Schmerz und Erschütterung gebunden sein kann. Dieses Erleben wird durch die Erfahrung der sozialen „Überordnung" jedoch vergessen und dauerhaft verdrängt. Im Wissen um diese Komplexität wird ein Mann das Ritual der männlichen Beschneidung nicht verurteilen, da es ihm als Versicherung seiner Geschlechtsidentität und zur soziokulturellen Einordnung dient.

Zusammenfassend kann gesagt werden, dass die Beschneidung zwar als ein schmerzhaftes Ritual erlebt, dieses jedoch über die verschiedenen soziokulturellen Mechanismen (Religion, Geschlechtshabitus, Gesetz) gerechtfertigt wird. Die Beschneidung kann daher nur eingebettet in diese Gesamtstruktur betrachtet werden. Eine Abkehr von diesem Ritual würde zweifelsohne soziale Konsequenzen und Abwertung der sich weigernden Männer mit sich bringen – dies gilt es zu bedenken.

Dennoch dürfen auch die Folgen nicht außer Acht gelassen werden. Mögliche Konsequenzen sind beispielsweise eine bis in die Gegenwart andauernde Reizempfindlichkeit des beschnittenen Penis sowie das überwältigende, ritualisierte frühkindliche Schmerzerlebnis und der daraus resultierende Angriff auf die Selbstbestimmung. Sie beeinflussen den Betroffenen unter Umständen in seinem alltäglichen Leben in körperlicher und psychischer Weise nachhaltig. Eine Rebellion gegen das Ritual wird jedoch durch die psychosoziale und soziokulturelle Einbettung, wie durch gesellschaftliche und religiöse Anerkennung, rechtlichen Status, symbolischen Reichtum, soziale Stabilität etc., unterbunden. Wie bei der Säuglingsbeschneidung findet der Beschnittene keinen selbstbestimmten und konsequenten Zugang zum schmerzhaften Körpererleben – seine Schmerzerfahrung wird überlagert von geschlechtsrelevanter und soziokultureller Anerkennung.

Wird das erlebte Trauma nicht bearbeitet, sondern eine Auseinandersetzung unterbunden, so wird das Ohnmachtgefühl nicht selten kompensiert. Eine vertiefende wissenschaftliche Auseinandersetzung über mögliche Suchtkonsequenzen wäre vor diesem Hintergrund wünschenswert.

Literatur

Boddy, Janice (2002). Verkörperte Gewalt? Beschneidung, Geschlechterpolitik und kulturelle Ästhetik. In Barbara Duden & Dorothee Noeres (Hg.), *Auf den Spuren des Körpers in einer technogenen Welt* (S. 141-181). Opladen: Leske + Buderich. (Schriften der Internationalen Frauenuniversität „Technik und Kultur". 4.)

Bourdieu, Pierre (2005). *Die männliche Herrschaft.* Frankfurt: Suhrkamp. (Frz. Original erschienen 1998.)

De Klerk, Adriaan (2004). Kastrationsangst und die Beschneidung Neugeborener. *Psyche 58*(5), 464-470.

Fischer-Rosenthal, Wolfram & Rosenthal, Gabriele (2004). Analyse narrativ-biografischer Interviews. In Uwe Flick, Ernst von Kardorff & Ines Steinke (Hg.), *Qualitative Sozialforschung. Ein Handbuch* (3. Aufl., S. 456-467). Reinbek: Rowohlt. (Rowohlts Enzyklopädie. 55628.)

Freud, Sigmund (1920). *Jenseits des Lustprinzips.* Leipzig: Internationaler Psychoanalytischer Verlag.

Gollaher, David (2002). *Das verletzte Geschlecht. Die Geschichte der Beschneidung.* Berlin: Aufbau. (Amer. Original erschienen 2000.)

Haeger, Kaja Swanhilt (2005). *Die Beschneidung als Initiationsritus und ihre Bedeutung für die Herausbildung männlicher Geschlechtsidentität.* Stuttgart: Ibidem.

Maciejewski, Franz (2003). Zu einer „dichten Beschreibung“ des Kleinen Hans. Über das vergessene Trauma der Beschneidung. *Psyche 57*(6), 523-550.

Nadig, Maya (1986). *Die verborgene Kultur der Frau. Ethnopsychoanalytische Gespräche mit Bäuerinnen in Mexiko.* Frankfurt: Fischer.

Ruthven, Malise (2000). *Der Islam. Eine kurze Einführung.* Stuttgart: Reclam.

Schultheis, Franz & Frisinghelli, Christine (2003). *Pierre Bourdieu in Algerien. Zeugnisse der Entwurzelung.* Graz: Camera Austria.

Aus der Praxis für die Praxis

Silke Birgitta Gahleitner

Gendersensible Diagnostik

> *„Da hat Alkohol eine ganz wichtige Funktion gehabt, mich in dieses Nirwana zu versetzen: zu entlasten. Der Schmerz war ja da, den wollte ich aber nicht spüren, nicht in Verbindung mit diesem Ereignis." (Herr Profeld, zit. n. Gahleitner, 2005a, S. 109)*

Diagnose, ursprünglich aus dem Griechischen, bedeutet „Auseinanderkennen" der Merkmale eines Gegenstandes, einer Person oder eines Systems. Diagnostik im Trauma- und Suchtbereich ist dabei in besonderer Weise verpflichtet, die Schnittstelle zwischen psychischen, sozialen, medizinischen und alltagssituativen Dimensionen auszuleuchten. Suchtarbeit gehört daher zu den originären Aufgabenstellungen Sozialer Arbeit, die eine Spezialisierung auf „hard-to-reach"-Klientel im Multiproblembereich voraussetzt und neben medizinischer und psychologischer Versorgung insbesondere einen Fokus auf Inklusionsprozesse erfordert.

Das Erkenntnis- und Interventionskonzept Klinischer Sozialarbeit (Geißler-Piltz et al., 2005; Pauls, 2004; Pauls & Mühlum, 2005) als einer Spezialisierungstendenz Sozialer Arbeit versteht daher Gesundheit, Krankheit und Beeinträchtigung wesentlich biografisch und in soziokulturellen Milieus verankert. Bedingungen des Entstehens und Verlaufs von Beeinträchtigungen sind der Ausgangspunkt für Überlegungen zur Entwicklung dialogischer Diagnostik- und Hilfeformen sowie von geeigneten Setting-Projekten zum Abbau sozial bedingter gesundheitlicher Ungleichheit. Eine – unsere gesamte Gesellschaft durchziehende – gesellschaftliche Ungleichheit ist die Ungleichheit zwischen den Geschlechtern. Impliziert diese Ungleichheit in der Regel eine Schlechterstellung von Frauen, so kann für den Sucht- und Traumabereich verzeichnet werden, dass beide Geschlechter durch die Geschlechts-Segregation (vgl. Gahleitner, in diesem Band) auf die Seite der Verlierer/-innen geraten. Im Folgenden wird zum Verständnis dessen zunächst ein Einblick in das Bewältigungsverhalten von Männern und Frauen nach frühem Trauma gegeben, um auf dieser Basis ein Diagnostikmodell vorzuschlagen, das Gendersensibilität im Vorgehen erlaubt.

Gender, Trauma und Sucht

Ein anschauliches Beispiel für das Ineinandergreifen von Suchtverhalten, Geschlecht und Traumatisierung in seiner destruktiven Form für beide Geschlechter ist das Ergebnis einer Untersuchung zur geschlechtsspezifischen Bewältigung sexueller Gewalterfahrung (vgl. dazu ausführlich Gahleitner, 2005a). Traumaerfahrung, insbesondere sexuelle Gewalterfahrung in der Kindheit, und Suchtphänomene im Erwachsenenalter weisen nach umfassenden Studien hohe Zusammenhänge auf (Felitti, 2003; vgl. auch den Literaturüberblick von Kuhn, 2004; aktuell Kunzke, 2006; spez. zu sexueller Gewalt Schäfer et al., 2000). Ausgangspunkt des Forschungsprojektes mit 25 lebensgeschichtlichen Interviews bildete die Frage: Wie ist es sexuellen Gewaltopfern möglich, mit ihren Erfahrungen zu leben und sie möglichst konstruktiv zu bewältigen – und welche Rolle spielt dabei das Geschlecht? Suchtverhalten prägte dabei auch in dieser Untersuchung die Mehrzahl der Biografien.

In den biografischen Erzählungen der interviewten Männer und Frauen gibt es zahlreiche Gemeinsamkeiten. Geschlechtsspezifische Unterschiede erschließen sich erst bei differenzierter Betrachtung. Gerade Initialeffekte und Auswirkungen – unter anderem in verstärktem Maße Suchtphänomene – verlaufen nach den Ergebnissen der Studie für beide Geschlechter ähnlich. Allerdings scheint hier bereits eine Tendenz zur Internalisierung bei Mädchen und zur Externalisierung bei Jungen auf, die sich während der Adoleszenz verstärkt. Auch die posttraumatische Belastung im Erwachsenenalter bei Männern und Frauen ist zunächst vergleichbar, obwohl Frauen mehr von psychosomatischen Erscheinungen, Tablettenkonsum und autoaggressiven Verhaltensweisen berichten und Männer mehr von aggressivem Verhalten, Delinquenz sowie „hartem“ Drogenkonsum. Fast alle Frauen der vorliegenden Untersuchung erleiden eine Reviktimisierung, zumeist durch eine oder mehrere Vergewaltigungen, die meisten Männer dagegen weisen eigene Täteranteile in unterschiedlichen Ausprägungen auf.

Die geschlechtsspezifischen Unterschiede in den Folgeerscheinungen wirken auf die Bewältigungsstrategien zurück. Die aus der Internalisierung und dem damit einhergehenden Leidensdruck bei Frauen entstehende Chance, das Trauma biografisch „sinnstiftend“ zu verarbeiten, endet häufig in einer „Opferkarriere“. Ohne auch aggressive Gefühle zuzulassen und Verantwortung zu übernehmen – nicht für das Geschehene, aber für ihr weiteres Leben – scheint Frauen eine ähnliche Stagnation zu drohen wie Männern, die in Aggression, „harten Drogen“ und/oder Kriminalität verhaftet bleiben. In der Untersuchung wird deutlich, wie stark Verhaltens- und Wahrnehmungsunterschiede zwischen Männern und Frauen auf geschlechtsspezifische Attributionen zurückführbar sind, die wiederum auf gesellschaftlichen Zuschreibungen basieren. Diese Zuschreibungen setzen der Auswahl von Copingstrategien Grenzen. Das kulturelle System der Zweigeschlechtlichkeit nimmt hier eine Segregation vor, der zufolge beide Geschlechter gleichermaßen „auf die Seite der Verlierer/-innen geraten“.

Sich daraus zu befreien, erfordert nach den Ergebnissen der Studie eine Überschreitung dieser geschlechtsspezifischen Einengung. Eine bewusste Auseinandersetzung mit der Sucht und dem Trauma kann nur bei einer erfolgreichen Diagnostik und Bearbeitung sowohl der emotionalen als auch der kognitiven Komponenten der Lebensproblematiken erfolgen. Da jedoch beide Komponenten i. d. R. einer starken geschlechtsspezifischen Prägung unterliegen, wird hier eine Geschlechtsrollenintegrationsleistung erforderlich, die sich als ein wesentliches Moment im Aufarbeitungs- und damit auch Diagnostik- und Behandlungsprozess erweisen kann.

Die Geschlechtsrollenintegrationsleistung unterliegt vor der individuellen Wunschgestaltung jedoch noch anderen Fragen (vgl. Gahleitner, in diesem Band). Was an „Entgrenzung“ tatsächlich möglich ist, hängt ab von den jeweiligen Möglichkeiten. Dieser Prozess kann potenziell statt zu Emanzipation auch zu Leiden und Resignation führen. Aus der alltäglichen Praxis stellt sich daher die Frage, inwieweit wir geschlechtsspezifische Phänomene durch eine Diagnostik, die die subjektiven Zuschreibungen der Männer und Frauen zu erfassen vermag, überhaupt richtig – und auch entlang des Prozesses von Drogenkarrieren – orten können und ob sich dann Chancen daraus entwickeln lassen, „dass wir die Geschlechter, die wir geworden sind, nicht ... sein müssen" (Butler, 1990/1991, S. 61).

Es geht also um „vorsichtige experimentelle Transgression, nicht das Einreißen fragiler Identitäten" (Bilden, 2001, S. 145). Allgemeine Programme im Bereich der Trauma- und Suchttherapie lassen jedoch diesen Zusammenhang oft vermissen, sind entweder von völlig verschiedenen, singulär konzipierten Perspektiven gestaltet, oder aber sie stammen aus einer eklektischen Vielfalt von Quellen, die in ihren theoretischen Grundlagen nicht vereinbar sind, obwohl es inzwischen Untersuchungen und Literatur zu diesem Bereich in den USA wie in Deutschland gibt (vgl. den Aufruf der Drogenbeauftragten der Bundesregierung, 2003; vgl. Sammelband Jacob & Stöve, 2006, sowie Schäfer & Krauzs, 2006; Zeitschriftenausgabe von Reddemann, 2005; Vogt, 2004, 2007; Zenker, 2006). Der erste Schritt dazu ist eine dafür geeignete Diagnostik, die konsequent an diesem Bedarf orientiert ist. Sie ist Inhalt der folgenden Ausführungen.

Gendersensible Diagnostik

In ihrem Standardwerk „Soziale Diagnose" fordert Alice Salomon (1926/2004) von tätigen SozialarbeiterInnen, eigene Voreingenommenheiten als solche zu begreifen, die eigene Einstellung zu reflektieren und richtig bewerten zu lernen und dadurch die Gefahr zu vermeiden, bestimmte Tatsachen zu stark, andere zu gering zu beachten und zu bewerten. Dabei kann nach Alice Salomon die Verschiedenheit von Auffassungen im interdisziplinären Austausch mit anderen Professionen und Institutionen sehr hilfreich sein, denn gerade Verschiedenheiten, bemerkt sie, zwingen zu eigenem Denken und Urteilen und schärfen den Verstand und die Wahrnehmung für das eigentlich Wesentliche (ebenda). In diesem Falle erfordert die Zusammenschau von Gender, Trauma und Sucht auch die interdisziplinäre Vernetzung der drei Phänomene. Eine im Interventionsprozess brauchbare und für die biografische Konstruktion von Geschlecht (vgl. Gahleitner, in diesem Band; Boldt, in diesem Band) sowie andere Inklusions- und Exklusionsprozesse sensible diagnostische Abklärung muss in jedem Falle eine lebens-, subjekt- und situationsnahe Diagnostik sein, die die klassifikatorische Diagnostik *und* grundlegende Aspekte der Biografie und Lebenswelt zusammenträgt. Es empfiehlt sich daher eine Systematik im Vorgehen, die einen gezielten Blick auf alle diese Phänomene wirft und sozialarbeiterische, soziologische, medizinische, psychologische und sozialpädagogische Inhalte beizieht (vgl. für eine ausführliche Darstellung an einem Fallbeispiel Gahleitner et al., im Druck).

Klassifikatorische Diagnostik gibt Einteilungen vor, um Symptome jeweils einer oder mehreren Diagnosen zuordnen zu können und damit eine Suchrichtung für wichtige störungsspezifische Behandlungsentscheidungen und Vorgehensweisen zu erhalten. Standardisierte Klassifikationssysteme zur medizinischen und psychiatrischen Diagnostik wie das *International Classification of Diseases (ICD-10)* der WHO (2008), das im Suchtbereich in Deutschland vorherrscht, werden in international besetzten Konsensgemeinschaften erarbeitet und erhalten dadurch überregionale Verbindlichkeit. In der Entstehung der Kategorien spielen Normalitätskonstruktionen eine große Rolle (vgl. u. a. Schulze, 2008) – ein Umstand, der berechtigterweise Kritik hervorruft, da damit z. B. die gesellschaftlichen Konstruktionen von Geschlecht sowie andere Macht- und Diskriminierungsverhältnisse nicht hinterfragt, sondern lediglich abgebildet werden. Eine grundsätzliche Informiertheit über gängige Klassifikationssysteme ist jedoch für den Trauma- und Suchtbereich unausweichlich, da sie als Grundlage für die wesentlichsten Entscheidungsvorgänge dienen. Entweder die Klientel kommt bereits mit einer abgeschlossenen Epikrise oder anders niedergelegter Diagnose, oder aber im Hilfeprozess muss eine Abklärung erfolgen, da sonst keine Kostenübernahme für den Behandlungsprozess möglich wird.[1] Es ist daher nötig, sich in den Systemen zurechtzufinden sowie Einordnungen nachvollziehen, anwenden, jedoch auch kritisch auf die Rolle von Geschlecht sowie Stigmatisierungs- und

Diskriminierungsprozesse hinterfragen zu können. Für den Suchtbereich betrifft dies insbesondere den Formenkreis F1 (Psychische und Verhaltensstörungen durch psychotrope Substanzen), für den Traumabereich den Formenkreis F4 (insbesondere F43.1). Häufig kommt es jedoch zu Komorbiditäten aus den anderen Formenkreisen wie beispielsweise F6 (Persönlichkeitsstörungen) (vgl. Horlacher, in diesem Band; vgl. auch den Sammelband Krausz & Müller-Thomsen, 1994; auch Kleinemeier, 2004; Moggi & Donati, 2004).

Durch die Errungenschaften der Genderforschung ist heute unbestritten, dass Geschlecht als eine „soziale Wirklichkeit durch soziales Handeln und soziale Interpretationen, also durch komplexe interaktive Praktiken" (Dausien, 1999, S. 237) im Verlauf der Sozialisation „hergestellt" (ebenda) wird. Tatsächlich kann man beobachten, dass Kinder sich mit zunehmendem Alter interaktiv selbst sozialisieren. Mädchen verhalten sich dabei tendenziell sozial moralapostelnd, Jungen eher aggressiv und uneinsichtig. Durch Bevorzugung gleichgeschlechtlicher Spielkameraden festigen sie unterschiedliche Interessens- und Verhaltensstile. Um entwicklungs- und biografieorientierte Dimensionen in Verbindung mit den Folgen erlittener Traumata und der Entwicklung der Suchtproblematik einzufangen, benötigt man einen *biografisch kontextualisierten und subjektorientierten Zugang*. Hier bietet sich die Forschungstradition rekonstruktiver Sozialforschung, insbesondere die Biografieforschung, an. Fallrekonstruktion wird aus dieser Perspektive zu einem Schlüssel verstehender Diagnostik, in der die Rekonstruktion von biografischen Entwicklungen und Verläufen eine zentrale Rolle spielt (vgl. u. a. Fischer, 2006; Hanses, 2002; Völter, 2008). Die hierzu entwickelten Erhebungsverfahren sind vielfältig. In der Integrativen Therapie und Beratung wird mit dem „Lebenspanorama" gearbeitet (vgl. u. a. Gahleitner, 2005b; Petzold et al., 2000), Methoden der narrativen Gesprächsführung und Intervention bewegen sich angelehnt an qualitative Forschungsmethoden im sprachlichen Bereich (vgl. zum Vorgehen u. a. Loch & Schulze, 2002). Die Relevanz solcher Selbstdeutungen wird im medizinischen System, das dem Suchtbereich häufig zugrundeliegt, oft nicht berücksichtigt. Geschlecht bleibt als Kategorie daher häufig außen vor.

Um die Frage zu beantworten, wie genau die Rolle des Geschlechts in Verbindung mit Traumatisierung und Suchtentwicklung gelebt wird, muss überdies die „Passung" zwischen Subjekt und Außenwelt erfasst werden. Dafür sind sozial- und *lebensweltorientierte diagnostische Instrumente* ein zentrales Element. Besonders lebensnah lässt sich das Ausmaß der Beeinträchtigung auf der Ebene der „Person-in-der-Situation" mit den „fünf Säulen der Identität" aus dem Konzept der Integrativen Therapie und Beratung erheben (vgl. u. a. Petzold et al., 2000). Die fünf Säulen der Identität – Leiblichkeit bzw. Gesundheitszustand, soziales Umfeld, Arbeit/Freizeit/Leistung, „materielles und kulturelles Kapital" (Bourdieu, 1992) und Wertvorstellungen – werden entlang der inneren Repräsentanzen durch den Klienten/die Klientin bildlich oder durch Sprache dargestellt (vgl. dazu anschaulicher Gahleitner, 2005b). Jede der Säulen kann nach Bedarf vertieft werden. Das soziale Umfeld und seine Bedeutung für die Betroffenen z. B. lässt sich mithilfe des sozialen oder sozio-kontextuellen Atoms (Gahleitner, 2005a und b; Märtens, 1997) diagnostisch erfassen oder – je nach Zeit- und Ressourcen – zu einer Ecomap (Cournoyer, 1996; vgl ausführliche Beschreibung des Vorgehens bei Pauls, 2004) ausweiten, die in den sozialen Kontext einer Person zusätzlich die beteiligten Institutionen und das Hilfenetzwerk integriert und damit die umgebende soziale Welt repräsentiert (vgl. weitere Instrumente bei Pantucek, 2005, 2008; Bullinger & Nowak, 1998).

In ihrer Summe muss jede Diagnostik bei all ihrer Komplexität auf eine Strukturierung der gesammelten Informationen hinauslaufen, die die Dimensionen „Individuum – soziale Umwelt" sowie die Dimensionen „Defizite – Ressourcen" möglichst umfassend, aber auch prägnant ausweist. Bei den von Pauls (2004) entwickelten *Koordinaten psycho-sozialer Diagnostik und Intervention* handelt es sich um eine Problem- und Ressourcenanalyse, die auf unterschiedliche, in den vorherigen Abschnitten dargestellte diagnostische Daten zurückgreift. Dadurch wird sie zu mehr als einem weiteren *Instrument*, nämlich zum *strukturierenden und ordnenden Orientierungsmodell* für den anstehenden Entscheidungsprozess, sozusagen als *„diagnostisches Substrat"* aus den bisher gewonnenen Informationen (vgl. ausführlich an einem Fallbeispiel Gahleitner, 2005b).

Schlussbetrachtung

Nach Pantucek (2008) sollte soziale Diagnostik (a) Komplexität abbilden und Strukturierung ermöglichen, (b) (Nicht-)Intervention fachlich begründen, (c) sich an Fragen der Inklusion orientieren, (d) Selbstaneignungsprozesse fördern und (e) den Dialog unterstützen. Insgesamt ermöglicht das geschilderte Vorgehen die dialogisch angelegte Klärung der Frage, welche Hilfebereiche bearbeitet werden sollten: mit welchen Ressourcen der beiden Dimensionen Individuum und Umfeld gearbeitet werden kann und welche Defizite auf die Notwendigkeit von spezifischer Unterstützung beim Individuum und in der Umwelt verweisen. Das Vorgehen erlaubt einen flexiblen Umgang mit verschiedensten diagnostischen Instrumenten und ist dabei geprägt von einer Haltung, die klassifikatorische Schritte als Erkenntnisquelle schätzt, aber in reflexiver Durchbrechung wieder kritisch reflektiert (Staub-Bernasconi, 2003). Bleibt die Vorgehensweise der Diagnostik dabei grundsätzlich einem dialogischen Vorgehen verpflichtet, so kann die Genderperspektive durch die Biografie- und Lebensweltorientierung gar nicht verloren gehen, wenn denn eine theoretische Sensibilisierung für diesen Bereich existiert. Gendersensible Diagnostik kommt also an einer fachlichen wie persönlichen Auseinandersetzung und einer soliden Basis von Grundwissen nicht vorbei (vgl. Gahleitner, in diesem Band; vgl. Boldt, in diesem Band).

Betrachtet man die Anforderungen im Überblick, erscheint gendersensible Diagnostik recht aufwendig. Dennoch soll abschließend betont werden, dass der aufwendig erscheinende Gesamtdurchlauf sich sehr kreativ abwandeln und den jeweiligen Umständen entsprechend gestalten lässt. Gendersensible Skalen, wie beispielsweise Eigenschaftsskalen und bewährte sucht- bzw. traumaspezifische Messinstrumente lassen sich z. B. mühelos in den ersten Schritt integrieren. Vor dem Hintergrund des vorhandenen Rahmens lassen sich an jeder Stelle Abkürzungen oder kurze Nachvollzüge in Gedanken für die jeweils konkrete, im Moment erforderliche diagnostische Situation einbauen und anfügen. Aus einer häufig in der Praxis rein „intuitiv“ und/oder durch routinisierte formale Kategorisierungen vorschnell ermittelten Diagnosestellung (White, 2007) kann im optimalen Fall auf diese Weise eine systematische subjekt- und kontextberücksichtigende „Psycho-soziale Diagnose“ gewonnen werden, die durch den triangulativen Charakter auch „strukturierte intuitive Prozesse“ zulässt und konstruktiv im Sinne der Klientel zu nutzen weiß.

Anmerkungen

1. Inzwischen wurden auch Klassifikationssysteme für den stärkeren Einbezug sozialer Dimensionen entwickelt. Zu nennen ist hier u. a. die *International Classification of Functioning, Disability and Health (ICF)* der WHO (2001; vgl. auch Schuntermann, 2007), die eine länder- und fachübergreifende einheitliche Sprache zur Beschreibung von funktionalem Gesundheitszustand, Behinderung, sozialer Beeinträchtigung und relevanten Umgebungsfaktoren einer Person entwickelt hat. Erfasst werden: Behinderungen und Beeinträchtigungen der Person, ihrer Aktivitäten und ihrer Situation einschließlich ihrer Teilhabemöglichkeiten im Alltag. Diese Entwicklungen lassen hoffen, dass es in Zukunft passgenauere Klassifikationssysteme im Bereich der Sozialen Arbeit geben kann und wird.

Literatur

Bilden, Helga (2001). Die Grenzen von Geschlecht überschreiten. In Bettina Fritzsche, Jutta Hartmann, Andrea Schmidt & Anja Tervooren (Hg.), *Dekonstruktive Pädagogik. Erziehungswissenschaftliche Debatten unter poststrukturalistischen Perspektiven* (S. 137-147). Opladen: Leske + Budrich.

Bourdieu, Pierre (1992). *Schriften zu Politik & Kultur. Bd. 1: Die verborgenen Mechanismen der Macht.* Hamburg: VSA.

Bullinger, Hermann & Nowak, Jürgen (1998). *Soziale Netzwerkarbeit. Eine Einführung für soziale Berufe.* Freiburg: Lamertus.

Butler, Judith (1991). *Das Unbehagen der Geschlechter.* Frankfurt: Suhrkamp. (Amer. Original erschienen 1990.)

Cournoyer, Barry (1996). *The social Work skills workbook* (2nd ed.). Pacific Grove: Brooks.

Dausien, Bettina (1999). „Geschlechtsspezifische Sozialisation“ – Konstruktiv(istisch)e Ideen zu Karriere und Kritik eines Konzepts. In Bettina Dausien, Martina Herrmann, Mechtild Oechsle, Christiane Schmerl & Marlene Stein-Hilbers (Hg.), *Erkenntnisprojekt Geschlecht. Feministische Perspektiven verwandeln Wissenschaft* (S. 216-246). Opladen: Leske + Budrich.

Die Drogenbeauftragte der Bundesregierung (2003). *Aktionsplan Drogen und Sucht.* Berlin: Bundesministerium für Gesundheit und Soziale Sicherung.

Felitti, Vincent J. (2003). Ursprünge des Suchtverhaltens – Evidenzen aus einer Studie zu belastenden Kindheitserfahrungen. *Praxis der Kinderpsychologie und Kinderpsychiatrie 52*(8), 547–559.

Fischer, Wolfram (2006). Fallrekonstruktion und Intervention. In Cornelia Giebeler, Wolfram Fischer, Martina Goblirsch, Ingrid Miethe & Gerhard Riemann (Hg.), *Fallverstehen und Fallstudien. Interdisziplinäre Beitrage zur rekonstruktiven Sozialarbeitsforschung* (S. 23-34). Leverkusen: Budrich. (Rekonstruktive Forschung in der Sozialen Arbeit. 1.)

Gahleitner, Silke Birgitta (2005a). *Sexuelle Gewalt und Geschlecht. Hilfen zur Traumabewältigung bei Frauen und Männern.* Gießen: Psychosozial.

Gahleitner, Silke Birgitta (2005b). Psychosoziale Diagnostik und Intervention bei komplexer Traumatisierung. *Psychosozial, 28*(3), 43-58.

Gahleitner, Silke Birgitta, Schulze, Heidrun & Pauls, Helmut (im Druck). *„hard to reach" – „how to reach"? Psycho-soziale Diagnostik in der Klinischen Sozialarbeit.* Vortrag bei der Tagung „Soziale Diagnostik" am 8. Mai 2008 in St. Pölten, Österreich.

Geißler-Piltz, Brigitte, Mühlum Albert & Pauls, Helmut (2005). *Klinische Sozialarbeit.* München: Reinhardt.

Hanses, Andreas (2002). Biografische Diagnostik als Veränderung professioneller „Interaktionsordnung". In Margret Dörr (Hg.), *Klinische Sozialarbeit – eine notwendige Kontroverse* (S. 86-102). Hohengehren: Schneider.

Jacob, Jutta & Stöver, Heino (Hg.) (2006). *Sucht und Männlichkeiten. Entwicklungen in Theorie und Praxis der Suchtarbeit.* Wiesbaden: VS.

Kleinemeier, Eva (2004). Diagnostik und Klassifikation von psychischen und Verhaltensstörungen durch psychotrope Substanzen. In Michael Krausz & Christian Haasen (Hg.), *Kompendium Sucht* (S. 11-22). Stuttgart: Thieme.

Krausz, Michael & Müller-Thomsen, Tomas (Hg.) (1994). *Komorbidität. Therapie von psychiatrischen Störungen und Sucht. Konzepte für Diagnostik, Behandlung und Rehabilitation.* Freiburg: Lambertus.

Kuhn, Silke (2004). Trauma, posttraumatische Belastungsstörung und Substanzabhängigkeit: Eine Literaturübersicht. *Suchttherapie 5*(3), 110-117.

Kunzke, Dieter (2006): *Sucht und Trauma – Grundlagen und Ansätze einer psychodynamisch-integrativen Behandlung.* Dissertation. Universität Klagenfurt, Fakultät für Kulturwissenschaften.

Loch, Ulrike & Schulze, Heidrun (2002). Biographische Fallrekonstruktion im handlungstheoretischen Kontext. In Werner Thole (Hg.), *Grundriss Soziale Arbeit. Ein einführendes Handbuch* (S. 559-576). Opladen: Leske + Budrich.

Märtens, Michael (1997). *Psychotherapie im Kontext: soziale und kulturelle Koordinaten therapeutischer Prozesse.* Heidelberg: Asanger.

Moggi, Franz & Donati, Ruth (2004). *Psychische Störungen und Sucht: Doppeldiagnosen.* Göttingen: Hogrefe.

Pantucek, Peter (2005). *Soziale Diagnostik: Verfahren für die Praxis sozialer Arbeit.* Wien: Böhlau.

Pantucek, Peter (2008). Sozialdiagnose und Beratung in den Betreuungsbehörden. In Uwe Brucker (Hg.) (2008): *Besser betreuen. Beiträge zu einer qualitätssicheren gesetzlichen Betreuung* (S. 270-285). Frankfurt: Fachhochschulverlag.

Pauls, Helmut (2004). *Klinische Sozialarbeit. Grundlagen und Methoden psycho-sozialer Behandlung.* Weinheim: Reinhardt.

Pauls, Helmut & Mühlum, Albert (2005). „Klinische Kompetenzen" – Was Hilfebedürftige erwarten und Ausbildung leisten muss. *Forum sozialarbeit + gesundheit, 1*, 23-28.

Petzold, Hilarion G., Wolf, Hans-Ulrich, Landgrebe, Birgitt & Zorica, Josic (2000). „Integrative Traumatherapie" – Modelle und Konzepte für die Behandlung von Patienten mit „posttraumatischer Belastungsstörung". In Bessel A. van der Kolk, Alexander C. McFarlane & Lars Weisaeth (Hg.), *Traumatic Stress. Grundlagen und Behandlungsansätze. Theorie, Praxis und Forschung zu posttraumatischem Streß sowie Traumatherapie* (S. 445-549). Paderborn: Junfermann. (Innovative Psychotherapie und Humanwissenschaft. 62.)

Reddemann, Luise (Hg.) (2005). Themenschwerpunkt Trauma und Sucht. *Zeitschrift für Psychotraumatologie und psychologische Medizin 3.* [ganzes Heft]

Salomon, Alice (2004). Soziale Diagnose. In *Alice Salomon, Frauenemanzipation und soziale Verantwortung. Ausgewählte Schriften. Bd. 3: 1919-1948* (S. 255-314). Neuwied: Luchterhand. (Original erschienen 1926.)

Schäfer, Ingo & Krausz, Michael (Hg.) (2006). *Trauma und Sucht. Konzepte – Diagnostik – Behandlung.* Stuttgart: Klett-Cotta.

Schäfer, Martin, Schnack, Brigitte & Soyka, Michael (2000). Sexueller und körperlicher Missbrauch während früher Kindheit oder Adoleszenz bei späterer Drogenabhängigkeit. *Psychotherapie, Psychosomatik und Medizinische Psychologie 50*(2), 38-50.

Schulze, Heidrun (2008). Interkulturelle Fallarbeit – Einlassen auf plurale Realitäten. In Silke Birgitta Gahleitner & Gernot Hahn (Hg.), *Klinische Sozialarbeit. Beiträge zur psychosozialen Praxis und Forschung* (S. 75-93). Bonn: Psychiatrie Verlag.

Schuntermann, Michael F. (2007). *Einführung in die ICF: Grundkurs – Übungen – offene Fragen* (2. überarb. Aufl.). Landsberg: Ecomed.

Staub-Bernasconi, Silvia (2003). Diagnostizieren tun wir alle – nur nennen wir es anders. *Widersprüche 23*(88), 33-40.

Vogt, Irmgard (2004). *Beratung von süchtigen Frauen und Männern. Grundlagen und Praxis.* Weinheim: Beltz.

Vogt, Irmgard (2007). Doing Gender: Zum Diskurs von Geschlecht und Sucht. In Bernd Dollinger & Henning Schmitt-Semisch (Hg.), *Sozialwissenschaftliche Suchtforschung* (S. 235-257). Wiesbaden: VS.

Völter, Bettina (2008). Verstehende Soziale Arbeit. Zum Nutzen qualitativer Methoden für professionelle Praxis, Reflexion und Forschung [58 Absätze]. *Forum Qualitative Sozialforschung / Forum: Qualitative Social Research, 9*(1), Art. 56. Online verfügbar: http://nbn-resolving.de/urn:nbn:de:0114- fqs0801563 [18.7.2008].

White, Sue (2007). Das kritische Befragen der alltäglichen Praxis. Qualitative Erkundung und Soziale Arbeit. In Ingrid Miethe, Wolfram Fischer, Cornelia Giebeler, Martina Gobliersch & Gerhard Riemann (Hg.) (2007), *Rekonstruktion und Intervention. Interdisziplinäre Beiträge zur Sozialarbeitsforschung* (S. 35-48). Opladen: Budrich.

World Health Organisation (WHO) (Hg.) (2001). *International Classification of Functioning, Disability and Health (ICF).* Genf: WHO.

World Health Organisation (WHO) (Hg.) (2008). *Lexikon zur ICD-10 Klassifikation psychischer Störungen.* Bern: Hans Huber.

Zenker, Christel (2006): Gender Mainstreaming, Sucht und Suchtkrankenhilfe: *Suchtmagazin, 32*(2), 23-28.

Sybille Teunißen und Michael Engels

Gender-Praxis in einer Klinik für Drogenabhängige mit Traumafolgestörungen

In der Suchtarbeit bildet Gender Mainstreaming eine in den letzten Jahren zunehmend beachtete und diskutierte Strategie, um eine geschlechtersensible Sichtweise in der Suchtkrankenhilfe zu verankern und damit einen Beitrag zu leisten, die Lebenssituation und Entwicklungschancen der von Sucht betroffenen Frauen und Männer zu verbessern (vgl. Deutsche Hauptstelle für Suchtfragen, 2004; Fachverband Drogen und Rauschmittel, 2005; Bella Donna, 2004; Diakonie Rheinland Westfalen Lippe, 2008). „Gender" nimmt Bezug auf kulturell und gesellschaftlich geprägte Bedingungen, denen ein Individuum mit seinem biologischen Geschlecht unterliegt (Bundesministerium für Familie, Senioren, Frauen und Jugend, 2002). Schwarting (2005) betont die Bedeutung einer „geschlechtsreflexiven" Perspektive, die eine geschlechtsdifferenzierte Datensammlung und reflexive Interpretation in anwendungsorientiertes Handeln übersetzt, ohne die Differenzen zwischen den Geschlechtern festzuschreiben. Voraussetzung ist demnach eine empirisch fundierte Bedarfsanalyse bei suchtkranken Frauen und Männern, die besondere Belastungen und Bewältigungsstrategien untersucht. Eine solche Analyse deutet hin auf die Relevanz von traumatischen Lebenserfahrungen für die Suchtentwicklung und den -verlauf bei abhängigen Frauen und Männern, insbesondere bei Personen, die eine Drogenabhängigkeit aufweisen (Schäfer, 2006; Bundesministerium für Gesundheit und Soziale Sicherung, 2002).

In der bisherigen Empirie wurden wesentliche geschlechtsbezogene Unterschiede festgestellt, aus denen sich Implikationen für eine Gender-Praxis ableiten lassen (zusammenfassend Teunißen & Engels, 2006). Danach scheinen Frauen mit pathologischem Substanzkonsum eine höhere Rate komorbider posttraumatischer Belastungsstörungen aufzuzeigen als abhängigkeitserkrankte Männer. Suchtmittelabhängige Frauen mit einer posttraumatischen Belastungsstörung lassen erhöhte Depressivität und Angststörungen erkennen. Männer neigen demgegenüber eher zu Bewältigungsstrategien von Traumatisierungen in Form von gewalttätigem und antisozialem Verhalten (Scherbaum & Merget, 2002). Das Verarbeitungsspektrum von Gewalterfahrungen zeigt offensichtlich geschlechtsspezifische Diskrepanzen: Frauen reagieren vermehrt mit internalen, selbstschädigenden Symptomen, Männer eher mit einer externalen und aggressiven Verarbeitungsweise (Gahleitner, 2008). Bedarfsorientiert besteht grundsätzlich die Notwendigkeit, Abhängigkeitserkrankungen und posttraumatische Folgestörungen integrativ zu behandeln und umfassend als Querschnittsaufgabe auf einer Konzept-, Leistungs- und Interventionsebene im klinischen Setting zu berücksichtigen (Bella Donna, 2004; Teunißen & Engels, 2006).

Die Fachklinik Beusingser Mühle, eine medizinische Rehabilitationseinrichtung für drogenabhängige und polytoxikomane Patientinnen und Patienten, bezieht empirisch begründete geschlechtsbezogene Forschungsergebnisse durchgängig in die integrative Therapie von Drogenabhängigen mit Traumafolgestörungen ein. Im Sinne eines geschlechtsreflexiven Blicks ergänzen geschlechtsbezogene Angebote und Maßnahmen die individuelle Therapieplanung und bestimmen sie nicht ausschließlich. Zudem sind weitere Dimensionen möglicherweise in ihrem Zusammenwirken mit der Geschlechtlichkeit jedes Einzelnen zu berücksichtigen, wie die soziale Lage bzw. Schicht und andere soziokulturelle Merkmale (Schwarting, 2005). „Perspektivisch geht es um die Erweiterung von Lebensoptionen und die Stärkung individueller Handlungsmöglichkeiten und Lebensentwürfe jenseits der Drogenabhängigkeit.“ (Bella Donna, 2004, S. 9)

Beispielhaft werden im Folgenden nun zwei indikative therapeutische Leistungen der Fachklinik Beusingser Mühle näher dargestellt, die die integrative Therapie von Drogenabhängigkeit und Traumafolgestörungen unter einer geschlechterbezogenen Perspektive veranschaulichen sollen.

Intensivtherapeutisches Projekt „Lebens- und Berufsplanung für Frauen"

Die Berufsbiografie von Frauen mit einer substanzbezogenen Störung und komorbiden Schädigungen in Folge von in der Kindheit und Jugend erlebten Gewalterfahrungen scheint anhand der klinischen Erfahrung und nach ersten wissenschaftlichen Ergebnissen deutlich beeinträchtigt zu sein. Eine Untersuchung von Schäfer und Kollegen (im Druck) an einer Population von alkoholabhängigen Personen aus dem Suchthilfesystem zeigt, dass abhängig von vorhandenen sexuellen Missbrauchserfahrungen Frauen im Unterschied zur entsprechenden männlichen Vergleichsgruppe seltener eine berufliche Qualifikation erreicht hatten und häufiger über kein stabiles oder Vollzeit-Beschäftigungsverhältnis verfügten. Hier könnte auch ein Zusammenhang zur Verantwortung für die Versorgung von Kindern bestehen. Die Ergebnisse der Studie von Schäfer und Kollegen (im Druck) legen auch hier einen Zusammenhang zu einer Traumavorgeschichte nahe. Weibliche Opfer von sexuellem Missbrauch sind danach durch die häufiger auftretende Situation der alleinverantwortlichen Erziehung von Kindern stärker belastet als Frauen ohne eine derartige Viktimisierungserfahrung. In eine ähnliche Richtung deuten die Daten einer multizentrischen Studie in verschiedenen Bereichen der Suchtversorgung (Driessen et al., 2008). Menschen mit einer Abhängigkeit von psychoaktiven Substanzen und einer komorbiden posttraumatischen Belastungsstörung – wobei in dieser Gruppe die weiblichen Probandinnen dominieren – besitzen in geringerem Ausmaß eine abgeschlossene Berufsausbildung und sind häufiger ohne Beschäftigung. Allerdings spielt die spezifisch vorliegende Abhängigkeitsdiagnose bei der untersuchten Patientengruppe eine noch wesentlichere Rolle. Personen mit einer Abhängigkeit von Drogen zeigen einen deutlich niedrigeren Ausbildungs- und Beschäftigungsstatus als Betroffene mit einem alkoholbezogenen oder polytoxikomanen (Alkohol- und Drogenmissbrauch) Substanzkonsum. Unabhängig von einer bestehenden Abhängigkeitsdiagnose bestätigen Forschungsbefunde einen Einfluss traumatischer Lebensereignisse auf das soziale und ökonomische Funktionsniveau von erwachsenen

Frauen. Nach Kontrolle anderer potenzieller sozialer Benachteiligungen schlagen Frauen mit schweren sexuellen Missbrauchserfahrungen häufig einen beruflichen Werdegang ein, der einen sozioökonomischen Abstieg zur Folge hat (Mullen, 1997/1998). Als Erklärung für dieses Ergebnis sind ungünstige Regulationsprozesse in Bezug auf Selbstwert und Selbstwirksamkeitserwartungen anzunehmen (vgl. Joraschky & Pöhlmann, 2005). Sexuell traumatisierte Frauen unterschätzen möglicherweise ihren Wert und suchen Arbeit unterhalb ihrer Fähigkeiten oder sind weniger in der Lage, Chancen und Ausbildungen effektiv zu nutzen.

Auf der Basis eines ganzheitlichen Rehabilitationsverständnisses, das auf die Förderung einer vollständigen Teilhabe an der Gesellschaft gerichtet ist, und des durch die Rentenversicherung festgelegten übergeordneten Ziels der Rehabilitation, das die Verhinderung von Beeinträchtigungen der Erwerbsfähigkeit sowie die möglichst dauerhafte Wiedereingliederung in das Erwerbslebens umfasst, hat die Fachklinik Beusingser Mühle ein spezielles Behandlungsmodul für Patientinnen entwickelt, das dem komplexen Problemfeld von Traumafolgestörungen bei abhängigkeitserkrankten Frauen Rechnung trägt. Erst die beschriebenen somatopsychischen und sozialen Krankheitsfolgen sind der Ansatzpunkt für die Entwicklung einer spezifischen therapeutischen Leistung. Dem ICF-Modell der funktionalen Gesundheit entsprechend werden die Beeinträchtigungen in Beziehung zur Lebenswelt und den biografischen Bedingungen der Betroffenen gesehen (Bundesarbeitsgemeinschaft für Rehabilitation, 2008).

Folgende operationale Zielsetzungen verbinden sich mit dem intensivtherapeutischen Projekt „Lebens- und Berufsplanung von Frauen":

- Wahrnehmung und Differenzierung von fördernden und schädigenden Konstellationen in der Lebens- und Suchtgeschichte und ihren Auswirkungen auf die Arbeits- und Berufsbiografie;
- Erkennen und ggfs. Neubewertung der eingesetzten Bewältigungsstrategien im Umgang mit vorhandenen Traumatisierungen;
- Förderung einer realistischen Selbsteinschätzung von Ressourcen und Entwicklungspotenzialen;
- Verbesserung der Selbstakzeptanz und des Selbstwertgefühls;

- Wahrnehmung von handlungsleitenden Modellen für Arbeit und Beruf in der Familie;
- Förderung von selbstbestimmten beruflichen Zieldefinitionen und Selbstständigkeit in der Lebensführung;
- Klärung der Vereinbarkeit von Mutterschaft und Beruf.

Die Partizipationsziele des Rehabilitationsteams werden im klinischen Prozess im Dialog mit den persönlichen Zielen der Patientinnen abgestimmt. Regelmäßig werden dabei in der Beusingser Mühle sogenannte therapeutische Projekte entsprechend dem spezialisierten Behandlungsprofil der Klinik angeboten und den Patientinnen vorgestellt. Die Angesprochenen haben so die Möglichkeit, gemäß ihren individuellen Therapiezielen eine Entscheidung über ihre Teilnahme zu treffen, die dann mit der Einschätzung des zuständigen interdisziplinären Behandlungsteams abgestimmt wird. Bereits in der diagnostischen Phase der Therapie wird im Bereich der beruflichen Reintegration ein individuelles Eingangsgespräch geführt, um eine Bestandsaufnahme von vorhandenen schulischen bzw. beruflichen Qualifikationen und Förderfaktoren bzw. Barrieren in der Arbeits- und Berufsbiografie zu erstellen. Dieser Check-up führt zu einer ersten Vereinbarung von Leistungen für die weitere Rehabilitation mit einzel- und gruppenbezogenen indikativen Behandlungsmodulen, die in regelmäßigen ärztlich geleiteten Visiten gemeinsam mit der jeweiligen Patientin evaluiert und fortgeführt werden. Bei Patientinnen mit einer anamnestisch bekannten Traumavorgeschichte muss erwogen werden, inwieweit die Betroffene in der Therapie schon eine gewisse Alltagsstabilität erreicht hat und ob die Teilnahme an dem Projekt zu diesem Zeitpunkt geeignet ist, die Fähigkeit zu einer umfassenden Teilhabe zu befördern.

Zu Beginn des einwöchigen halbtägigen Projekts fertigen die sechs bis acht Teilnehmerinnen zunächst persönliche Mindmaps zu Arbeit und Beruf und darauf aufbauende individuelle Geschichten an, in die die Wortassoziationen der Mindmaps eingebunden sind. Von Gruppenbeginn an werden begleitend Informationen zur Arbeits- und Berufswelt, zu schulischen Programmen über den zweiten Bildungsweg, Instrumenten der Arbeitsförderung und beruflicher Rehabilitation vermittelt. Im Rahmen einer grundsätzlich ressourcenorientierten Vorgehensweise und Methodik werden Körperübungen zur Förderung der Achtsamkeit, zu Aktivierung und Training von körperbezogenen Kraftquellen geübt. Die Frauen erarbeiten sich ihr persönliches „Ressourcenprofil", das sie in selbstgestalteter Form greifbar erleben können. In einem zweiten Projektschritt wird, unterstützt durch eine themenbezogene Visualisierungsübung, eine Rückschau auf den eigenen Lebensweg gehalten in seiner Verschränkung von lebensbezogenen Barrieren und Förderfaktoren, Suchtentwicklung und -verlauf sowie schulischer und berufsbezogener Biografie. Die Erfahrung kann anschließend kreativ gestaltet werden als eine Art Panorama der verschiedenen Lebenslinien. Die Bildergebnisse werden individuell vorgestellt und bearbeitet, so dass die realisierten Entwicklungsschritte und vorhandenen Brüche in den Lebens- und Berufsverläufen hervortreten können.

Darauf aufbauend werden in einem Rollenspiel „Mütterinterviews" zur Veranschaulichung lebensgeschichtlicher Modelle und Wertvorstellungen in den Herkunftsfamilien zu Arbeit und Beruf durchgeführt. In der Projektetappe der Berufserkundung werden persönliche Zielvorstellungen über den „Traumberuf" in geleiteten Zukunftsprojektionen entwickelt und den Ressourcenprofilen und weiterführenden Handlungsschritten zugeordnet. An dieser Stelle nimmt das Thema der Vereinbarkeit von Mutterschaft und Beruf häufig breiten Raum ein. Nach Möglichkeit wird die Kompetenz der örtlichen Gleichstellungsbeauftragten mit einbezogen. Internetrecherchen der Patientinnen tragen dem spezifischen Informationsbedürfnis jeder einzelnen Frau Rechnung. Gegebenenfalls werden zu diesem Projektabschnitt auch erfolgreiche Verläufe des (Wieder-)Einstiegs in Arbeit und Beruf nach einer stationären Therapie von ehemaligen Patientinnen der Beusingser Mühle präsentiert. Zum Projektabschluss sind die teilnehmenden Patientinnen aufgefordert, ihren weiteren Berufsweg in einer „Rede" zu veröffentlichen. Individuelle Bewerbungscoachings runden das Projekt ab. Das Schaubild veranschaulicht den Prozessverlauf.

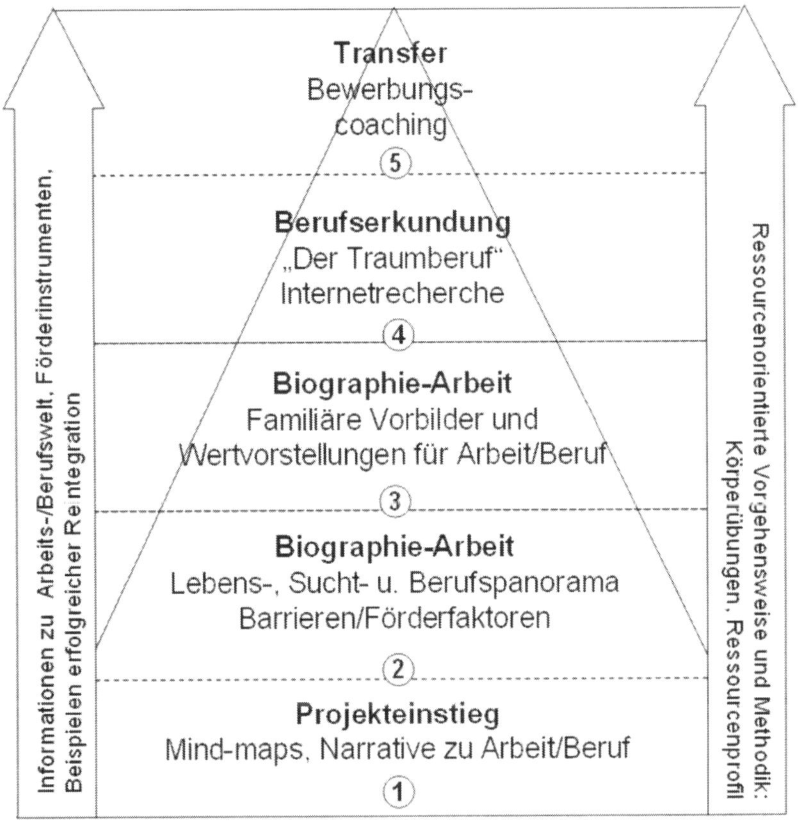

Abbildung: Überblick über Projektverlauf

Eine fundierte Evaluation des Behandlungsmoduls steht noch aus, die bisher vorliegenden Erfahrungen zu dem Projekt „Lebens- und Berufsplanung von Frauen" weisen allerdings in beträchtlichem Ausmaß darauf hin, dass die beteiligten Frauen tatsächlich mehr Wissen über Zusammenhänge zwischen ihrer Lebens- und Berufsbiografie und ihren spezifischen nützlichen und selbstschädigenden Mustern in der Bewältigung fördernder und belastender Bedingungskonstellationen erhalten. Drogenabhängige Frauen mit einer Traumavorgeschichte erleben ihre schulischen und beruflichen Verläufe mit den prägnanten Brüchen nicht mehr vor allem als individuelles Versagen. Sie werden in die Lage versetzt, die Beeinträchtigungen im Kontext der erfahrenen Traumatisierungen zu verstehen und zu integrieren. Das Projekt wird offensichtlich den Zielsetzungen gerecht und trägt für die Patientinnen dazu bei, zu einer Erweiterung des Verhaltensrepertoires in Richtung selbstgewählter Lebens- und Berufsentwürfe zu gelangen.

Intensivtherapeutisches Projekt „Umgang mit Aggression und Gewalt"

Das im Folgenden beschriebene Projekt basiert auf der empirischen Evidenz, dass in Populationen gewalttätiger und aggressiver Männer ein stabiler und zuverlässiger Zusammenhang zwischen kindlicher Traumatisierung und Gewaltverhalten zu finden ist (Lisak & Miller, 2003), zudem Gewaltverhalten und Suchtmittelabhängigkeit korrelieren (Clark & Scheid, 2001). Gewalt bzw. Aggressivität können in der Gruppe der suchtmittelabhängigen Männer, wie sie in der Beusingser Mühle behandelt werden, als externalisierende, geschlechtsspezifische Bewältigung von Traumatisierungen verstanden werden. Dementsprechend stellt dieses Projekt einen konkreten Ansatz zur Umsetzung der traumaspezifischen Konzeption der Klinik dar, gleichzeitig ist sie Teil der männerspezifischen Gender-Praxis der Klinik, wie sie für die Suchtbehandlung immer wieder zu Recht eingefordert wird (Diakonie Rheinland-Westfalen-Lippe e.V., 2008).

Konzepte zum Umgang mit männlicher Gewalt sind vor allem im forensischen Bereich (Antiaggressivitätstraining, Heilemann & Fischwasser-von Proeck, 2001) oder in pädagogischen Zusammenhängen (vgl. Weidner et al., 1997) entstanden und erprobt. Zentrales methodisches Element ist der „Heiße Stuhl", der eine massive Konfrontation des Täters befördert, um einen emotionalen Zugang zum Opfererleben zu ermöglichen. Unter Berücksichtigung traumatheoretischer Gesichtspunkte wird im vorliegenden Projekt bewusst auf diese Art der Konfrontation verzichtet, vielmehr wird die Arbeit vom Verständnis geleitet, dass bei den suchtmittelabhängigen Männern die Opferperspektive, nämlich die eigene, so intensiv emotional besetzt ist, dass sie verleugnet werden muss und sich in einem destruktiven Ausagieren manifestiert. Ziel des Projektes ist es, über die Beschäftigung mit ausgeübter Gewalt einen Zugang zu diesem Opfererleben zu erhalten, den funktionalen Zusammenhang der aktiven zur erlebten Gewalt zu erarbeiten und den Männern eine Möglichkeit zu geben, sich in ihren Opfererfahrungen auszudrücken. Gleichzeitig wird Gewaltausübung klar und unmissverständlich als dysfunktionales und antisoziales Verhalten bewertet und eine Erhöhung von Selbstkontrolle und Konfliktfähigkeit angestrebt. Die Balancierung von annehmend-verstehendem Umgang mit den Opferanteilen und einer klaren, empathisch-direktiven Auseinandersetzung mit den Täteranteilen bildet die wesentliche Anforderung an die Therapeuten, gleichzeitig auch eine große Chance, ein Modell balancierter Männlichkeit (vgl. Winter & Neubauer, 2001) zu bieten.

Das Projekt „Umgang mit Aggressivität und Gewalt" richtet sich ausschließlich an männliche Patienten und wird ebenso ausschließlich von männlichen Therapeuten durchgeführt. Der gewählte, geschlechtshomogene Ansatz wird an dieser Stelle nicht weiter diskutiert, er wird im Hinblick auf den Projektinhalt und die klinischen Erfahrungen mit Männerarbeit als sinnvoll und notwendig bewertet. Das Projekt ist organisiert als intensivtherapeutische, indikative Maßnahme, die turnusmäßig durchgeführt wird. Es soll gewährleistet sein, dass potenziell jeder Mann, der eine Regeltherapiedauer durchläuft (26 Wochen), einmal teilnehmen kann. Es lassen sich drei Projektphasen unterscheiden: (1) Vorbereitungsphase, (2) Durchführungsphase, (3) Abschluss- und Transferphase.

Vorbereitungsphase

Alle Männer der Klinik werden über die anstehende Durchführung der Maßnahme in einer gemeinsamen Gruppe informiert, in der der organisatorische Rahmen und die inhaltliche Zielstellung kurz skizziert werden. Nach der Klärung erster Fragen werden die Männer gebeten, in einer kurzen schriftlichen Stellungnahme mitzuteilen, ob sie an diesem Projekt teilnehmen möchten oder nicht und auf welchen jeweiligen Beweggründen ihre Einschätzung basiert. Ziel des ersten Zusammentreffens ist es, die traumaspezifische Sichtweise auf Gewalt und Aggressivität nur schlaglichtartig einzuführen („Es wird bei diesem Projekt sowohl um ausgeübte als auch erlebte Gewalt und Aggressivität gehen."), ohne schon weiterführende Informationen zu liefern. Die Patienten sollen dadurch einen ersten Eindruck erhalten, dass es sich nicht um ein „reines" Täter-Projekt handelt, gleichzeitig sollen die Informationen so reduziert sein, dass eine direkte Konfrontation mit dem Opfererleben möglichst ausbleibt. Im Idealfall sollen die Männer in der ersten Gruppe einen Impuls erhalten, der ihnen eine „rationale" Einschätzung darüber erlaubt, ob die Auseinandersetzung mit Gewalt und Aggressivität subjektiv als nützlich bewertet wird.

Natürlich gelingt dies in der Realität nur teilweise. Dementsprechend ist das multiprofessionelle Team der Klinik im Folgenden mit drei unterschiedlich schwierigen Situationen konfrontiert. Unproblematisch ist die Gruppe der Patienten, die sich für bzw. gegen das Projekt entscheiden und bei denen auch im Team eine Teilnahme bzw. Nichtteilnahme als sinnvoll bewertet wird. Eine eingehendere Beschäftigung erfordert die Patientengruppe, die sich für eine Teilnahme entscheiden, bei denen das Team aber Vorbehalte hinsichtlich der Indikation sieht. Dies kann z. B. grundlegend mangelnde Affekttoleranz sein (häufig bei sehr jungen Patienten), zu geringe Therapiedauer und damit Gefahr einer frühen therapeutischen Überforderung bei unzureichender Stabilität, massives Opfererleben bei fehlenden Täteranteilen mit der Gefahr einer Überflutung im Kontakt mit Tätern oder zu kurzer zeitlicher Abstand zum Rehabilitationsende mit der Gefahr einer nicht-effektiven Fokusverschiebung. Die Erfahrung zeigt, dass es im therapeutischen Kontakt überwiegend reibungslos gelingt, diese Situationen zu klären, Patienten und Therapieteam können ihre Motive und Haltungen verdeutlichen. So das Team trotzdem keine hinreichende Indikation sieht, lassen sich durch die Entwicklung von Alternativen (Aussicht auf Teilnahme zu einem späteren Therapiezeitpunkt, Delegation des Fokus Aggressivität und Gewalt in die Einzeltherapie, Transfer des Fokus in andere Behandlungszusammenhänge etc.) größere Irritationen im Therapieverlauf vermeiden. Auch bei der dritten Gruppe – vorliegende Indikation bei gleichzeitiger Ablehnung einer Teilnahme – gelingt dies ausreichend gut, erfordert jedoch erheblich mehr therapeutische Arbeit, sowohl direkt mit den Patienten als auch innerhalb des Teams. Es ist vor allem die Aussicht auf Beschäftigung mit erlebter Gewalt, die bei den Patienten stärkere emotionale Reaktionen hervorruft; unter traumatherapeutischen Gesichtspunkten erwartungsgemäß und zwangsläufig, da die Ankündigung der Auseinandersetzung im Sinne eines Traumatriggers bewertet werden kann und die bisherige, externalisierende Bewältigungsstrategie unterläuft. Aspekte ausgeübter Gewalt sind dann besonders problematisch, wenn sie stark schuld- und schambesetzt sind. Beide Abwehrreaktionen bieten einerseits einen diagnostischen Wert zur Beurteilung der individuellen Bedeutung von Aggression und Gewalt im Erleben, andererseits machen sie mehr oder weniger intensive Bemühungen zur Stabilisierung der Patienten notwendig. Den Patienten soll einerseits ein maximales Erleben von Kontrolle ermöglicht, andererseits soll eine vorschnelle Vermeidung der Auseinandersetzung vermieden werden. Dies ist eine Gratwanderung für die Patienten und das Team, die für die integrative Behandlung von Sucht und Traumafolgestörungen allzu typisch ist (vgl. Teunißen & Engels, 2006). Auf der Teamebene lässt sich dieser Prozess nur dann zielführend lösen, wenn eine grundlegende Übereinstimmung hinsichtlich der traumaspezifischen *und* genderspezifischen Rahmenbedingungen der Behandlung und ihrer Implikationen für das therapeutische Handeln herrscht. Das erfordert fachliche Kompetenz und die Bereitschaft zur Selbstreflexion bei allen Professionen innerhalb des Teams. Inhaltlich bestehen solche Lösungen häufig darin, eine endgültige Entscheidung über eine Teilnahme am Projekt auszusetzen und die Patienten zunächst für eine unverbindliche Mitarbeit in der weiteren Vorbereitung zu motivieren. Dadurch ermöglicht man ihnen ein vorsichtiges Herantasten an das Thema. Falls erforderlich, können mit den Patienten individuelle Absprachen getroffen werden, z. B. welche Aspekte der Gewaltbiografie ausgelassen werden.

Im weiteren Verlauf werden die Patienten gebeten, drei Aufgaben zur Vorbereitung zu bearbeiten: (1) Es soll ein freigestaltetes Poster erstellt werden, in dem die erlebte und ausgeübte Gewalt über die Lebensspanne sichtbar wird. Dabei wird ausdrücklich darauf hingewiesen, mit dem Poster einen Überblick über die Lebensspanne zu ermöglichen, eine detaillierte und vertiefende Darstellung soll nicht erfolgen. (2) Weiter soll eine Liste mit den aktuell fünf wichtigsten Auslösern von Gewalt und Aggression angefertigt werden. (3) Zuletzt sollen die Patienten im Vorfeld Sorge dafür tragen, in der Zeit der Projektdurchführung keine konkurrierenden Termine (Arzttermine, Gerichtstermine, externe Praktika etc.) zu haben. Diese (häufig schwer zu lösende) Aufgabe soll sicherstellen, dass das Projekt ohne Fehlzeiten, die eine erhebliche Störung der Gruppendynamik darstellen, absolviert werden kann. Die Vorbereitungsphase wird immer wieder durch kurze Gruppensitzungen begleitet, in denen die Patienten über den Stand ihrer Aufgabenerstellung berichten und in denen Fragen geklärt werden können.

Die Darstellung der ersten Phase soll verdeutlichen, dass mit der ersten Projekt-Ankündigung eine innere Auseinandersetzung bei den Patienten angeregt wird und damit ein erster Schritt in Richtung Traumakonfrontation mit den entsprechenden therapeutischen Handlungserfordernissen begangen wird.

Durchführungsphase

Eine Woche lang wird jeweils ein halber Tag mit maximal zwölf Männern im Projekt gearbeitet. Zu Beginn wird Wert darauf gelegt, die individuellen Erwartungen, besonders auch negative, abzuholen und – wenn möglich – aufzulösen bzw. zu reduzieren. Mit der Gruppe werden Regeln zum Umgang während der Woche erarbeitet und verbindlich vereinbart. Besondere Bedeutung hat die Etablierung eines Stopp-Zeichens, das eine unmittelbare Unterbrechung jeglicher Prozesse während der Arbeit zur Folge hat. Für die Teilnehmer ist die Verpflichtung zum Stillschweigen gegenüber den anderen Patientinnen und Patienten der Klinik von sehr großer Wichtigkeit. Der Therapieraum, in dem die Materialien der Patienten (Poster und Auslöserlisten) nach dem ersten Tag aufgehängt werden, ist für die gesamte Projektwoche ausschließlich für die Teilnehmer zugänglich.

Es wird ersichtlich, dass sich ganz zu Beginn der Durchführungsphase die Interventionen vor allem daran orientieren, den Männern ein Gefühl von Sicherheit und Kontrolle zu ermöglichen, sie sollen die Therapeuten als fürsorglich und um Schutz für die Teilnehmer bemüht wahrnehmen. In der Arbeit mit Männern ist häufig zu beobachten, dass die Erarbeitung und Etablierung von Kontrolle, Schutz und Selbstfürsorge oberflächlich und ohne große innere Beteiligung oder aber gar nicht erledigt wird, was als Ausdruck eines externalisierenden Umgangs mit inneren Befindlichkeiten eingeschätzt werden kann. Von therapeutischer Seite sollte dem deutlich begegnet werden. In der Interaktion ist in dieser Phase ein klar strukturiertes und direktives Vorgehen durchaus sinnvoll, die Patienten sollen die Therapeuten als Fürsorge und Führung integrierende Modelle erleben.

Im weiteren Verlauf tauchen drei unterschiedliche thematische Schwerpunkte immer wieder im Wechsel auf: Funktionalität des Gewalt- und Aggressionsverhaltens, Biografie erlebter und ausgeübter Gewalt, Aggressions- bzw. Selbstkontrolle. Bislang existiert keine manualisierte Form dieses Projektes. Natürlich entwickeln sich bei wiederholter Durchführung Standards, Methoden und Übungen, die immer wieder auftauchen, dennoch erscheint es aus der vorliegenden Erfahrung notwendig zu sein, Methoden und Interventionen „im Baukastenprinzip" zur Verfügung zu haben, um je nach Patientengruppe und abhängig vom gruppendynamischem Prozess agieren zu können. Weitaus wichtiger als ein exakter Plan ist es, Klarheit darüber zu erlangen, mit welchem theoretischen Verständnis und welcher Zielsetzung einzelne Interventionen ausgewählt und durchgeführt werden. Dennoch soll ausschnittsweise dargestellt werden, wie die drei beschriebenen thematischen Schwerpunkte umgesetzt werden.

Die Arbeit zur Funktionalität von Aggression und Gewalt zielt zunächst eher auf die Täteraspekte der Teilnehmer, gleichzeitig soll dadurch eine Brücke zur Motivstruktur des Verhaltens und damit auch in den meisten Fällen indirekt zu Opferaspekten hergestellt werden. Dabei ist das Vorgehen eher allgemeiner Art, konkrete biografische Daten spielen keine Rolle, die Auseinandersetzung erfolgt eher kognitiv. Es erfolgt z. B. eine definitorische Auseinandersetzung mit den Begriffen Gewalt und Aggressivität, das Verständnis der Patienten soll dabei differenziert und erweitert werden; die Patienten ordnen sich bestimmten Tätergruppen zu, die zentrale Tatmotive verdeutlichen; sie erarbeiten Kosten und Nutzen ihres bisherigen Gewalt- und Aggressionsverhaltens und tauschen sich darüber aus.

In der biografischen Arbeit wird ein direkter, individueller und differenzierter Zugang zum Zusammenhang zwischen erlebter und ausgeübter Gewalt angestrebt. Grundlage dafür bildet das angefertigte Poster, mit dem zunächst im Sinne einer Einzelarbeit vor der Gruppe gearbeitet wird. Die Erfahrungen mit ausgeübter und erlebter Gewalt werden fokussiert und ein individuelles Verständnis vom funktionalen Zusammenhang erarbeitet. Der Patient soll im Rahmen seiner Möglichkeiten einen nützlichen Kontakt zu seinen Täter- und dann vor allem auch Opferanteilen herstellen. Dazu wird die Expressivität bei der Darstellung des Opfererlebens gefördert und die Tendenz zur Neutralisierung bzw. Exkulpierung beim Tätererleben aktiv gehemmt. Auf provokative und massiv konfrontierende Techniken – wie sie beim „Heißen Stuhl" üblich sind – wird verzichtet. In der einzelnen biografischen Sequenz wird zunächst das ausgeübte Verhalten, als das in der Regel weniger emotional aufgeladene Material, fokussiert. Der Patient soll sich an die exponierte Situation gewöhnen, um dann auch mit dem traumatischen Material arbeiten zu können. Dabei kommt es immer wieder auch zu stärkeren emotionalen Reaktionen, die eine tragfähige therapeutische Beziehung und Halt in der Gruppe erfordern, da es in jedem Fall notwendig ist, den Patienten innerhalb der Sequenz wieder zu stabilisieren und Sorge dafür zu tragen, dass er mit einem subjektiven Gewinn die biografische Arbeit abschließt. Während zunächst der Fokus eindeutig und für den Patienten transparent entweder bei der erlebten oder der ausgeübten Gewalt für einen gewissen Zeitraum ruht, wird mit fortschreitendem Prozess auch der Wechsel des Fokus schneller gewählt, um eine Verbindung zwischen erlebter und ausgeübter Gewalt zu befördern. Fester Bestandteil dieser Arbeit ist eine abschließende, gemeinsame Reflexion in der Projektgruppe, in jeder die Chance hat, das Erlebte zu kommentieren und in der Bedeutung für die eigene Person zu reflektieren. Natürlich ist das innere Miterleben bei den Zuschauern häufig sehr intensiv, sind sie in unterschiedlichem Ausmaß mit traumatischen Triggern konfrontiert. Dementsprechend ist es wichtig, für die Stabilisierung der Gesamtgruppe Sorge zu tragen. Gleichzeitig profitieren die übrigen Patienten von dem aktiven Miterleben. Der Bereitschaft, sich vor der Gruppe mit seinen Verletzlichkeiten zu öffnen, wird von den anderen Männern im Nachhinein mit sehr viel Respekt begegnet, es ist häufig im Nachgang einer solchen Arbeit eine deutlich höhere Bereitschaft zur Expressivität zu erkennen. Einige Patienten würdigen die Arbeit, äußern aber auch, dass das Erlebte sie eher motiviere, sich nicht mit ihrem Poster einbringen zu wollen. Dies stellt einen ebenso wichtigen und positiven Effekt im Sinne der Entwicklung einer kontrollierten und selbstfürsorglichen Expressivität dar und wird entsprechend von den Therapeuten positiv verstärkt.

Die Entwicklung und Förderung von Selbstkontrolle, als bedeutsamste Fähigkeit zur Reduktion aggressiven Verhaltens und der Entwicklung gewaltfreier Konfliktlösungen stellt den dritten thematischen Teil dar. Auch wenn sich das Projekt vor allem an dem Gesichtspunkt orientiert, dass männliche Aggression und Gewalt ihren Ursprung in dem Ausmaß eigener erlebter Gewalt hat (vertikale Perspektive), ist es notwendig, sich der Aggression und Gewalt auch symptomatisch (horizontale Perspektive) zu nähern, ist sie doch über die Lebensspanne als Mittel zur Generierung männlicher Identität und zur Emotions- und Konfliktbewältigung fest und tiefgreifend im Handlungsrepertoire verankert. Dieser Teil ist dementsprechend stark erlebnis- und übungsorientiert. Mittels kleiner Spiele (z. B. Reise nach Jerusalem, Sitzfußball), bei denen die Anforderung an die Selbstkontrolle variiert wird, körperorientierten Übungen (Nähe-Distanz, Wahrnehmung des Raumes, weiches vs. hartes Bewegen etc.) und Rollenspielen über reale Situationen sollen den Patienten alternative Erfahrungen vermittelt werden. Die im Vorfeld angefertigten Listen mit den Aggressivitätsauslösern dienen hier zur Entwicklung passender Rollenspielsituationen. Um die Teilnehmer zur Erhöhung ihrer Fähigkeit zur Selbstkontrolle zu motivieren, wird Selbstkontrolle explizit als männliche, starke Fähigkeit konnotiert und die in den üblicherweise bestehenden Männlichkeitsbildern positiv bewertete Aggressions- und Gewaltneigung als Verlust von Kontrolle und als Ausdruck einer hohen Manipulierbarkeit herausgestellt. Um die erlebte Inkongruenz zwischen (männlichem) Kontrollanspruch und erlebtem Kontrollverlust für die Patienten zu erhöhen, eignet sich der Einsatz von Videofeedback (das während des gesamtem Projekts zur Verfügung steht) ganz besonders. Auch sind humorvolle Übertreibung (sensu Provokative Therapie) nützlich.

Der Einsatz der Methoden aus den drei beschriebenen thematischen Blöcken (Funktionalität, Biografie, Selbstkontrolle) erfolgt, wie bereits erwähnt, angepasst an den aktuellen Prozess, dennoch ist es in der Regel so, dass die Arbeit an der Funktionalität der biografischen Arbeit vorangeht und die konkrete Rollenspielarbeit meist am Ende der Projektwoche erfolgt. Die kleineren Übungen zur Selbstkontrolle werden über die Wochen verteilt, um auch für die einzelnen Projekttage eine gute Mischung aus verbalen und handlungsorientierten Maßnahmen herzustellen.

Abschluss- und Transferphase

Die letzte Einheit des Projektes dient den Patienten dazu, die wesentlichsten Erfahrungen der Woche zu bündeln, in ihrer Bedeutung zu reflektieren und der Gruppe mitzuteilen. Zudem erhalten sie die Aufgabe, einen Brief an sich selbst zu verfassen, in dem sie der Frage nachgehen, wo sie mit dem Erlebten in vier Wochen stehen und was sie bis dahin erreicht haben möchten. Der Brief wird ungeöffnet aufbewahrt und den Patienten nach vier Wochen ausgehändigt. Im optimalen Fall wirkt der Brief wie ein selbstgestellter Auftrag, der die Bereitschaft zur Fortführung der Thematik erhöht. Eine mögliche Weiterbearbeitung in der Beusingser Mühle wird mit den Männern auch in der Abschlussbesprechung skizziert. Darüber hinaus wird das Thema im multiprofessionellen Team weiter verfolgt. Es wird über den Verlauf jedes Patienten berichtet und dann gemeinsam im Team an Ideen zu einem sinnvollen Aufgreifen gearbeitet. Häufig stellt das Projekt für die teilnehmenden Männer eine wichtige Markierung in der traumatherapeutischen Behandlung dar, die z. B. im Rahmen der Einzeltherapie fortgesetzt oder abhängig vom Stand der Rehabilitation in andere Behandlungszusammenhänge überführt werden kann.

Ausblick

Der vorliegende Beitrag vermittelt einen Einblick in zwei intensivtherapeutische Projekte der Fachklinik Beusingser Mühle, einer Einrichtung der stationären medizinischen Rehabilitation von suchtmittelabhängigen Frauen und Männern. Entwicklung und Umsetzung der Leistungen orientieren sich am aktuellen Stand trauma- und genderspezifischer Forschung und Forderungen. Grundlegendes Ziel dieses Transfers von empirischer Evidenz in praktische Relevanz ist das Erreichen einer Passgenauigkeit entsprechend dem Bedarf bei drogenabhängigen Patientinnen und Patienten. Ob dieser Anspruch tatsächlich realisiert werden kann, bleibt weitgehend offen. Aus den Projektbeschreibungen wird auch deutlich, dass es sich nicht um nach wissenschaftlichen Kriterien evaluierte Maßnahmen handelt. Die Güte der Angebote misst sich am Urteil des Rehabilitationsteams und den Äußerungen der angesprochen Patientinnen und Patienten. Auch wenn die bisherige Arbeit eine hohe „Augenscheinvalidität" besitzt und oft als Gewinn von den Teilnehmerinnen und Teilnehmern bewertet wird, so ist für die Zukunft eine weiterführende wissenschaftliche Evaluation im klinischen Feld wünschenswert, wenn also die praktische Evidenz in empirische Relevanz zurückgeführt wird und Impulse aus der Praxis mittels objektivierbarer Methoden überprüft werden. Ableitungen und Konzeptänderungen aus diesen empirischen Daten vorzunehmen, ist dann wiederum Aufgabe der Praktiker. Nützlich hierfür ist es sicherlich, sich mit freudvoller Neugier und Kreativität den Ergebnissen empirischer Forschung zuzuwenden und sie in innovative und zeitgemäße Konzepte zu übersetzen.

Literatur

Bella Donna (2004) s. Landesfachstelle Frauen und Sucht NRW.

Bundesarbeitsgemeinschaft für Rehabilitation (BAR) (Hg.) (2008). *ICF-Praxisleitfaden 2. Trägerübergreifende Informationen und Anregungen für die praktische Nutzung der Internationalen Klassifikation der Funktionsfähigkeit, Behinderung und Gesundheit (ICF) in medizinischen Rehabilitationseinrichtungen.* Frankfurt: BAR.

Bundesministerium für Familie, Senioren, Frauen und Jugend (Hg.) (2002). *Gender Mainstreaming. Was ist das?* Berlin: BFSFJ.

Bundesministerium für Gesundheit und Soziale Sicherung (Hg.) (2002). *Genese und Typologisierung der Abhängigkeitserkrankungen bei Frauen.* Baden-Baden: Nomos.

Clark, Duncan B. & Scheid, Jeanette (2001). Comorbid mental disorders in adolescents with substance use disorders. In John R. Hubbard & Peter R. Martin (Eds.), *Substance abuse in the mentally and physically disabled* (pp. 133-167). New York: Dekker.

Deutsche Hauptstelle für Suchtfragen (DHS) (2004). *DHS Grundsatzpapier. Gender Mainstreaming in der Suchtarbeit: Chancen und Notwendigkeiten.* Hamm: DHS.

Diakonie Rheinland--Westfalen-Lippe (2008). *Männerspezifische Suchtarbeit. Eine Handreichung.* Düsseldorf: Evangelischer Fachverband Sucht.

Driessen, Martin, Schulte, Silke, Luedecke, Christel, Schaefer, Ingo, Sutmann, Frauke, Ohlmeier, Martin, Kemper, Ulrich, Koesters, Gertrud, Chodzinski, Claudia, Schneider, Udo, Broese, Thomas, Dette, Christian, Havemann-Reinicke Ulla & the TRAUMAB-Study Group (2008). Trauma and PTSD in patients with alcohol, drug, or dual dependence. A multi-center-study. *Alcoholism Clinical and Experimental Research 32*(3), 1-8.

Fachverband Drogen und Rauschmittel (fdr) (Hg.) (2005). *Gender mainstreaming in der Suchthilfe. Eine Expertise.* Berlin: fdr. (fdr-Texte. 4.)

Gahleitner, Silke Birgitta (2008). Sexuelle Gewalterfahrung und ihre Bewältigung von Frauen: Salutogenetische Perspektiven. In Silke Birgitta Gahleitner & Connie Lee Gunderson (Hg.), *Frauen Trauma Sucht. Neue Forschungsergebnisse und Praxiserfahrungen* (S. 45-64). Kröning: Asanger.

Heilemann, Michael & Fischwasser-von Proeck, Gabriele (2001). *Gewalt wandeln: Das Anti-Aggressivitäts-Training AAT.* Lengerich: Pabst.

Joraschky, Peter & Pöhlmann, Karin (2005). Die Auswirkungen von Vernachlässigung, Misshandlung, Missbrauch auf Selbstwert und Körperbild. In Ulrich Tiber Egle, Sven Olaf Hoffmann & Peter Joraschky (Hg.), *Sexueller Missbrauch, Misshandlung, Vernachlässigung* (3. vollst. aktual. u. erw. Aufl.; S. 194-207). Stuttgart: Schattauer.

Landesfachstelle Frauen und Sucht NRW, Bella Donna (Hg.) (2004). *Anforderungen an eine geschlechtsbezogene stationäre medizinische Rehabilitation mit drogenabhängigen Frauen. Empfehlungen für die Praxis in Nordrhein-Westfalen.* Essen: Landesfachstelle Frauen und Sucht NRW, Bella Donna.

Lisak, David & Miller, Paul M. (2003). Childhood trauma, posttraumatic stress disorder, substance abuse, and violence. In: Paige Ouimette & Pamela J. Brown (Eds.), *Trauma and substance abuse. Causes, consequences, and treatment of comorbid disorders* (pp. 73-88). Washington: APA.

Mullen, Paul E. (1998). Der Einfluss von sexuellem Kindesmissbrauch auf die soziale, interpersonelle und sexuelle Funktion im Leben des Erwachsenen und seine Bedeutung in der Entstehung psychischer Probleme. In Gabriele Amann & Rudolf Wipplinger (Hg.), *Sexueller Missbrauch. Überblick zu Forschung, Beratung und Therapie. Ein Handbuch* (2. Aufl.; S. 246-259). Tübingen: DGVT. (Original erschienen 1997.)

Schäfer, Ingo (2006). Die Bedeutung von Traumatisierungen für die Entwicklung und den Verlauf von Suchterkrankungen. In Ingo Schäfer & Michael Krausz (Hg.), *Trauma und Sucht. Konzepte – Diagnostik – Behandlung* (S. 11-32). Stuttgart: Klett-Cotta.

Schäfer, Ingo, Verthein, Uwe, Oechsler, Harald, Deneke, Christiane, Riedel-Heller, Steffi G. & Martens, Markus S. (im Druck). What are the needs of alcohol dependent patients with a history of sexual abuse? A case-register study in a metropolitain region.

Scherbaum, Norbert & Merget, M. (2002). *Psychiatrische Komorbidität bei Opioidabhängigen und deren Behandlung. Literaturrecherche im Auftrag des Ministeriums für Frauen, Jugend, Familie und Gesundheit des Landes Nordrhein-Westfalen im Rahmen des NRW Landesprogramms gegen Sucht.* Essen: MFJFG NRW.

Schwarting, Frauke (2005). *Gender und Sucht – ein soziologischer Beitrag zu einer geschlechtsreflexiven Praxis in der Suchtkrankenhilfe.* Dissertation. Universität Hamburg, Department Sozialwissenschaften.

Teunißen, Sybille & Engels, Michael (2006). Geschlechtsdifferenzierende integrative Therapie von Sucht und Traumatisierungen. In Ingo Schäfer & Michael Krausz (Hg.), *Trauma und Sucht. Konzepte – Diagnostik – Behandlung* (S. 127-152). Stuttgart: Klett-Cotta..

Weidner, Jens, Kilb, Rainer & Kreft, Dieter (Hg.) (1997). *Gewalt im Griff. Neue Formen des Anti-Aggressivitäts-Trainings.* Weinheim: Beltz. (Edition Sozial.)

Winter, Reinhard & Neubauer, Gunter (2001). *Dies und Das. Das Variablenmodell „Balanciertes Junge- und Mannsein" als Grundlage für pädagogische Arbeit mit Jungen und Männern.* Tübingen: Neuling. (Jungenpädagogische Materialien. 1.)

Steffen Boldt

Suchtarbeit mit Männern vor dem Hintergrund von Trauma

Trotz der zunehmenden Beschäftigung mit traumatischen Belastungen in den letzten Jahrzehnten gibt es immer noch wenige Erkenntnisse über geschlechtsspezifische Implikationen (vgl. Gahleitner, in diesem Band). Im Rahmen einer Untersuchung zu geschlechtsspezifischen Aspekten sexueller Gewalterfahrung wurden u. a. biografische Interviews nach inhaltsanalytischen, geschlechtssensiblen Kriterien ausgewertet. Danach stimmen die Initialeffekte auf das sexuelle Trauma für beide Geschlechter überein. Unterschiede ergeben sich in den Langzeitauswirkungen und deren Verarbeitung. So scheint das Verharren in Geschlechtsrollenstereotypen den Bewältigungsprozess zu erschweren, Geschlechtsrollenflexibilität dagegen neue Verarbeitungsmöglichkeiten zu eröffnen. Hinzu kommt das gesellschaftliche Problem, dass Frauen nach wie vor der Opferstatus zugewiesen, Männern jedoch verwehrt wird (vgl. ebenda).

Betrachtet man die Situation für den männlichen Part, so existiert bis heute ein stereotypes Rollenbild vom Mann-Sein. Männer zeigen Stärke und können sich selbst schützen. Ihre Sozialisation verbietet es ihnen, Angst oder Gefühle zu zeigen und fordert in jeder nur erdenklichen Situation einen klaren Kopf, das problemlose Meistern von Schwierigkeiten und die Kontrolle der Emotionen. Männer haben immer Lust auf Sex, und eine Erektion bedeutet Lust (Broek, 1993, S. 16 ff.). Diese „gesellschaftlich tief verwurzelten Rollenzuweisungen machen es offensichtlich schwer, männliche Opfer sexualisierter Gewalt wahrzunehmen“ (Gahleitner, 2005, S. 69). Gleichzeitig ist es für Männer nach erlebter sexualisierter Gewalt schwierig, Verletzungen zuzugeben, darüber zu sprechen oder sich Hilfe zu suchen, da sie dann als „unmännlich“ gelten würden (ebenda, S. 70). Auch die Angst vor Homosexualität führt zum Leugnen der sexuellen Gewalterfahrung. Dem Opfer, den Eltern und selbst Tätern/-innen

„scheint es leichter zu fallen, sexuelle Misshandlung von Mädchen zuzugeben als den Missbrauch von Jungen“ (Glöer & Schmiedeskamp-Böhler, 1990, S. 15).

Bange und Deegener (1996, S. 49) stellen in der umfassendsten deutschen Studie zu Ausmaß, Hintergründen und Folgen sexueller Gewalt fest, dass etwa jeder zwölfte Junge (8,3 %) sexuelle Gewalt erfährt. Auch andere Autoren/-innen (z. B. Schmidt, 2000, S. 59) beschreiben diese Zahl als realistisch. Nimmt man diese Zahlen ernst, so bedeutet dies, dass in Deutschland – bei etwa 25 Millionen Männern im Alter zwischen 18 und 59 Jahren – über zwei Millionen von ihnen Erfahrungen mit sexualisierter Gewalt gemacht haben. Die Prävalenzzahlen bei männlichen Drogenabhängigen liegen noch höher. Legt man die Zahlen der von der Deutschen Hauptstelle für Suchtfragen e.V. (DHS) in Auftrag gegebenen Studie zum Gebrauch psychoaktiver Substanzen in Deutschland aus dem Jahre 2000 zugrunde (Kraus & Augustin, 2001), so werden ca. 330.000 Männer nach DSM-IV als (von illegalen Drogen) drogenabhängig beschrieben. Demnach sind fast drei Viertel der Abhängigen zwischen 18 und 59 Jahren Männer. Bei den Alkoholabhängigen sind es sogar 80 %. Bei 1,2 Millionen Menschen liegt eine Abhängigkeit nach DSM-IV vor. Auf die Wohnbevölkerung hochgerechnet bedeutet dies, dass insgesamt über 6 % aller Männer zwischen 18 und 59 Jahren alkohol- oder drogenabhängig sind (Kraus & Augustin, 2001, S. 19 ff.).

Leider gibt es bisher nur zwei deutsche Studien, die die Zusammenhänge von Drogenabhängigkeit und sexualisierter Gewalt bei Männern untersucht haben. Diese Studien lassen allerdings aufmerken: so wies Schmidt (2000) eine Prävalenz sexualisierter Gewalt von 37 % bei opiatabhängigen Männern nach und vermutet eine hohe Dunkelziffer. Bei Schäfer, Schnack und Soyka (2000) sprachen 56 % der männlichen Drogenabhängigen von Erfahrungen mit sexualisierter Gewalt. Zudem gaben 40 % aller Männer in dieser Studie an, dass die Übergriffe Geschlechtsverkehr beinhalteten (ebenda, 2000, S. 42).

Soziale und gesellschaftliche Phänomene, denen man Gewalt bedauerlicherweise zuordnen muss, spielen also als Faktoren bei einer Suchtentwicklung eine große Rolle (Knoll, 2002, S. 66). Ein Verständnis dessen ist in der Suchtarbeit mit Männern daher sehr bedeutsam. Wichtig ist, den Begriff des sozialen Umfeldes im Suchtbereich um den der Gesellschaft und der ihr innewohnenden geschlechtsspezifischen Phänomene zu erweitern und den Zusammenhang von Männerleben und Drogengebrauch bzw. Sucht (Jacob & Stöver, 2006, S. 13) angemessen sichtbar zu machen. Im Folgenden wird daher zunächst ein Einblick in einige Aspekte der Genderforschung gegeben, um im Anschluss daran mögliche Konsequenzen für die Praxis der Suchtarbeit darzulegen.

Was ist Männlichkeit?

„Männer sind schon als Baby blau" singt Herbert Grönemeyer (Song „Männer", 1984) doppeldeutig. Einerseits spielt diese Zuweisung darauf an, dass der Konsum von Alkohol bei Männern gesellschaftlich akzeptiert oder gar ein Indiz für einen „richtigen" Mann ist. Andererseits erfolgt bereits mit der Geburt die Rollenzuweisung des Mannes. Die Namensbändchen der Jungen sind blau und anhand der Farbe des Strampelanzuges wird das Geschlecht ersichtlich. Oft sind es Frauen im sozialen Umfeld, sei es die Mutter, die die Farbe der Babykleidung aussucht, oder die Erzieherin im Kindergarten, die die Männlichkeitsmythen und -zuweisungen forcieren. Die Gesellschaft, ob Frau oder Mann, weiß also, was ein Mann ist. Doch was ist Männlichkeit?

Mit dieser Frage beschäftigt sich eine allmählich immer bedeutsamer werdende wissenschaftliche Strömung. Der Ursprung liegt in der Frauenbewegung, aus der sich in den 70er-Jahren die Frauenforschung entwickelte. Davon beeinflusst entstanden Männergruppen und Männerbüros, die patriarchatskritisch und antisexistisch arbeiteten (Brandes, 2002, S. 16). Mit der Suche nach weiblicher Identität wurde auch die männliche hinterfragt. So entwickelte sich Männerforschung zunächst in den USA und Großbritannien als „Men's Studies" und Mitte der 90er-Jahre auch hierzulande. Die Erforschung von Männlichkeiten ist mittlerweile in der Geschlechterforschung, den „Gender Studies", angesiedelt (Meuser, 2006, S. 91 ff.). In ihr wird Kritik an der „Machtposition des Mannes im Geschlechterverhältnis“ (ebenda, S. 92) geäußert. Durch die Unterteilung in ein biologisches (sex) und ein soziales (gender) Geschlecht wird – wie bereits in der Frauenforschung – die biologische von der sozialen Struktur unterschieden und damit deutlich gemacht, dass Geschlecht sich insbesondere sozial konstituiert (Brandes, 2002, S. 19 ff.).

Dass die Begrifflichkeiten rund um das Geschlecht stark gesellschaftlich geprägt werden und sich daher auch im Laufe der Zeit verändern, verdeutlicht ein Blick in die Geschichte. So bezeichnete Mitte des 18. Jahrhunderts Geschlecht vorrangig die Abstammung oder die (soziale) Herkunft (z. B. Handwerksmann) und wurde kaum als Gattungsbegriff zur Differenzierung von Frauen und Männern verwendet. Ein Jahrhundert später, mit Beginn der Industrialisierung „wird eine als Wesensmerkmal gedachte Männlichkeit in Abgrenzung vom weiblichen Geschlecht konstruiert, wobei die Vorstellung eines naturgegebenen Gegensatzes von Mann und Frau aufgewertet und zum Kernpunkt aller Argumentationen gemacht wird“ (Brandes, 2002, S. 47). Der Terminus „Mann“ wird in der Zeit der Industrialisierung sozusagen aktiv mit Merkmalen wie Tapferkeit, Zeugungskraft, Stärke und Mut besetzt.

Die Schwierigkeit, den Mann einerseits als biologisch natürlich und andererseits als sozial konstruiert zu verstehen, liegt darin begründet, dass wir selbst Teil dieser Sozialisation sind, oder – wie Bourdieu (1998/2005) es nennt – der männlichen Herrschaft. Um die Konstruktion des (sozialen) Geschlechts zu veranschaulichen, greift Bourdieu (1998/2005) den Begriff des „sozialen Habitus“ von Elias (1987/1988) auf und entwickelt ihn theoretisch weiter. Der „soziale Habitus“ umfasst ein spezifisches Gepräge aus gesellschaftlichen Verhaltensweisen, die ein Individuum mit anderen Menschen der Gesellschaft teilt (ebenda, S. 244 f.). So gibt es z. B. verschiedene gesellschaftliche Gruppierungen, die sich gleich verhalten (z. B. Nonnen oder Arbeiter/-innen). Auch männliche und weibliche Verhaltensweisen existieren, ein männlicher und weiblicher Habitus. Bourdieu beschreibt weiterhin, dass sich durch das Zusammenwirken von Körper und Geist soziale Verhaltensweisen (meist) unbewusst in den Körper „einschreiben“. Körperliche Haltung, Gestik und Mimik sind somit nicht vorrangig individuell, sondern gesellschaftlich, also auch männlich und weiblich, geprägt.

> „Im Habitus finden sich die objektiven sozialen Strukturen des Handelns verkörpert – im wahrsten Sinne des Wortes *einverleibt* – wieder, wobei diese Einverleibung das Resultat gesellschaftlicher Praxis ist." (Brandes, 2002, S. 64; Hervorhebung im Original)

Dieses Verinnerlichen (Verkörpern) gesellschaftlicher Werte geschieht eher beiläufig. Ein „typisch männlicher" Gang ist also weniger biologisch (subjektiv körperlich) als gesellschaftlich (objektiv sozial) geprägt. In einem Mann findet sich neben den biologisch männlichen Merkmalen vorrangig der männliche Habitus (Brandes, 2001, 2002). Im männlichen Habitus sieht Bourdieu die Möglichkeit, „der symbolischen Gewalt, die eine Dimension aller Herrschaft ist und das Essentielle der männlichen Herrschaft ausmacht, auf die Spur zu kommen" (Bourdieu, 1997, S. 166). In einer „zirkelhaften Kausalbeziehung" (Bourdieu, 1998/2005, S. 22) wird der männliche Habitus als natürliche Gegebenheit angesehen, eine „Tatsache" die wiederum die männliche Herrschaft begründet. Die patriarchale Gesellschaft bedarf keiner Rechtfertigung, da sie scheinbar natürlich ist, was – umgekehrt betrachtet – den männlichen Habitus rechtfertigt. So funktioniert die soziale Ordnung „wie eine gigantische symbolische Maschine zur Ratifizierung der männlichen Herrschaft" (ebenda, S. 21), da biologisch männliche Merkmale mit männlichem Habitus verknüpft werden, oder anders ausgedrückt: vom männlichen Habitus übermalt werden.

Patriarchale Gesellschaftsstrukturen können allerdings auch nur in der gelebten Tragweite bestehen, da sie von allen anderen Gesellschaftsmitgliedern, also von Frauen, aufgrund ihres „weiblichen Habitus", anerkannt werden (Brandes, 2002, S. 76 f.). Hierarchische Verhältnisse existieren wiederum nicht nur zwischen Mann und Frau, sondern auch zwischen den Männern selbst. Connell (1999) verdeutlicht dies mit dem Begriff der hegemonialen Männlichkeit und bezeichnet damit „das kulturell dominierende Männlichkeitsideal, das in den bürgerlichen Gesellschaften durch Dominanz und Heterosexualität gekennzeichnet ist" (Brandes, 2002, S. 77). In Westeuropa und den USA sind hegemoniale Männlichkeiten immer heterosexuell und weiß, während ethnische Minderheiten, homosexuelle oder drogenabhängige Männer nachgeordnete bzw. marginalisierte Männlichkeiten markieren, aber dennoch „über" den Frauen stehen (Connell, 1999, S. 97 ff.).

Durch die „ernsten Spiele des Wettbewerbs" (Bourdieu, 1997, S. 203) in homosozialen Gemeinschaften (wie z. B. Fußballclubs, Hooligans, Polizei und Militär) bekräftigen Männer das hegemoniale Männlichkeitsbild und räumen Verunsicherungen bezüglich des eigenen Mann-Seins aus. Im Krieg und bei anderen gewalttätigen Ausschreitungen kann dies bis zum – manchmal sogar freiwillig gewählten – Tode führen. Diese „Spiele der Ehre" (ebenda) sind auch in Ökonomie, Politik, Wissenschaft, religiösen Institutionen, Kultur, also eigentlich überall zu finden. Connells (1999) Ansatz veranschaulicht, dass es „den Mann" und „die Männlichkeit" nicht gibt, sondern unterschiedlichen männlichen Habitus und verschiedene Männlichkeiten, die je nach sozialer Lage (Herkunft, Bildung, Beruf, Alter, Sexualität, Vermögen usw.), existieren und gesellschaftlich konstruiert und damit veränderbar sind (Brandes, 2002, S. 78).

Diese Perspektive verdeutlicht jedoch auch ein für Trauma- und Suchtphänomene äußerst zentrales anderes Problem, das Männern auferlegt ist: immer Helden zu sein und „die Pflicht, seine Männlichkeit unter allen Umständen zu bestätigen" (Bourdieu, 1998/2005, S. 92), was Männer durchaus auch „in ihrer personalen und sozialen Entwicklung beschränkt" (Böhnisch & Winter, 1993, S. 124). Dies führt u. a. dazu, dass Ängste und „weibliche" Gefühle und Verhaltensweisen keinen Platz haben und „Jungen vor allen anderen lernen zu schwindeln" (Schnack & Neutzling 2000/2002, S. 39). Böhnisch und Winter (1993) sprachen schon Anfang der 1990er-Jahre von der „Bewältigung des Mannseins" (S. 121) und nannten die Externalisierung als männliches Grundprinzip. Darunter verstehen sie die Verlagerung von Handeln und Wahrnehmung nach außen und sehen ihren historischen Ursprung im Normalitätszwang, die Familie zu ernähren. Als Folge fehlen der Blick nach Innen, die Beschäftigung und das Auseinandersetzen mit sich selbst, den eigenen Gefühlen und Bedürfnissen, worin sich die mangelnde Fähigkeit zur Empathie und Beziehungs- und Gruppenprobleme begründen (Böhnisch & Winter, 1993, S. 128 f.).

Pech (2006) plädiert dafür, die Bewältigungsprinzipien um die „Dimension Sucht" zu erweitern, da Drogen von Männern als Hilfsmittel eingesetzt werden, „um einen Zugang zur eigenen Persönlichkeit" zu bekommen, um „sich selber zu fühlen" (ebenda, S. 49). So sieht auch Vosshagen (2006) einen Zusammenhang und im Suchtmittel selbst die Externalisierung, da es „von außen zugeführt wird, um innen etwas zu verändern" (ebenda, S. 134). Für ihn sind Drogen jedoch kein Hilfsmittel, da (negative) Gefühle unterdrückt und durch Allmachtsgefühle ersetzt werden, sondern ein funktionales Instrument, das eher unbewusst zur Herstellung von (sozialer) Männlichkeit eingesetzt wird. So erweitert er die von Böhnisch und Winter (1993) als Konsequenzen der Externalisierung genannten Bewältigungsprinzipien Gewalt, Benutzung, Stummheit, Rationalität und Körperferne um den Begriff der Droge (vgl. ausführlich Vosshagen, 2006, S. 132 ff.).

Die Freiheit des einzelnen (männlichen) Individuums wird also durch gesellschaftliche Zwänge eingeschränkt. Sich in diesen Zwängen zu bewegen, kann für Männer insgesamt, aber ganz besonders für geschädigte, traumatisierte Männer ein massives Problem werden, das die Symptomwahl entscheidend mit prägt. Die von der Gesellschaft am stärksten nahegelegten Verhaltensweisen für Männer nach einer Traumaerfahrung sind Sucht und Gewaltausübung. Hier schließt sich ein Kreis: Die gesellschaftliche Heraushebung des Mannes zum Helden führt neben Gewaltausübung und anderen Machtphänomenen auch zu Bewältigungsstrategien, die Suchtmittelkonsum beinhalten. Drogen können umgekehrt von Männern benutzt werden, um Männlichkeit darzustellen. Dabei dient das Suchtmittel dem Ausleben von Macht und Stärke, baut Blockaden ab, erhöht die Risikobereitschaft und sorgt in der Männergruppe für Anerkennung (Stöver, 2006, S. 28 f.). Die Möglichkeit, aus diesem „Teufelskreis" auszubrechen, besteht darin, Männlichkeit zu relativieren und sich dem Thema – Gender – zu stellen. Welche Konsequenz dies für die Praxis der Suchtarbeit haben könnte, soll im letzten Abschnitt verdeutlicht werden.

„Männersensible" Praxis?

Um Sucht oder Abhängigkeit zu verstehen, muss nach den Ursachen gefragt werden. Gerade bei psychischen Erkrankungen ist dies problematisch, da das übliche „kausale Ursache-Wirkungs-Denken durch ein ganzheitliches oder chaotisches Verstehen" (Knoll, 2002, S. 20) erweitert werden muss. Die Tatsache, dass jedes Individuum einzigartig ist, macht dies unumgänglich. Laging (2005) erachtet es als Konsens, dass Abhängigkeit ein „multifaktorielles Geschehen“ (S. 128) ist, in dem verschiedene biologische, psychologische und soziale Aspekte wirken und miteinander interagieren. Grundlage dessen ist die „Trias der Entstehungsursachen von Sucht“ (auch Trias-Modell genannt, Abb. 1), die von Kielholz und Ladewig (1973) erarbeitet wurde und mit der mittlerweile fast alle Professionellen arbeiten (Knoll, 2002, S. 20). Das Trias-Modell geht von drei elementaren Faktoren aus, die das Entstehen von Sucht beeinflussen:

- die Droge und ihr Suchtpotenzial,
- die Persönlichkeit eines Suchtkranken und seine Biografie,
- die Gesellschaft und die soziale Umwelt.

Bezieht man nun das Faktum ein, dass drei Viertel aller Drogenabhängigen Männer sind, ca. 50 % von ihnen sexualisierte Gewalt erfahren haben und Drogenabhängigkeit gerade bei Männern eine Folge von (sexueller) Traumatisierung sein kann, wird sichtbar, dass Männlichkeit und (sexuelle) Traumatisierung zwei wesentliche Aspekte bei der Entstehung von Drogenabhängigkeit darstellen (Abb. 2).

In der Suchtarbeit mit Männern vor dem Hintergrund von Trauma sind folglich zwei Themenschwerpunkte von Bedeutung: die gendersensible Berücksichtigung traumatischer Ereignisse der Vergangenheit und das Inbetrachtziehen von Opferschaft, insbesondere erfahrene sexuelle Gewalt. Im „Aktionsplan Drogen und Sucht“ fordert die Bundesregierung auch tatsächlich eine verstärkte Berücksichtigung geschlechtsspezifischer Angebote der Suchthilfe, da „der Substanzkonsum in Verbindung mit kulturellen Mustern von Männlichkeit und Weiblichkeit sowie männlicher und weiblicher Entwicklung auch zu unterschiedlichen Konsummustern ... führt“ (Die Drogenbeauftragte der Bundesregierung, 2003, S. 23).

Die Realität sieht jedoch leider anders aus. Beratungs- und Behandlungsangebote sind größtenteils gemischtgeschlechtlich oder frauenspezifisch organisiert (Teunißen & Engels, 2006, S. 127), „Angebote mit einem entsprechenden männerspezifischen Ansatz sind bislang nicht bekannt“ (DHS, 2004, S. 4), und eine Auseinandersetzung mit männerspezifischen Themen findet in der Suchttherapie nur begrenzt statt (Schäfer, 2006b,

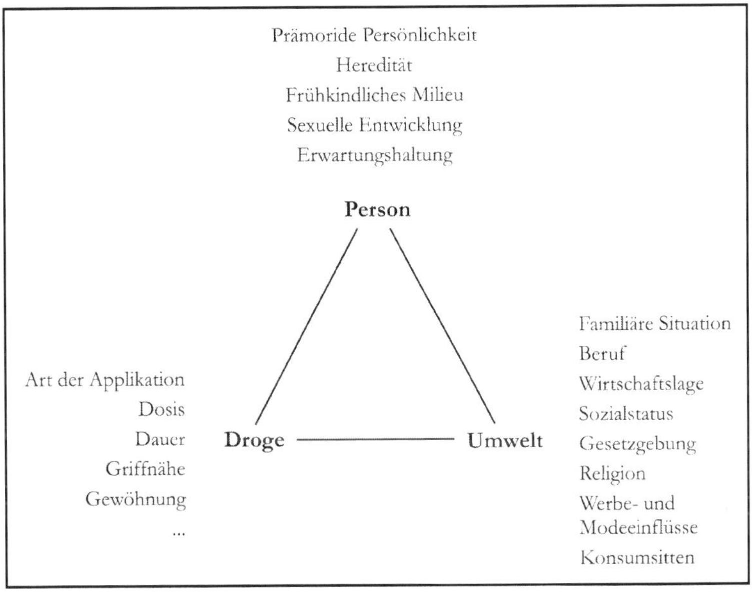

Abb. 1: Trias der Entstehungsursachen von Sucht (Kielholz & Ladewig, 1973, S. 24 ff.)

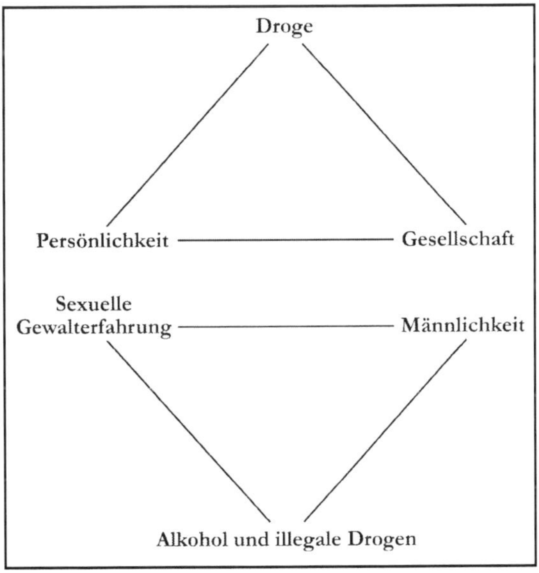

Abb. 2: Umgewandelte Trias der Entstehungsursachen von Sucht (Boldt, 2007, S. 39)

S. 69; Jacob & Stöver, 2006, S. 13). Dabei könnte männerspezifische Suchtarbeit, gerade vor dem Hintergrund von Trauma, die individuelle Therapieplanung ergänzen und besondere Belastungen und deren Bewältigungsstrategien sichtbar machen (Teunißen & Engels, 2006, S. 127). Kürzere Therapiezeiten und geringere Rückfallquoten wären denkbar. So fordert auch die DHS die „Entwicklung einer männerspezifischen Suchtarbeit, die ... gesellschaftliche Strukturen und ihre Auswirkungen auf Individuen analysiert und in die Praxis einbezieht" (DHS, 2004, S. 5). In ähnlicher Weise fordern Schäfer und Krausz in der Einleitung ihres Herausgeberbandes zum Thema „Trauma und Sucht" (2006, S. 8) dazu auf, die wesentlichen Paradigmen im Suchthilfesystem zu überdenken und insbesondere – jedoch nicht nur – in Bezug auf Trauma, zu revidieren.

Spezifische Aufklärungs- und Präventionsmaßnahmen, Diagnostikmöglichkeiten (vgl. Gahleitner, in diesem Band) sowie Beratungs- und Betreuungsangebote könnten die Klientenzahlen im Suchtbereich senken. Im Folgenden sollen dazu drei Vorschläge präsentiert werden.

Vernetzung und Kooperation in den Arbeitsfeldern

In der Arbeit mit suchtkranken Menschen verbinden sich traditionell verschiedene Bereiche des Gesundheitssystems. Neben Suchtberatungsstellen, -kliniken und -selbsthilfegruppen sind der Bereich der psychiatrischen Versorgung sowie medizinische und psychosoziale Dienste beteiligt. Jedoch lässt sich eine Zusammenarbeit zwischen den einzelnen Bereichen gar nicht oder nur marginal finden (Schäfer, 2006a, S. 266). Die übliche Trennung der Behandlungssysteme von Suchtmittelabhängigkeit und psychischen Störungen be- oder verhindert zudem eine ganzheitliche Betrachtung des Phänomens Suchtmittelabhängigkeit als Folge von traumatischen Ereignissen. Über Jahrzehnte wurden in beiden Bereichen eigene therapeutische Behandlungsprogramme entwickelt, die meistens nebeneinander, jedoch nicht integrativ wirken (Moggi & Donati, 2004, S. 52). Das Verhältnis zwischen den Behandlungssystemen ist partiell „eher von Konkurrenz als von Kooperation geprägt" (Schäfer, 2006a, S. 267).

Eine enge Kooperation wäre jedoch für traumatisierte Drogenabhängige bzw. drogenabhängige Traumatisierte, gerade auch unter der Berücksichtigung der Größenordnung dieser Gruppe, zwingend notwendig und von essentieller Bedeutung (ebenda, S. 258 ff.; Krausz, 1994, S. 233). Diese Forderung ließe sich erweitern um den Ansatz männerspezifischer Suchtarbeit, denn es muss auch eine Vernetzung und Kooperation geschlechtsspezifischer Angebote erfolgen (DHS, 2004, S. 5; vgl. auch Gahleitner & Gunderson, 2008). Im Rahmen von Therapien werden heutzutage integrative den parallelen Behandlungsmodellen vorgezogen, in denen regionale Verbundsysteme zusammenarbeiten, da suchttherapeutische und traumabezogene Interventionen innerhalb eines Behandlungsprogramms größere Aussichten auf einen Therapieerfolg haben und von den Klienten/-innen auch bevorzugt werden (Schäfer, 2006a, S. 260 ff.). Männerspezifische und multidisziplinäre Angebote, die dem weiten Spektrum der Bedürfnisse der Klienten/-innen entsprechen und auch geschlechtssensibel reagieren, sind in diese Verknüpfungen mit einzubeziehen. Unabhängig von den vielen verschiedenen Kooperationsmodellen ist „eine personenzentrierte, individuelle Therapieplanung und einzelfallbezogene Koordination der Hilfen notwendig" (ebenda, S. 267 f.).

Sensibilisierung und Professionalisierung der MitarbeiterInnen

Traditionell zementierte Paradigmen in der Suchtarbeit zu überwinden und eine Erweiterung der Denk- und Handlungsweisen zu erreichen, kann nicht ohne die beteiligten Mitarbeiter/-innen erfolgen. Die Sensibilisierung für männerspezifische und traumatische Aspekte kann daher als eine Professionalisierungswelle in der Suchtarbeit betrachtet werden (Rudlof, 2006, S. 102). Die Schwierigkeit besteht jedoch darin, dass das Fachwissen in den Bereichen Gender, Sucht und Trauma quasi eine dreifache fachliche Kompetenz erfordert (Schäfer, 2006a, S. 260), auch wenn es nicht zwangsläufig hohe Kosten verursacht. Themenschwerpunkte dabei sind z. B. (vgl. ausführlich Brandes, 1998, S. 110; Rudlof, 2006, S. 104 und S. 113 ff.; Schäfer, 2006a, S. 259 ff. und 269 f.; Vogelgesang, 2006, S. 162):

- die Wahrnehmung der eigenen Geschlechtlichkeit und eigener traumatischer Erfahrungen,
- der Austausch im Team und das Schaffen geschlechtsspezifischer Kommunikationsräume,
- das Einrichten einer themenintegrierten spezialisierten Supervision,
- systematische und qualifizierte Schulungen und Weiterbildungen,
- eine gute Ausbildung.

Arbeit mit traumatisierten suchtkranken Männern

Das Augenmerk auf eine geschlechtsspezifische Arbeit zu richten, bedeutet zu berücksichtigen, dass es neben der hohen Anzahl von abhängigen Männern Unterschiede zwischen Frauen und Männern bei der Bewältigung von Traumata gibt (Gahleitner, 2005, S. 278 ff.). Männerspezifisch zu arbeiten bringt aber auch viele Schwierigkeiten mit sich, da der männliche Habitus den Prinzipien einer Psychotherapie widerspricht (Vosshagen, 2006, S. 135). Schon das Einlassen auf eine Beratung oder Therapie stellt Männlichkeit in Frage. Der amerikanische Männertherapeut Brooks (1998) stellt die Unterschiede zwischen dem männlichen Habitus und den Erfordernissen einer Psychotherapie anschaulich einander gegenüber:

Männlichkeitsanforderungen	**Psychotherapieanforderungen**
Verbergen privater Erlebnisse	Preisgeben von privaten Erlebnissen
Bewahren von Kontrolle	Aufgabe von Kontrolle
Sexualisierung von Intimität	Nichtsexuelle Intimität
Zeigen von Stärke	Zeigen von Schwäche
Ausdruck von Stolz	Erleben von Scham
Zeigen von Unbesiegbarkeit	Zeigen von Verletzlichkeit
Selbstständigkeit	Hilfesuche
Stoizismus	Gefühlsausdruck
Aktion	Introspektion
Vermeidung von Konflikten	Ansprechen von Beziehungsproblemen
Verleugnen von Schmerz	Auseinandersetzung mit Schmerz
Beharrlichkeit	Akzeptieren von Misserfolgen
Vortäuschen von Allwissenheit	Eingestehen von Unwissenheit

Quelle: Brooks, 1998; zit. nach Neumann & Süfke, 2004, S. 123

Schlussbetrachtung

HelferInnen in der Suchtarbeit sind oft der Meinung, dass das Thema sexuelle Gewalterfahrung (in der Suchttherapie) nicht bearbeitet werden kann. Dieser in traditionellen Vorstellungen verhafteten Fachmeinung widersprechen die Realität der Zahlen und der Fakt, dass ohne Berücksichtigung der sexuellen Gewalterfahrung „ein wesentlicher Teil der Biographie der Betroffenen systematisch ausgeblendet bleibt“ (Driessen et al., 2006, S. 108). Klienten „fallen durchs Netz“ (Schäfer, 2006a, S. 260), da die einzelnen Ansätze für sich genommen jeweils alleine nicht genügen (ebenda). Auch Teunißen und Engels (2006) stellen dar, dass Suchterkrankungen und posttraumatische Folgestörungen unter Beachtung geschlechtsspezifischer Besonderheiten grundsätzlich zusammen zu behandeln sind (Teunißen & Engels, 2006, S. 137 f.).

Die Basis bilden u. E. traumasensible und männersensible Arbeit sowie traumaspezifische und männerspezifische Konzepte im Behandlungskontext. „Der Ansatz der Konstruktion sozialer Geschlechtlichkeit (doing gender) kann den Blick für einen Verstehens-Ansatz männlichen Drogenkonsums öffnen.“ (Stöver, 2006, S. 29) Er erweitert die Theorie von Sucht als Bewältigungsstrategie um die These, dass Drogenkonsum auch zur Herstellung und Erhaltung von Männlichkeit eingesetzt wird (ebenda). In dieser Überlegung ist der Traumaaspekt bereits enthalten. Trauma verschärft die üblichen Sozialisationsbedingungen (Gahleitner, 2005). Vor diesem Hintergrund können die Phasen der Anamnese und Diagnose sowie der Behandlung integrativ bezüglich Substanzkonsum und Traumageschichte gestaltet werden und Männern auf diese Weise eine möglichst große Chance eröffnen, flexible, für sie stimmige Bewältigungsmuster zu entwerfen, die Alternativen zur Sucht bieten.

Literatur

Bange, Dirk & Deegener, Günther (1996). *Sexueller Missbrauch an Kindern. Ausmaß, Hintergründe, Folgen.* Weinheim: Beltz – PsychologieVerlags Union.

Böhnisch, Lothar & Winter, Reinhard (1993). *Männliche Sozialisation. Bewältigungsprobleme männlicher Geschlechtsidentität im Lebenslauf.* Weinheim: Juventa.

Boldt, Steffen (2007). *Suchtarbeit mit Männern vor dem Hintergrund sexueller Gewalterfahrung.* Unveröffentlichte Diplomarbeit. Alice Salomon Hochschule Berlin.

Bourdieu, Pierre (1997). Die männliche Herrschaft. In Irene Dölling & Beate Krais (Hg.), *Ein alltägliches Spiel. Geschlechterkonstruktion in der sozialen Praxis* (S. 153-217). Frankfurt: Suhrkamp.

Bourdieu, Pierre (2005). *Die männliche Herrschaft.* Frankfurt: Suhrkamp. (Frz. Original erschienen 1998.)

Brandes, Holger (1998). „Problemfall" Mann. Plädoyer für einen männerorientierten Ansatz in der Sozialarbeit. In Holger Brandes & Regine Roemheld (Hg.), *Männernormen und Frauenrollen. Geschlechterverhältnisse in der sozialen Arbeit* (S. 99-113). Leipzig: Evangelische Verlagsanstalt. (Akzente der Entwicklung sozialer Arbeit in Gesellschaft und Kirche. 3.)

Brandes, Holger (2001). *Der männliche Habitus. Bd. 1: Männer unter sich. Männergruppen und männliche Identitäten.* Opladen: Leske + Budrich.

Brandes, Holger (2002). *Der männliche Habitus. Bd. 2: Männerforschung und Männerpolitik.* Opladen: Leske + Budrich.

Broek, Jos van den (1993). *Verschwiegene Not: Sexueller Missbrauch an Jungen.* Zürich: Kreuz.

Brooks, Gary R. (1998). *A new psychotherapy for traditional men.* San Francisco: Jossey-Bass.

Connell, Robert W. (1999). *Der gemachte Mann. Konstruktion und Krise von Männlichkeiten.* Opladen: Leske + Budrich.

Deutsche Hauptstelle für Suchtfragen (DHS) (2004). *DHS Grundsatzpapier. Gender Mainstreaming in der Suchtarbeit: Chancen und Notwendigkeiten.* Hamm: DHS.

Die Drogenbeauftragte der Bundesregierung (2003). *Aktionsplan Drogen und Sucht.* Berlin: Die Bundesregierung.

Driessen, Martin, Schulte, Silke, Wulff, Hella & Sutmann, Frauke (2006). Diagnostische Aspekte bei Trauma und Substanzabhängigkeit. In Ingo Schäfer & Michael Krausz (Hg.), *Trauma und Sucht. Konzepte – Diagnostik – Behandlung* (S. 108-126). Stuttgart: Klett-Cotta.

Elias, Norbert (1988). *Die Gesellschaft der Individuen* (3. Aufl.). Frankfurt: Suhrkamp. (Original erschienen 1987.)

Gahleitner, Silke Birgitta (2005). *Sexuelle Gewalt und Geschlecht. Hilfen zur Traumabewältigung bei Frauen und Männern.* Gießen: Psychosozial.

Gahleitner, Silke Birgitta & Gunderson, Connie (Hg.) (2008). *Frauen – Trauma – Sucht. Neue Forschungsergebnisse und Praxiserfahrungen.* Kröning: Asanger.

Glöer, Nele & Schmiedeskamp-Böhler, Irmgard (1990). *Verlorene Kindheit. Jungen als Opfer sexueller Gewalt.* München: Kunstmann.

Jacob, Jutta & Stöver, Heino (2006). Einleitung. In Jutta Jacob & Heino Stöver (Hg.), *Sucht und Männlichkeiten. Entwicklungen in Theorie und Praxis der Suchtarbeit* (S. 13-18). Wiesbaden: VS.

Kielholz, Paul & Ladewig, Dieter (1973). *Die Abhängigkeit von Drogen.* München: dtv.

Knoll, Andreas (2002). *Sucht – was ist das? Eine allgemeinverständliche Einführung in das heutige wissenschaftliche Verständnis von Sucht, insbesondere Alkoholabhängigkeit.* Wuppertal: Blaukreuz.

Krausz, Michael (1994). Konsequenzen für die Konzeptbildung. In Michael Krausz & Tomas Müller-Thomsen (Hg.), *Komorbidität. Therapie von psychiatrischen Störungen und Sucht. Konzepte für Diagnostik, Behandlung und Rehabilitation* (S. 219-237). Freiburg: Lambertus.

Kraus, Ludwig & Augustin, Rita (2001). Repräsentativerhebung zum Gebrauch psychoaktiver Substanzen bei Erwachsenen in Deutschland 2000. *Sucht 47*(Sonderheft 1). [ganzes Heft]

Laging, Marion (2005). *Riskanter Suchtmittelkonsum bei Jugendlichen. Entstehungszusammenhänge, Möglichkeiten der Identifizierung und Prävention.* Hamburg: Kovac.

Meuser, Michael (2006). *Geschlecht und Männlichkeit. Soziologische Theorie und kulturelle Deutungsmuster* (2. überarb. u. aktual. Aufl.). Opladen: Leske + Budrich.

Moggi, Franz & Donati, Ruth (2004). *Psychische Störungen und Sucht: Doppeldiagnosen.* Göttingen: Hogrefe.

Neumann, Wolfgang & Süfke, Björn (2004). *Den Mann zur Sprache bringen. Psychotherapie mit Männern.* Tübingen: DGTV.

Pech, Detlef (2006). Männlichkeitsbewältigungen – Sucht und Suchen aus der Perspektive kritischer Männerforschung. In Jutta Jacob & Heino Stöver (Hg.), *Sucht und Männlichkeiten. Entwicklungen in Theorie und Praxis der Suchtarbeit* (S. 41-50). Wiesbaden: VS.

Rudlof, Matthias (2006). Männlichkeit – Macht – Beziehung: Gendersensibilität und Professionalisierung in der sozialen Arbeit. In Jutta Jacob & Heino Stöver (Hg.), *Sucht und Männlichkeiten. Entwicklungen in Theorie und Praxis der Suchtarbeit* (S. 101-118). Wiesbaden: VS.

Schäfer, Ingo (2006a). Versorgungsmodelle und Anforderungen an das Hilfesystem. In Ingo Schäfer & Michael Krausz (Hg.), *Trauma und Sucht. Konzepte – Diagnostik – Behandlung* (S. 256-270). Stuttgart: Klett-Cotta.

Schäfer, Ingo (2006b). Zusammenhänge zwischen Traumaerfahrungen und Suchtentwicklung bei Männern. In Jutta Jacob & Heino Stöver (Hg.), *Sucht und Männlichkeiten. Entwicklungen in Theorie und Praxis der Suchtarbeit* (S. 69-78). Wiesbaden: VS.

Schäfer, Ingo & Krausz, Michael (Hg.) (2006). *Trauma und Sucht. Konzepte – Diagnostik – Behandlung.* Stuttgart: Klett-Cotta.

Schäfer, Martin, Schnack, Brigitte & Soyka, Michael (2000). Sexueller und körperlicher Missbrauch während früher Kindheit oder Adoleszenz bei späterer Drogenabhängigkeit. *Psychotherapie, Psychosomatik und Medizinische Psychologie 50*(2), 38-50.

Schmidt, Sebastian A. (2000). *Pravalenz sexuellen Kindesmissbrauchs bei Opiatabhängigen. Themenbezogene Grundlagen, Konzept, Durchführung und Ergebnisse eines Kontrollgruppenvergleichs.* Berlin: VWB Verlag für Wissenschaft und Bildung.

Schnack, Dieter & Neutzling, Rainer (2002). *Kleine Helden in Not. Jungen auf der Suche nach Männlichkeit* (3. Aufl.). Hamburg: Rowohlt. (Original erschienen 2000.)

Stöver, Heino (2006). Mann, Rausch, Sucht: Konstruktion und Krisen von Männlichkeiten. In Jutta Jacob & Heino Stöver (Hg.), *Sucht und Männlichkeiten. Entwicklungen in Theorie und Praxis der Suchtarbeit* (S. 21-39). Wiesbaden: VS.

Teunißen, Sybille & Engels, Michael (2006). Geschlechtsdifferenzierte integrative Therapie von Sucht und Traumafolgestörungen. In Ingo Schäfer & Michael Krausz (Hg.), *Trauma und Sucht. Konzepte – Diagnostik – Behandlung* (S. 127-152). Stuttgart: Klett-Cotta.

Vogelgesang, Monika (2006). Verhaltenstherapeutische Behandlung der Posttraumatischen Belastungsstörung bei SuchtpatientInnen. In Ingo Schäfer & Michael Krausz (Hg.), *Trauma und Sucht. Konzepte – Diagnostik – Behandlung* (S. 153-176). Stuttgart: Klett-Cotta.

Vosshagen, Arnulf (2006). Anmerkungen zur Psychologie männlichen Suchtverhaltens. In Jutta Jacob & Heino Stöver (Hg.), *Sucht und Männlichkeiten. Entwicklungen in Theorie und Praxis der Suchtarbeit* (S. 129-142). Wiesbaden: VS.

Klaus Dieter Horlacher

„Bin ich denn gar nichts wert?" Zur strukturellen Benachteiligung von Menschen mit Traumatisierungsstörung und Suchtmittelabhängigkeit

Menschen, die unter einer Traumatisierungsstörung leiden, haben immer für Nichtbetroffene unvorstellbare Dinge erlebt. Entweder ist ihnen plötzlich ein unvorhersehbares schreckliches Ereignis widerfahren (z. B. Unfall, Überfall, sexuelle oder körperliche Gewalt), oder der Schrecken ist für eine gewisse Zeit der alltägliche Begleiter gewesen (z. B. sexueller Missbrauch, wiederholte massive Gewalterfahrung in der Kindheit, Entführung, wiederholte Folter). Man könnte sagen: „Gut, dass das vorbei ist!" Aber es ist eben für die Betroffenen nicht vorbei.

Sie werden von blitzartigem Wiedererleben von Gefühlszuständen heimgesucht, die in der traumatisierenden Situation vorherrschten, wie z. B. von panischer Angst oder dem Gefühl völliger Hilflosigkeit und Ausgeliefertsein. Dabei fühlen und handeln sie so, als trete das Ereignis im Hier und Jetzt auf (Intrusionen). Auch Bilder, Gerüche oder andere Sinneseindrücke können sich hierbei schlagartig aufdrängen. Manchmal werden szenische Erinnerungen so intensiv, dass die Betroffenen zwischen Erinnerung und Gegenwart nicht mehr unterscheiden können (Flashbacks). Sie leiden unter Hyperarousal, was sich durch ein erhöhtes körperliches Erregungsniveau und damit durch Schlafstörungen, Konzentrationsschwierigkeiten und übertriebene Schreckhaftigkeit äußert. All diese Symptome gehören zum Alltag von Menschen mit posttraumatischer Belastungsstörung, die nicht oder nicht erfolgreich behandelt wurden.

Dieses stets wiederkehrende erneute Erleben und Erleiden des Schreckens bringt sie an die Grenze des subjektiv Aushaltbaren. Sofern nicht spätestens hier eine adäquate Behandlung einsetzt (und noch immer ist dies viel zu selten der Fall), wird häufig auf eine Selbstmedikation im Sinne von

Drogenkonsum zurückgegriffen. Reddemann (2002) kommt aufgrund ihrer langjährigen Erfahrung in der Arbeit mit traumatisierten Menschen zu dem Schluss, dass bei nahezu allen Personen mit einer Posttraumatischen Belastungsstörung zumindest phasenweise Substanzmissbrauch und bei ca. einem Viertel der Personen mit Suchterkrankung traumatisierende Erfahrungen vorliegen. Der Zusammenhang zwischen Traumatisierung und Suchtmittelabhängigkeit wird auch von anderen Autoren bestätigt (vgl. Krausz et al., 2000; Schäfer, 2006).

Die Behandlung ist oft inadäquat oder schädigend

Der vorliegende Artikel soll verdeutlichen, weshalb es im derzeit vorherrschenden Gesundheits- und Rehabilitationssystem für Menschen mit der spezifischen Komorbidität Traumatisierungsstörung und Suchtmittelabhängigkeit in vielen Fällen zu keiner adäquaten oder gar zu einer zusätzlich schädigenden Behandlung kommt. Vor allem die Kostenträger sollen hierbei aufgerufen werden, für traumatisierte Abhängige nicht erst bei Vorliegen einer stabilen Abstinenz eine therapeutische Behandlung zu bewilligen und zusätzliche Praxen mit entsprechender Spezialisierung außerhalb einer mangelhaften Bedarfsplanung zuzulassen. Zudem liegt es an den behandelnden Fachkliniken und Einrichtungen der ambulanten Suchthilfe, gemeinsam mit den Betroffenen neue Wege der Behandlung, vor allem im Hinblick auf die Themen Abstinenz, Rückfälligkeit und dem Primat der Gruppentherapie, zu erkunden. Hierbei sind Frauen mit sexueller Traumatisierung in besonderem Maße vor erneuten Übergriffen zu schützen.

Die Ausführungen stützen sich im Wesentlichen auf die persönliche Erfahrung des Autors aus mehr als zehn Jahren Berufstätigkeit in der stationären und vor allem ambulanten Rehabilitation Suchtkranker, in der beraterischen und supervisorischen Arbeit mit verschiedenen Einrichtungen der Suchthilfe sowie in der Arbeit in der eigenen psychotherapeutischen Praxis mit Schwerpunkt Abhängigkeitserkrankungen und Traumatisierungsstörungen.

Im Folgenden werden nun einige Bereiche ausgeführt, um die These zu untermauern, dass viele Menschen mit einer Traumatisierungsstörung und einer Suchtmittelabhängigkeit inadäquat behandelt oder sogar durch die Behandlung weiter geschädigt werden. Die aufgeführten Beispiele sind keineswegs als abgeschlossene Liste zu verstehen, viele weitere wären denkbar. Zugleich möchte ich darauf hinweisen, dass es viele einzelne Personen, Netzwerke und auch Institutionen gibt, die im Zusammenhang mit Trauma und Sucht hervorragende Arbeit leisten. Schön für alle Betroffenen, die das Glück haben, an eine solche Adresse zu geraten. Leider treffen aber für viele die hier aufgeführten Umstände zu.

Es mangelt an psychotraumatologischer Diagnostik

Das Hauptproblem besteht nach wie vor darin, dass Traumatisierungsstörungen häufig unerkannt bleiben. Je nach individueller Ausprägung der Begleitsymptome einer Posttraumatischen Belastungsstörung wird eine Depression, Angsterkrankung oder emotional instabile Persönlichkeitsstörung (bei Männern häufig vom impulsiven Typ, bei Frauen häufig vom Borderline-Typ) diagnostiziert. Diese Erkrankungen haben große Überschneidungsbereiche in der Symptomatologie.

Menschen mit posttraumatischer Belastungsstörung haben neben den eingangs beschriebenen Hauptsymptomen Intrusionen und Hyperarousal (der Vollständigkeit halber sei hier noch das Hauptsymptom der Vermeidung aufgeführt) eine dauerhaft gedrückte Stimmung, leiden unter massivem Interessenverlust, Freudlosigkeit und einer Verminderung des Antriebs – allesamt Leitsymptome der Depression (ICD-10 F32, vgl. hier und im Folgenden: Dilling et al., 1997/1999).

Sie verspüren an Orten oder in Situationen, die in irgendeinem Bezug zu Ort oder Situation der Traumatisierung stehen, ein Unbehagen bis hin zu panischer Angst mit Kontrollverlust. Obgleich von diesen Orten oder Situationen in der Gegenwart keine Gefahren ausgehen, werden sie von den Betroffenen gemieden – dies entspricht den Leitsymptomen einer phobischen Störung (ICD-10 F40). Ist für Außenstehende keine isolierte Situation oder kein konkreter Ort als angstinduzierend identifizierbar, so liegt die Vermutung einer generalisierten Angststörung nahe (ICD-10 F41.1). Zudem kann ein Flashback unter Umständen mit einer Panikattacke verwechselt werden (ICD-10 F41.0).

Traumatisierte Menschen handeln sehr oft impulsiv, ohne die Konsequenzen zu berücksichtigen. Dabei kann die Stimmung von eben noch normal innerhalb von Sekunden in eine sehr gereizte aggressive Stimmung umschlagen, vor allem, wenn impulsive Handlungen von anderen kritisiert oder behindert werden (Leitsymptome der emotional instabilen Persönlichkeitsstörung, ICD-10 F60.3). Männer neigen dabei eher dazu, die Aggressionen nach außen zu tragen und reagieren gewalttätig (vgl. impulsiver Typ, ICD-10 F60.30), Frauen tendieren eher zu autoaggressivem Verhalten bis hin zu selbstschädigenden Handlungen wie z. B. dem bekannten „Ritzen" (vgl. Borderline-Typus, ICD-10 F60.31).

Doch auch andere Persönlichkeitsstörungen sind bei traumatisierten Menschen als Fehldiagnose naheliegend. Wenn eine Frau mit ihrem Vater, der sie jahrelang sexuell missbraucht hat, in ständigem Groll lebt und sich weigert, ihm irgendetwas zu verzeihen und dabei permanent misstrauisch und streitsüchtig ist, könnte man vorschnell den Verdacht auf eine paranoide Persönlichkeitsstörung hegen (ICD-10 F60.0). Zieht sie sich hingegen in ihre Fantasiewelt zurück und ist allem gegenüber gleichgültig und kühl distanziert und hat an nichts mehr Lust und Freude, am allerwenigsten an sexuellen Erfahrungen, wird sie zur Einzelgängerin und fällt immer wieder auf, weil sie sich nicht an gesellschaftliche Regeln hält, könnte der Verdacht einer schizoiden Persönlichkeitsstörung naheliegen (ICD-10 F60.1). Gibt sie ihrem Vater an allem, was ihr an Negativem widerfährt, die Schuld und ist ihm gegenüber, der inzwischen vielleicht todkrank ist, herzlos und unbeteiligt und hat dabei noch eine sehr geringe Frustrationstoleranz und eine niedrige Schwelle für aggressives und gewalttätiges Verhalten, könnte auch eine dissoziale Persönlichkeitsstörung (ICD-10 F60.2) fehldiagnostiziert werden.

Ich breche die Aufzählung weiterer Verbindungen zu anderen Formen der Persönlichkeitsstörungen hier ab, obwohl die Liste noch nicht vollständig ist.

Während es im ICD-10 differenzialdiagnostische Hinweise zur Abgrenzung der Persönlichkeitsstörungen untereinander bzw. zur Abgrenzung gegenüber psychotischen Erkrankungen gibt, fehlen diese in Bezug zur Posttraumatischen Belastungsstörung völlig. Lediglich die Differenzialdiagnose einer andauernden Persönlichkeitsstörung nach Extrembelastung (ICD-10 F62.0) enthält diesen Hinweis. Wahrscheinlich würde dennoch kaum jemand diese Fehldiagnosen stellen, der über das gesamte traumatisierende Geschehen und die darauf folgenden Kompensationsversuche der betroffenen Person informiert ist. Aber genau das ist das Problem: Die meisten Betroffenen erzählen von sich aus nichts von ihrer traumatisierten Geschichte, weil allein das Erzählen darüber wiederum traumatisierend erlebt wird. Zudem bedarf es einer sehr sicheren und stabilen therapeutischen Beziehung und der Erfahrung, innerhalb dieser Beziehung die Kontrolle darüber zu behalten, was geschieht, bevor die Betroffenen in der Lage sind, auch nur andeutungsweise über ihr Erlebtes zu sprechen. So kam es, dass ein männlicher Klient, der als Jugendlicher mehrmals vergewaltigt wurde, anschließend für den Täter als Strichjunge anschaffen musste und diese Situation nur durch massiven Drogenkonsum psychisch überleben konnte, bereits mehrere suchttherapeutische stationäre Langzeitentwöhnungsbehandlungen wegen Polytoxikomanie sowie mehrere Psychiatrieaufenthalte wegen schwerer Persönlichkeitsstörungen hinter sich hatte, ohne dass in irgendeiner Akte auch nur ein Hinweis auf die traumatische Vergangenheit zu finden gewesen wäre. Der Klient hatte bis zu seiner Einzeltherapie, 20 Jahre nach der Traumatisierung, noch nie darüber gesprochen.

Ich habe mir angewöhnt, bei allen Klienten mit Drogen- oder übermäßigem Alkoholkonsum grundsätzlich nach ihrer Schlafqualität zu fragen, da fast alle traumatisierten Menschen unter Einschlaf- und Durchschlafstörungen leiden, und bei den geringsten Verdachtmomenten eine differenzierte psychotraumatologische Diagnostik vorzunehmen (vgl. Kunzke & Güls, 2003; Lueger-Schuster, 2004).

Ohne Abstinenz gibt es keine Behandlung

Manche Menschen mit einer Traumatisierung konsumieren Suchtmittel, weil sie die Erfahrung machen, dass die quälenden Flashbacks unter Alkoholeinfluss ausbleiben oder die massiven Angstgefühle unter der Wirkung von Heroin leichter auszuhalten sind. Mit der Gewöhnung an das Suchtmittel und der daraus folgenden Dosissteigerung wird aus dem Missbrauch eine Abhängigkeit. Oft gilt die vereinfachte Formel: Je schwerer die Traumafolgestörung, um so schwerer die Suchterkrankung. Bei schwerer Komplextraumatisierung mit verschiedenen traumatisierenden Einzelerlebnissen tritt in Folge auch häufig ein Suchtverhalten mit multiplem Substanzgebrauch auf (Polytoxikomanie). In der Zusammenarbeit mit Schwersttraumatisierten habe ich die Erfahrung gemacht, dass diese zu Beginn der Therapie oft nur unter Drogeneinfluss und insofern mit entsprechender emotionaler Dämpfung in der Lage sind, über ihre Traumatisierungen zu reden. Hier muss eine weitere Beschäftigung mit der Traumatisierung vonseiten des Therapeuten auch unterbunden werden, da diese erst dann möglich ist, wenn eine psychische Stabilisierung weitgehend stattgefunden hat. Im gängigen Suchthilfesystem wird Menschen mit Suchtmittelabhängigkeit aber erst dann eine Behandlung bewilligt, wenn sie bereits suchtmittelabstinent sind: „Grundlage der Rehabilitation bildet die Suchtrehabilitation unter Abstinenzbedingungen.“ (Deutsche Rentenversicherung Bund, 2005, S. 16).

Entweder müssen sie sich vor Aufnahme einer stationären Maßnahme einer Entgiftungsbehandlung unterziehen, oder sie müssen im Kontakt mit einer Suchtberatungsstelle über Wochen hinweg ihre Abstinenzfähigkeit unter Beweis stellen, bevor ein Antrag auf ambulante Reha Sucht bei den Rentenversicherungsträgern überhaupt Aussicht auf Erfolg hat. Mit der Vorgabe der Abstinenz werden traumatisierte Menschen aber ihrer bisherigen Bewältigungsstrategie beraubt, ohne dass sie Alternativen an die Hand bekommen. Wird Suchtmittelkonsum unterbunden, ohne dass der Umgang mit den Symptomen des Traumas bearbeitet wird, ist Rückfälligkeit wahrscheinlich (Reddemann, 2003). Erst wenn die Betroffenen stabil gelernt haben, Flashbacks und Intrusionen zu unterbinden und damit das Abdriften in die Dissoziation zu verhindern, können sie es sich aus ihrem subjektiven Erleben heraus leisten, nach und nach auf die Droge zu verzichten. Es besteht für sie jedoch kaum eine Chance, therapeutische Hilfe zu bekommen, solange sie noch Suchtmittel konsumieren.

Wiederholter Suchtmittelkonsum gilt als Mangel an Mitwirkung

In der abstinenzorientierten Suchttherapie wird von den Klienten nicht nur zu Behandlungsbeginn, sondern vor allem auch während der Behandlung die Abstinenz gefordert. Die sozialmedizinische Begutachtung durch die Rentenversicherungsträger prüft, ob eine ausreichende Abstinenzmotivation sowie positive sonstige sozialmedizinische Kriterien vorliegen, die eine Aufrechterhaltung der Abstinenz auch für die Dauer der Behandlung als wahrscheinlich gelten lassen. So kennt die Deutsche Rentenversicherung auch nur zwei mögliche Konzepte im Umgang mit Rückfälligkeit: entweder die sofortige Entlassung, oder eine probeweise Weiterbehandlung, sofern bestimmte Voraussetzungen erfüllt sind. Ein Auszug dieser Voraussetzungen liest sich in den Therapiekonzepten der stationären Rehabilitationseinrichtungen z. B. wie folgt:

> „Einen Rückfall können wir auch nur akzeptieren, wenn alle Informationen dazu offengelegt werden und damit das Vertrauensverhältnis nicht gestört wird. ... Nach Abklingen der Intoxikation wird der rückfällige Patient in die Kleingruppe reintegriert und bearbeitet offen mit seiner Gruppe unter Hilfe des Therapeuten die Ursache seines Rückfalls. ... Bei genauer Analyse des Rückfalls stellt sich dann heraus, wie durch eine aktuelle psychische Belastung der frühe emotionale Grundkonflikt des Patienten wieder ausgelöst wurde. Durch diese Erkenntnis wird er befähigt, mit seinen inneren Konflikten konstruktiver umzugehen, ohne auf das Suchtmittel zurückgreifen zu müssen.“ Zur sofortigen Entlassung führt „mangelnde Mitarbeit und/oder Offenheit bei Rückfallbearbeitung, korperlicher Untersuchung und Zimmerkontrolle.“ (Bezirksklinik Hochstadt, o. J., S. 13 f.)

Ich hätte ebenso gut das Therapiekonzept einer anderen Suchtklinik herausgreifen können, die Variation im Umgang mit Rückfällen ist nicht groß.

Gehen wir hier von unseren traumatisierten Klienten/-innen aus, die vor allem dann rückfällig werden, wenn sie von Flashbacks und Intrusionen bedroht sind, so zwingen wir sie damit im Sinne der Mitwirkungspflicht, „alle Informationen" offenzulegen, also genau über jenes intrapsychische, traumatische Erleben zu berichten, das zum Rückfall geführt hat. Da sie jedoch gerade wegen der Traumatisierung dazu nicht in der Lage sind, brechen viele lieber von sich aus die Behandlung ab, oder sie verstecken sich hinter Allgemeinplätzen wie „Das ist halt so über mich gekommen". Damit laufen sie aber Gefahr, sich einer „genauen Analyse des Rückfalls" zu entziehen. Aber gerade das ist gut so, denn das hat ihnen ihr Überleben bisher gesichert. Eine genaue Analyse der „aktuellen psychischen Belastung" sowie des „frühen emotionalen Grundkonfliktes" hilft ihnen nämlich nicht, mit den „inneren Konflikten konstruktiver umzugehen", sondern führt höchstwahrscheinlich in die Retraumatisierung oder günstigstenfalls in die erneute Dissoziation. So schreibt auch Reddemann (2003), dass eine zu konfrontative und konfliktzentrierte Bearbeitungsmethode bei Klienten/-innen mit Posttraumatischer Belastungsstörung ungünstig, wenn nicht sogar schädlich ist. Bezüglich der oben angeführten Therapiekonzeption einer Suchtklinik hinsichtlich des gestörten Vertrauensverhältnisses bei Rückfälligkeit sei als Anmerkung die Frage erlaubt, wie es wohl dem oben beschriebenen Klienten mit mehrfacher Vergewaltigung und anschließenden Zwangserfahrungen als Strichjunge während der im Konzept angeführten „körperlichen Untersuchung" (wahrscheinlich, um versteckte Drogen zu finden) ergangen sein mag? Ich würde davon ausgehen, dass sein „Vertrauensverhältnis" in die Klinik massiv gestört ist.

Suchttherapie ist meist Gruppentherapie

Auffallend ist in der Arbeit mit suchtmittelabhängigen Menschen die recht große Anzahl an Klienten/-innen, die sich anscheinend extrem schwer tun, sich in den therapeutischen Gruppenprozess einzufügen. Sie sind in den Gruppensitzungen verstockt, halten sich zurück, weigern sich, biografische Details zu erzählen und reagieren auf Konfrontationen aus der Gruppe oder von der Gruppenleitung gereizt bis aggressiv. Wenn es dann auch noch zu erneutem Suchtmittelkonsum trotz eines Abstinenz vorschreibenden Therapievertrags kommt, lässt die disziplinarische Entlassung nicht lange auf sich warten. Dieses Schicksal dürfte vielen Suchterkrankten mit Traumatisierungshintergrund widerfahren.

Schwer traumatisierte Menschen fühlen sich allein schon durch das Setting einer Gruppentherapie bedroht. Sie erleben ihre Umwelt sowieso schon als tendenziell feindselig. Eine Runde von acht und mehr Klienten, in der klar ist, dass die Gruppenmitglieder über ihr bisheriges Leben und ihre intrapsychischen Prozesse reden sollen, muss auf sie äußerst bedrohlich wirken. Sind dann noch weitere Menschen mit Traumatisierungen anwesend, und es springt einer über seinen Schatten und erzählt von seinen traumatisierenden Erfahrungen, so wirkt dies wiederum auf die zuhörende traumatisierte Person so stark emotional, dass sie allein durch diese starken Emotionen getriggert werden kann. Aus diesem Grund ist bei einer Posttraumatischen Belastungsstörung Gruppentherapie, zumal wenn diese konfrontativ, aufdeckend und konfliktzentriert ausgerichtet ist, ungünstig, wenn nicht sogar schädlich. Der Vorwurf, Klienten/-innen seien der Gruppe gegenüber nicht offen, verkennt den Mechanismus des Selbstschutzes und die Gefahr der Retraumatisierung (Reddemann, 2003).

In den stationären Einrichtungen ist jedoch für intensivere Einzeltherapien überhaupt keine Zeit. Doch auch in den ambulanten Rehabilitationen Sucht gibt es „vernünftige“ Gründe dafür, dass der Schwerpunkt auch hier in einer Gruppentherapie liegt: Eine Einheit Einzeltherapie (50 Minuten) kann bei den Kostenträgern zu demselben Satz abgerechnet werden wie eine Einheit (90 Minuten) Gruppentherapie – pro Klient/-in, versteht sich. Schon bei einer Gruppengröße von sechs bis acht Mitgliedern ist aus ökonomischen Geschichtspunkten eine Gruppentherapie damit vier- bis fünfmal lukrativer als eine Einzeltherapie.

Gemischtgeschlechtliche stationäre Behandlung birgt besondere Gefahren

Von stoffgebundenen Abhängigkeiten sind vor allem Männer betroffen. Zumindest sind diejenigen, die sich in einer stationären Rehabilitation Sucht befinden, zu 77 % Männer. Gleichzeitig stehen für die betroffenen Frauen 6 % frauenspezifische Therapieplätze zur Verfügung (Tödte, 2005). Auf jede der restlichen Frauen, die aus Mangel an Alternativen in eine gemischtgeschlechtliche Einrichtung gehen (müssen), kommen in der Einrichtung etwa fünf Männer. So verwundert das Ergebnis einer Studie über das geschlechtsspezifische subjektive Erleben von Drogenabhängigen in stationärer medizinischer Reha (Tödte, 2005) nicht, demzufolge sich Frauen (80 %) und Männer (82 %) darüber einig sind, dass das Zahlenverhältnis Frauen-Männer unter den zu Behandelnden nicht ausgeglichen ist. Für Frauen hat dieses zahlenmäßige Ungleichgewicht jedoch völlig andere Auswirkungen als für Männer, und dies vor allem in der Gruppentherapie. Während für 60 % der Frauen diese Situation in der Gruppentherapie unangenehm war, traf dies nur für 7 % der Männer zu. 77 % der befragten Frauen gaben an, dass sie dadurch nicht über ihre Probleme reden konnten, während dies nur auf 12 % der befragten Männer zutraf.

Hierbei ist zu bedenken, dass vor allem im Bereich der Abhängigkeiten von illegalen Drogen sehr viele Frauen unter Traumatisierungen durch körperliche und/oder sexuelle Gewalt leiden. War die Gewalt in der Kindheit oder Jugend erst einmal alltäglicher Begleiter, ist der Schritt nicht mehr weit hin zur Beschaffungsprostitution, um sich die teuren illegalen Drogen überhaupt leisten zu können. Hierbei wiederholt sich, was die betreffenden Frauen ohnehin schon kennen: Ihre Persönlichkeit hat keinen Wert, sie haben keine Rechte, sie werden wie Gegenstände behandelt, derer man sich bedient. Sie haben die Erfahrung gemacht, vor allem den Männern ausgeliefert zu sein.

Ich halte es schlichtweg für völlig unprofessionell und schädlich, mit diesen Frauen in einer gemischtgeschlechtlichen Gruppentherapie eine Aufarbeitung der biografischen Suchthintergründe vornehmen zu wollen. Im Erleben der Frauen wiederholt sich hier erneut ein Element des Traumas: sich vor den zuhörenden Männern nackt, hilflos und ausgeliefert zu fühlen. Damit keine Retraumatisierung anzustoßen, bedarf eines sehr einfühlsamen Vorgehens, das den Einzelnen viel Sicherheit für ihre verletzte Seele bietet. Diese Sicherheit braucht vor allem Zeit, Wohlwollen, Empathie und Respekt vor der individuellen Grenzziehung der Betroffenen sowohl der Gruppe als auch der Gruppenleitung gegenüber.

Der therapeutische Alltag in der stationären Rehabilitation von suchterkrankten Menschen sieht dagegen völlig anders aus: Zeitdruck gehört zum Alltag, Abhängigkeitserkrankten wird oft grundsätzlich misstrauisch gegenübergestanden, weil Sucht und Lüge immer Hand in Hand gehen. Darum muss Süchtigen angeblich auch ständig konfrontierend begegnet werden, weil sie sich ansonsten eine heile Welt herbeireden, um sich so einer unangenehmen Bearbeitung ihrer Suchterkrankung zu entziehen. Dass diese „heile Welt“ für Menschen mit Traumatisierungen überlebensnotwendig ist, wird dabei übersehen. Je bedrohlicher die reale Umwelt erlebt wurde oder wird, umso wichtiger ist diese imaginierte „heile Welt“ (vgl. Reddemann, 2001).

Zudem werden Frauen in Fachkliniken für Abhängige illegaler Drogen durch ihre Mitpatienten nicht selten mit Männern konfrontiert, die der Täterseite zuzuordnen sind: Männer aus dem Zuhältermilieu, Kunden, gewaltbereite Männer. Ein Tabu ist die Tatsache, dass sich in diesen Fachkliniken zuweilen die hier genannten Männer Klientinnen gefügig machen und mit diesen unter den anderen Männern im Sinne von Zuhälterei Geschäfte machen.

Dies sind Extreme, die zum Glück nicht alltäglich sind. Aber auch ohne diese extremen Missstände laufen Frauen mit Prostitutionserfahrung Gefahr, unter den subtilen und konkreten sexuellen Angeboten, denen sie ausgesetzt sind, verhaltensrückfällig zu werden. Hintergrund für diese Angebote vonseiten der Männer ist, dass nicht wenige von ihnen direkt aus dem Gefängnis in die stationäre Einrichtung kommen oder aus anderen Gründen unter Umständen schon seit Jahren unter sexueller Abstinenz leiden.

Das System der niedergelassenen psychotherapeutischen Praxen versagt

Wie ich darzulegen versucht habe, ist die Behandlung von Menschen mit vorliegender Suchterkrankung und zusätzlicher Traumatisierungsstörung innerhalb des Suchthilfesystems vielfach mangelhaft, zum Teil sogar schädlich. Aber zumindest steht ein Behandlungsangebot zur Verfügung. Im Bereich der niedergelassenen kassenfinanzierten Psychotherapie findet diese Behandlung bis auf wenige Ausnahmen quasi nicht statt. Der Hauptgrund für diese Misere ist meines Erachtens das derzeitige Gesundheitssystem: Aufgrund der Niederlassungsbegrenzungen auf einem völlig unzureichenden Niveau sind derzeit Wartezeiten auf einen ambulanten Psychotherapieplatz von vier bis acht Monaten die Regel. Durch diese Wartelisten entsteht gerade für Menschen mit schwerwiegenden psychischen Störungen und Beeinträchtigungen ein doppeltes Problem: Zum einen gilt aus psychotherapeutischer Sicht, dass eine lange Wartezeit umso weniger zumutbar ist, je schwerer die Störung. Zum anderen, und das ist das gravierendere Problem, hilft diesen Betroffenen auch das Warten nicht. Ich mache seit Jahren die Erfahrung, dass Klienten/-innen mit einer Suchterkrankung, vor allem wenn sie noch zusätzlich unter einer Traumatisierungsstörung, einer psychotischen Erkrankung oder einer Persönlichkeitsstörung leiden, noch nicht einmal die Chance auf einen Platz in der Warteliste erhalten, sondern schon nach dem Erstgespräch weitergeschickt werden. Häufig wird dies mit dem Argument gerechtfertigt, man selbst sei als Behandler/-in auf diesem Gebiet nicht ausreichend kompetent. Das mag im Einzelfall stimmen. Mein Eindruck ist jedoch, dass viele Behandler/-innen es sich aufgrund der Wartelisten leisten können, sich die absprachefähigsten und prognostisch erfolgreichsten Klienten auszusuchen. Der Personenkreis, von dem hier die Rede ist, verfügt aber über keine gute Prognose, was eine vollständige Heilung angeht. Jede dieser Therapien ist von Rückschritten und Krisen gekennzeichnet, Suizidalität ist immer mit ein Thema, oft halten diese Klienten die vereinbarten Termine nicht ein. Alles Gründe, weshalb sie fast keine Chance haben, in freier Praxis eine bessere Alternative zum Suchthilfesystem zu finden. Zudem sind die Betroffenen meist finanziell und sozial benachteiligt, sodass es erst recht kaum Möglichkeiten gibt, sich im System der Privatpraxen Hilfe zu holen. Was ihnen offensteht, ist eine psychiatrische und damit meist verbundene pharmakologische Behandlung mit 20 Minuten Gespräch alle zwei bis vier Wochen und in Zeiten schwerer Krisen die Aufnahme in eine Akutpsychiatrie.

Neue Wege

Ausgehend von der bisher geschilderten Problemlage sollen nachfolgend lediglich ein paar strukturelle Eckpunkte skizziert werden, die Alternativen im Umgang mit der Komorbidität von Sucht und Trauma anreißen. Leider steht es weitgehend außerhalb des Einflussbereiches von Behandler/-innen oder Einrichtungen, diese Eckpunkte zu realisieren. Hierzu wäre vor allem vonseiten der Kostenträger ein Umdenken vonnöten.

1. Bei schweren Traumatisierungen mit sekundär ausgebildeter Suchterkrankung kann erst bei ausreichender Stabilisierung an eine Abstinenz herangeführt werden. Hierbei ist eine Stabilisierungsbehandlung gerade auch dann notwendig, wenn noch konsumiert wird. Eine Stabilisierungsbehandlung muss in erster Linie dem Aufbau einer vertrauensvollen therapeutischen Beziehung dienen, in der den Klienten/-innen, soweit möglich, maximale Autonomie und Selbstbestimmung erlaubt ist, in zweiter Linie dem Vermitteln von Strategien und Techniken im Umgang mit den Symptomen einer Traumatisierung wie Dissoziationen, Flashbacks und Intrusionen. Bei einigen Suchterkrankten reduziert sich das Suchtverhalten allein durch eine traumaspezifische Therapie (Reddemann, 2002). Mit zunehmender Stabilisierung kann der Konsum ausgeschlichen oder über einen Entzug nachgedacht werden. Hierzu muss es möglich sein, auch die Behandlung von nichtabstinenten Menschen in irgendeiner Weise finanziert zu bekommen.
2. Rückfälligkeit darf nicht automatisch mit mangelnder Mitwirkung oder einer Gefährdung des Behandlungsvertrages verstanden werden,

der mit noch mehr Misstrauen, Kontrolle und Konfrontation zu begegnen ist, sondern als „noch“ notwendiger Selbstschutz, als ein Zeichen nicht ausreichender Stabilisierung, als Indikator dafür, dass das Tempo in der Bearbeitung des Traumageschehens zu hoch war, dass die Klienten/-innen im Moment überfordert sind und nun erst recht eine wohlwollende Hilfe benötigen, die ihnen Sicherheit, Selbstwertgefühl und Selbstvertrauen zurückzugewinnen hilft. Eventuell muss hier vorübergehend ganz aus der unmittelbaren Bearbeitung des Traumageschehens ausgestiegen und der Dynamik von einer Metaebene aus begegnet werden, um erneut in eine Phase der Stabilisierung einzutreten.

3. Das bestehende System im Angebot stationärer Rehabilitation Sucht kann Menschen mit zusätzlicher Traumatisierung nicht gerecht werden. Wie ich aufzuzeigen versucht habe, ist für diese Menschen eine Gruppentherapie oft nicht hilfreich, manchmal sogar schädlich. Es bedarf deswegen für diesen Betroffenenkreis einer Konzeption, in der Einzelgespräche nicht nur zur Krisen- und Rückfallbearbeitung angeboten werden, sondern in denen diese zu einem Schwerpunkt der Behandlung zählen. Gruppentherapien sind für viele Betroffene äußerst hilfreich. Sie können auf viele Erfahrungen aus der Gruppe zurückgreifen, ohne diese Erfahrungen selbst gemacht haben zu müssen. Eine Arbeit am Traumageschehen aber muss im Einzelsetting erfolgen. Auch hier sind die Kostenträger gefragt. Das Angebot von Einzeltherapien muss sich für die Einrichtungen auch wirtschaftlich lohnen. Es darf nicht sein, dass Einrichtungen, die hierbei inhaltlich hervorragende Arbeit leisten, dafür ökonomisch bestraft werden.
4. Bei Verdacht auf Traumatisierung durch körperliche oder sexuelle Gewalt durch Männer sollten Frauen nicht in einer gemischtgeschlechtlichen Einrichtung behandelt werden, es sei denn, es gibt in dieser Einrichtung ein spezielles Schutzkonzept für diese Frauen. Dieses spezielle Konzept muss sich auch auf einen nichtkonfrontierenden, nichtaufdeckenden therapeutischen Stil in den Gruppensitzungen beziehen.
5. Menschen mit einer Suchterkrankung, vor allem bezogen auf illegale Drogen, mit einer Traumatisierungsstörung, einer psychotischen Er-

krankung oder einer Persönlichkeitsstörung haben es sehr schwer, im Bereich der niedergelassenen Praxen einen Platz für Psychotherapie zu bekommen. Fallen zwei oder gar drei dieser Diagnosen zusammen, ist dies meiner Erfahrung nach sogar fast unmöglich. Meines Erachtens liegt bezogen auf den hier genannten Personenkreis Systemversagen vor. Die Krankenkassen sind deshalb aufgerufen, endlich wieder eine Kostenerstattung nach § 13,3 SGB V zu ermöglichen, nachdem diese seit 1999 nach Einführung des Psychotherapeutengesetzes quasi zum Erliegen gekommen ist. Zudem sollten die Krankenkassen für diesen Kreis von Betroffenen endlich von der Möglichkeit von Sonderzulassungen von Praxen außerhalb einer realitätsfernen Bedarfsplanung Gebrauch machen.

Literatur

Bezirksklinik Hochstadt (o. J.). *Therapiezentrum für Alkohol-, Medikamenten- und Drogenabhängige. Therapiekonzept.* Hochstadt: Bezirksklinik.

Deutsche Rentenversicherung Bund (2005). *Leitlinien zur Rehabilitationsbedürftigkeit bei Abhängigkeitserkrankungen – für den Beratungsärztlichen Dienst der Deutschen Rentenversicherung Bund.* Berlin: DRV Bund

Dilling, Horst, Mombour, Werner & Schmidt, Martin H. (1999). *Internationale Klassifikation psychischer Störungen ICD-10 Kapitel V (F). Klinisch-diagnostische Leitlinien* (3. unveränd. Aufl.). Göttingen: Huber. (2. korr. u. vollst. überarb. Aufl. 1997.)

Krausz, Michael, Lucht, Michael & Freyberger, Harald J. (2000). Suchterkrankungen. In: Ulrich Tiber Egle, Sven Olaf Hoffmann & Peter Joraschky (Hg.), *Sexueller Missbrauch, Misshandlung, Vernachlässigung. Erkennung und Therapie psychischer und psychosomatischer Folgen früher Traumatisierungen* (2. vollst. aktualisierte u. erw. Aufl.; S. 319-333). Stuttgart: Schattauer.

Kunzke, Dieter & Güls, Frank (2003). Diagnostik einfacher und komplexer posttraumatischer Störungen im Erwachsenenalter. *Psychotherapeut 48*(1), 50-70.

Lueger-Schuster, Brigitte (2004). Testpsychologische Diagnostik und Gutachtensfragen nach traumatischen Ereignissen. In Alexander Friedmann, Peter Hofmann, Brigitte Lueger-Schuster, Maria Steinbauer & David Vyssoki (Hg.), *Psychotrauma. Die Posttraumatische Belastungsstörung* (S. 65-74). Wien: Springer.

Reddemann, Luise (2001). *Imagination als heilsame Kraft – Zur Behandlung von Traumafolgen mit ressourcenorientierten Verfahren.* Stuttgart: Pfeiffer bei Klett-Cotta. (Leben lernen. 141.)

Reddemann, Luise (2002). Trauma und Traumatherapie. In Jörg Fengler (Hg.), Handbuch der Suchtbehandlung (S. 578-584). Landsberg am Lech: Ecomed.

Reddemann, Luise (2003). Psychotherapie von Suchterkrankungen als Traumafolgestörungen. *Psychotherapie im Dialog 4*(2), 136-139.

Schäfer, Ingo (2006). Zusammenhänge zwischen Traumaerfahrungen und Suchtentwicklung bei Männern. In Jutta Jacob & Heino Stöver (Hg.), *Sucht und Männlichkeiten – Entwicklungen in Theorie und Praxis der Suchtarbeit* (S. 69-78). Wiesbaden: VS.

Tödte, Martina (2005). *Blitzlichter. Ein subjektiver Blick von PatientInnen auf stationäre medizinische Rehabilitation Drogenabhängiger. Eine kleine Studie zum Perspektiven- und Geschlechtervergleich.* Essen: Landesfachstelle Frauen & Sucht NRW.

Paul Kivel und Connie Gunderson

Die Männer von Morgen: Jungen mit Mut, Mitgefühl und Gemeinschaftssinn

Oft achten wir nicht darauf, was unsere Söhne den ganzen Tag tun und erlernen, sondern denken uns nur: „Jungs sind eben Jungs". Dann wiederum machen wir uns vielleicht zu viele Sorgen und sagen ihnen, dass sie endlich erwachsen werden und sich „wie ein richtiger Mann" benehmen sollen. Je bewusster wir uns der Gewalt sind, mit der sich Jungen heutzutage konfrontiert sehen, und je stärker wir uns mit den männlichen Rollen von Ausbeutung und Kontrolle auseinandersetzen, in die sie hineinwachsen könnten, umso schwieriger scheint uns die Aufgabe, in der heutigen Welt noch Söhne großzuziehen. Was also können wir tun, um unseren Jungen bei all den Herausforderungen auf ihrem Weg zum Mann beizustehen und ihnen dabei zu helfen, ihre eigene Kraft und Kreativität, ihre Fürsorglichkeit und ihren Lebensmut nicht zu verlieren? Wie können wir zugleich darauf achten, dass sie jetzt noch Jungen sind, aber diese Jungen von heute unweigerlich auch die Männer von Morgen sein werden?

Wenn wir uns fragen: „Wie wollen wir unsere Jungen erziehen?", dann müssen wir auch überlegen: „Was für eine Welt wollen wir eigentlich erschaffen?" Wir wünschen uns eine Gesellschaft, in der alle Menschen mit Fürsorge und Respekt behandelt werden, unabhängig von Geschlecht oder kulturellem Hintergrund, ethnischer Zugehörigkeit, sexueller Identität, Kompetenzen oder Behinderungen oder wirtschaftlicher Verhältnisse. Eine solche Gesellschaft sollte allen Menschen eine angemessene Unterkunft, genügend Nahrung, Bildung, Freizeit, Gesundheitsvorsorge, Sicherheit und gut bezahlte Arbeit bieten (Deutsche Jugendinstitute, 2007). Die natürliche Umwelt sollte respektvoll und nachhaltig behandelt werden, und das Leben soll von Gerechtigkeit und Chancengleichheit bestimmt sein. In dieser Gesellschaft stünde Zusammenarbeit über Wettbewerb, Gemeinschaft über dem Erfolg Einzelner, demokratische Mitbestimmung über dem Gefüge von Hierarchien und Kontrolle, Wechselbeziehungen über Abhängigkeiten oder der persönlichen Unabhängigkeit. Wenn wir wollen, dass unsere Söhne uns dabei helfen, diese Wunschwelt zu realisieren, dann müssen wir sie auch dementsprechend erziehen.

Warum gerade Jungen?

In der westlichen Kultur wurden Jungen dazu erzogen, an den herrschenden gesellschaftlichen, politischen und wirtschaftlichen Strukturen teilzuhaben und sie mitzubestimmen oder durch das Netz zu fallen, wenn sie den Standards nicht genügen, oder aber sich zu fügen und sich als Nutznießer der Gesellschaft zu verstehen (Krafeld, 2008). So unterstützen sie z. B. den Status Quo, indem sie Polizisten, Soldaten, Wachmänner, Direktoren oder Strafvollzugsbeamte werden – oder einfach solche Väter, die wiederum ihren Söhnen beibringen, sich „endlich wie ein richtiger Mann" zu benehmen. Oder sie fallen durch das Netz, wenn sie die Schule abbrechen oder sich der Gemeinschaft, der Familie oder der politischen Teilhabe entziehen. Sie fügen sich, indem sie Ungleichheit und Ungerechtigkeit akzeptieren, in ihren Berufen andere Menschen ausbeuten oder unterwerfen, indem sie die Vorteile genießen, männlich – oder weiß oder heterosexuell oder vermögend – zu sein, ohne sich gegen die Ungerechtigkeiten aufzulehnen, auf die ihre eigenen Vorteile gebaut sind (Kivel, 1999).

In den 1970er- und 1980er-Jahren hinterfragten viele Feministen/-innen traditionelle Rollenbilder, das patriarchale Wertesystem und die engen Vorstellungen von dem, was Frauen darstellen, machen und erreichen könnten. Dabei ergab sich eine intensive Auseinandersetzung dazu, wie die eigenen Töchter zu starken, selbstbewussten und erfolgreichen Menschen zu erziehen wären. Es existierte daher eine genaue Vorstellung davon, wie man sich die Mädchen von morgen wünschte – ein entsprechend klares Bild für Jungen war dabei jedoch nicht entstanden. Ein befreundetes Paar, beide engagierte Aktivisten, sagte uns einmal, dass sie manchmal wünschten, sie hätten eine Tochter statt eines Sohnes gehabt, da sie viel konkretere Vorstellungen von der progressiven Erziehung eines Mädchens hätten.

Feministen/-innen wünschten sich Jungen, die Frauen nicht mit Gewalt oder Missbrauch begegnen und sich an Haushalt und Kindererziehung beteiligen. Doch es herrschten keine klaren Vorstellungen davon, wie dieses Ziel zu erreichen wäre. Auch war man sich nicht im Klaren darüber, ob es nicht noch weitere Aspekte zu beachten gäbe, um Jungen großzuziehen, die sich für den gemeinschaftlichen Kampf für Gleichberechtigung und Gerechtigkeit einsetzen würden. Die Diskussion beschränkte sich also auf die private Sphäre der Familie, und die pädagogischen Anleitungen konzentrierten sich auf zwischenmenschliche und familiäre Beziehungen. Seit den 90er-Jahren entstand eine Fülle an Literatur zur Erziehung von Söhnen. Zwar halten manche dieser Bücher einige hilfreiche Gedanken bereit, und es ist allemal erfrischend, eine wachsende kritische Auseinandersetzung mit der Erziehung von Jungen zu beobachten, doch besteht weiterhin eine große Kluft zwischen den Methoden, die in dieser Literatur angeboten werden, und den tatsächlich bestehenden Notwendigkeiten.

In den meisten Fällen jedoch ignoriert diese Literatur den Imperativ gesellschaftlichen Wandels und die Rolle, die solche Männer, die sich gegen herkömmliche Maskulinitätsvorstellungen und soziale Ungerechtigkeit auflehnen, dabei spielen können. In diesen Büchern werden Männer nicht als Bürger beschrieben, nicht als sozial Handelnde, als Menschen mit einem sozialen Gewissen. Der Großteil der Literatur übersieht die Tatsache, dass Männer Rassismus, Sexismus und wirtschaftliche Ausbeutung bekämpfen können. Zwar gehen die Bücher darauf ein, wie man Jungen dabei helfen kann, ihre eigenen Überlebensstrategien zu entwickeln, Gewalt zu vermeiden und die Hürden der Adoleszenz zu überwinden. Doch sie geben uns keine Mittel an die Hand, wie wir unseren Söhnen dabei helfen können, sich als junge Männer gemeinsam mit anderen gegen alle Formen von Gewalt und Ausbeutung, die schon so viele junge Menschen das Leben gekostet haben, aufzulehnen.

Wir sind davon überzeugt, dass junge Männer auf ihrem steinigen Weg vom Jugendlichen zum Mann all ihr erlerntes Wissen und ihre Fähigkeiten zum Einsatz bringen. Der Prozess der männlichen Sozialisierung ist ein fester Bestandteil unserer familiären, kulturellen, religiösen, pädagogischen und staatlichen Institutionen. Hierbei tragen explizite Lehrinhalte, implizite Rollenvorstellungen und tiefgreifende physische und emotionale Prägungen dazu bei, dass junge Männer in ein Rollenbild gedrängt werden, das in sich widersprüchlich und verwirrend ist – und nicht selten zu missbrauchendem Verhalten führt. Zwei Aspekte mit besonderem Einfluss auf die Sozialisierung junger Männer sollen nun betrachtet werden, maskuline/feminine Rollenkonstrukte und Geschlechtervorurteile .

Maskuline und feminine Rollenkonstrukte

Maskuline und feminine Rollenbilder sind soziale Konstrukte. Immer wenn wir den Begriff „männlich" für eine bestimmte Verhaltensweise benutzen, für einen Archetyp, ein Ritual oder irgendein anderes Phänomen, dann positionieren wir diesen Aspekt damit in einer sozial konstruierten Schublade und lassen gleichzeitig die Aspekte außen vor, die wir als darin unpassend empfinden, selbst wenn sie eigentlich vorhanden sind. Es gibt kein Verhalten, keine Ausdrucksform oder Handlung, kein Symbol, keine Geste oder seelische Eigenschaft, die ausschließlich und genuin männlich wäre. Von Anbeginn der Geschichte an wurden männliche und weibliche Rollen immer wieder neu kreiert, um die unterschiedlichen Formen von Arbeits- und Verhaltensteilung zu reflektieren (Kivel, 1999, S. 8 f.).

Viele der Eigenschaften, die heutzutage wieder als typisch männlich emporgehoben werden, sind Rückwendungen zu patriarchalen, feudalen europäischen Gesellschaftssystemen oder gar zu patriarchalen, hierarchischen Zivilisationsstrukturen, wie sie einst in Ägypten herrschten. So wurde damals das Augenmerk auf einen männlichen Prozess der Abtrennung gelegt, auf den Prozess von Isolation und Unabhängigkeit, der in unserer heutigen Gesellschaft, die von Wechselbeziehungen und Demokratie geprägt ist, längst hinfällig sein sollte. Und doch fallen heute in Diskussionsrunden wieder solche Sätze wie z. B. „Wir brauchen wieder richtige Männer, wie es sie früher einmal gab.", „Warum tragen Männer nicht mehr die Verantwortung?", „Ach, wären die Männer doch nur mehr ...", „Männer waren früher mal so ...", „Männer sollten wieder als Familienoberhaupt fungieren."

Solche Äußerungen spiegeln eine nostalgische Erinnerung an eine mythische Vergangenheit wider, in der sich Männer verantwortungsbewusst und fürsorglich um „ihre“ Familie kümmerten. Diese Art Nostalgie ignoriert allerdings die tatsächliche Vergangenheit, die von männlicher Ausbeutung und Missbrauch in ihren eigenen Familien spricht. Sie ignoriert auch die immense Last der Verantwortung, die den Männern obliegt, den stetig wachsenden Erwartungen gerecht zu werden, um ihren Partnern und Kindern ein gutes Leben bieten zu können. Und außerdem verklärt sie auch den Beitrag der Männer zur Aufrechterhaltung extrem ausbeuterischer und hierarchischer Gesellschaftsstrukturen (Kivel, 2004).

Nicht alle Familien waren früher einfach „glücklich“ – auch wenn sie im Vergleich zu heutigen Familien oberflächlich gesehen so scheinen mögen. Auch war die Gemeinschaft damals nicht dieselbe. Früher waren weit verzweigte Verwandtschaftsnetzwerke noch ausgeprägter; die gemeinschaftliche und auch staatliche Unterstützung von den 1940er- bis in die 1970er-Jahre hinein war besser ausgebaut, und Kinder hatten allgemein ein größeres soziales Sicherheitsnetz zur Verfügung als heute. Das Festhalten an einer verzerrten Erinnerung von Männlichkeit hilft uns in unserer heutigen, fragmentierten Gesellschaft nicht dabei, die anstehenden, drängenden sozialen und wirtschaftlichen Probleme zu lösen (Zim, 2005).

Geschlechterunterschiede und -vorurteile

Was wir als männliche oder weibliche Eigenschaften bezeichnen, sind gemeinhin einfach menschliche Eigenschaften, die wir erlerntermaßen Männern oder Frauen zuzuschreiben gewohnt sind. So sind „männlich“ und „weiblich“ zwei voneinander abgegrenzte Schubladen, in die wir alles menschliche Verhalten aufteilen. Unsere anerzogene Vorstellung, Geschlechterunterschiede seien von Bedeutung oder biologisch festgeschrieben, sitzt tief und lässt sich nur sehr schwer erschüttern.

Wir, die wir in den 1970er-, 1980er- und 1990er-Jahren unsere Kinder bewusst anhand nichtsexistischer Methoden großgezogen haben, tun uns nun schwer damit zuzugeben, dass wir dabei nicht auch automatisch nichtsexistische Menschen geschaffen haben – es ist uns nicht gelungen,

Kinder großzuziehen, für die es den Geschlechterunterschied nicht mehr gibt. So bleiben wir mit dem Gefühl zurück, versagt oder zumindest die Herausforderungen einer solchen Erziehung unterschätzt zu haben, und suchen nach biologischen Erklärungen für unser Scheitern. Doch wenn wir ehrlich sind, müssen wir zugeben, dass wir selbst nicht frei von Geschlechtervorurteilen sind, dass der gesellschaftliche Druck auf Jungen und Mädchen, sich unterschiedlich zu benehmen, zu groß ist und schon von Geburt an einsetzt und wir außerdem viel zu wenige waren, die sich an diesem Versuch beteiligt haben, als dass wir (bislang) die gesamte gesellschaftliche Norm hätten ändern können. Und so treten auch bei unseren Kindern traditionelle Geschlechterunterschiede und -vorurteile auf. Doch das soll uns noch lange kein Anlass sein, solche Unterschiede als inhärent biologisch zu betrachten, trotz der kontinuierlichen, seriösen und kapitalkräftigen Versuche, gerade das nachzuweisen. Es gibt zahlreiche überzeugende Beweise dafür, dass sich Jungen und Mädchen bei der Geburt nicht sonderlich in ihren emotionalen, physischen und psychologischen Grundvoraussetzungen unterscheiden. Dennoch werden sie von Anfang an systematisch darauf trainiert, unterschiedlich zu sein.

Die große Herausforderung bei der Erziehung unserer Söhne liegt darin, den immensen Einfluss der sozial konstruierten Geschlechterunterschiede und der typischen männlichen Rolle einerseits anzuerkennen, diese andererseits aber nicht als natürlich gegeben hinzunehmen (Kivel, 2008). Wir sind dazu angehalten, kontinuierlich die konstruierten Unterschiede zu überwinden und aktiv die Rollenbilder zu verändern, entgegen den beständigen gesellschaftlichen Rückschritten, die versuchen, alte Geschlechterrollen anhand von genetischen, biochemischen oder historischen und kulturellen Mustern festzuschreiben.

Die „Sei ein Mann"-Schublade

Wie also wirkt sich nun die männliche Sozialisierung auf Jungen aus? Jungen werden schon von Kindheit an dazu angehalten, sich „wie ein Mann zu benehmen" (Kivel, 2008): „Sei hart, sei aggressiv, lass dich nicht unterkriegen, mach keine Fehler, behalte die Kontrolle, nimm die Dinge in die Hand, hab viel Sex und Geld, sei verantwortlich, zeig' keine Gefühle und weine bloß nicht". Kivel (2008) bezeichnet das Konglomerat dieser erzieherischen Richtlinien als die „Sei ein Mann"-Schublade, weil diese Imperative eben keinen ganzen „Schrank", sondern nur ein sehr eingeschränktes Schubfach zum Leben zur Verfügung stellen. Die Schubladenfunktion wird immer dann sichtbar, wenn ein Junge versucht, daraus auszusteigen: Dann wird er wieder an seinen Platz zurückverwiesen und mit Schimpfworten wie Weichei, Tunte, Muttersöhnchen, Mädchen, Schwuler, Streber oder anderen noch ausdrucksstärkeren Beschimpfungen belegt. Und hinter all diesen Beschimpfungen liegen die Kämpfe: Fast jeder Mann hat irgendwann in seiner Jugend kämpfen müssen, um zu beweisen, dass er sich in der richtigen Schublade befindet.

Jungen erfahren eine Erziehung, die mit viel Missbrauch und Druck verbunden ist und eine Vielzahl unterschiedlicher Gefühle hervorruft, wie sie in der Mitte der Schublade gelistet sind. Sie müssen diese Gefühle verdrängen und sich wie ein „richtiger" Mann benehmen, denn immerhin ist es eine wichtige Voraussetzung zum Mannsein, dass man seine Gefühle nicht zeigt. Die beiden Listen rechts und links von der Schublade zeigen die Erwartungen auf, die unsere westliche Gesellschaft an Männer richtet. Rechts finden sich Beispiele, wie sie zu sein haben, links erzieherische Vorschriften, denen sie sich unterwerfen müssen.

Trotz unzähliger kulturelle Variationen in diesem Schema stimmen die Erwartungen an Männer auffallend überein (Kivel, 1999, S. 9). Die Jungen haben unterschiedliche Strategien, ihr Leben in dieser Schublade einzurichten, manche stehlen sich hin und wieder heimlich davon, aber auf Dauer hinterlässt das Leben in der Enge vielerlei Wunden, die nur langsam und schmerzhaft vernarben. Eine der wichtigsten Schlüsseleigenschaften, um in der Schublade zu bleiben, ist Kontrolle. Jungen lernen früh, ihre Körper, Emotionen und Beziehungen zu anderen Menschen zu kontrollieren – um sich selber vor Verletzungen zu schützen. Obwohl die Schublade metaphorisch für den Druck steht, dem alle Jungen ausgesetzt sind, so sind wir uns doch dessen bewusst, dass das Ausmaß an Kontrolle, das ein jeder Junge über sein Leben hat, stark von seiner ethnischen Zugehörigkeit, seiner sozialen Schicht und seinem kulturellen Hintergrund beeinflusst wird. Macht und Kontrolle (über andere) nehmen verschiedene Formen an. So wird z. B. in unserer westlichen Gesellschaft das Schlagen Anderer nicht gerne gesehen, außer es findet im Rahmen bestimmter sportlicher oder militärischer Ereignisse statt. Statt des Einsatzes körperlicher Gewalt scheint es kultivierter, Macht anhand verbaler, emotionaler und psychologischer Mittel auszuüben. So werden auch finanzielle Manipulation, Nötigung und Einschüchterung sowie sexueller Druck geduldet, solange niemand dabei körperlichen Schaden nimmt (Kivel, 1999).

Warum aber werden Jungen zur Kontrolle erzogen? Einer der Gründe liegt darin, dass die meisten Jungen letztlich eine der drei gesellschaftlichen Rollen – Arbeiter, Konsument, Führungskraft – annehmen werden. Nur ein geringer Anteil von Jungen wird irgendwann einmal selber Anweisungen geben, wird zu Vorgesetzten, Managern oder Offizieren (Kivel, 2008). Die Schublade bereitet Jungen auf die Rollen vor, die sie später im Leben einnehmen werden – sei es als Entscheidungsträger über die Leben von anderen, oder sei es als Ausführender solcher Entscheidungen von oben. Wir meinen, dass die Schublade Jungen darauf vorbereitet, später einmal Polizeibeamte zu werden, Sicherheitsbeamte, Direktoren, Verwalter, Soldaten, Familienoberhäupter, Verwaltungssbeamte, Gefängniswärter – solche Rollen eben, für die Männer – vor allen Dingen weiße US-amerikanische bzw. europäische Männer – erzogen werden. Männer anderer ethnischer Zugehörigkeiten zählen, genau wie Frauen und junge Menschen, zu denjenigen, die stärker der Kontrolle anderer unterliegen. Viele Männer meinen, in der Schublade zu stecken, wäre wie die Mitgliedschaft in einem exklusiven Klub: Mädchen haben keinen Zutritt, und im Klub sind alle Männer gleich. So schafft diese Schublade für weiße US-amerikanische bzw. europäische Männer des Arbeiter- und Mittelstands und für die anderer ethnischer Zugehörigkeiten, die von ihnen anerkannt sein wollen, eine illusorische Solidarität. Sie glauben, sie hätten miteinander – mit anderen Managern oder politischen und religiösen Anführern (die sich auch in der Schublade befinden) – mehr gemein als mit Frauen.

Als Eltern haben wir gelernt, unseren Söhnen die Bedeutung dieser Schublade zu vermitteln. Und selbst wenn wir von Herzen wollten, dass sie aus diesem engen Fach entkommen mögen, so tritt die Erziehung zum Schubladenformat doch auf subtilen und auch offensichtlichen Wegen in Erscheinung. Wer hat nicht alles bereits den eigenen Sohn schon einmal *nicht* festgehalten, umarmt oder geküsst, aus Angst, es könne ihn verweichlichen? Wer hat ihn nicht schon davon abgehalten zu weinen? Oder sich unangenehm berührt gefühlt, wenn der Junge seine Gefühle zeigte?

Kivel (2008) meint, dass wir auch von unseren eigenen Söhnen meinen, sie seien zimperlich, verweichlicht oder feige, wenn sie nicht aggressiv genug für sich selber einstehen. Dass wir sie vielleicht nur halbherzig unterstützen, wenn sie Interesse an Hobbies zeigen, die nicht so männlich und aggressiv sind, wie wir es traditionell von Jungen erwarten. Dass wir sie vielleicht doch eher zu athletischen Aktivitäten ermutigen, zum Wettbewerb, weil wir meinen, das wäre besser für sie – ohne aber die Werte zu hinterfragen, die ihnen dabei vermittelt werden. Dass es wahrscheinlich viele Arten gibt, auf die ein jeder von uns irgendwann aufgibt und sich sagt: „Jungs sind eben Jungs". Und so lassen wir dann auch die Botschaften, die durch Fernsehen und Filme, durch Bücher, Sport und durch Gleichaltrige weiter auf unsere Söhne einrieseln, unkritisch an uns vorübergehen.

Wir müssen uns die Erziehung, die unsere Jungen erfahren, um in die Schublade zu passen, genau anschauen, denn diese Erziehung trägt dazu bei, Ungerechtigkeit und undemokratische Gesellschaftsstrukturen aufrecht zu erhalten. Und obwohl die meisten von uns nicht damit zufrieden sind, so reden doch die wenigsten von uns mit ihren Söhnen

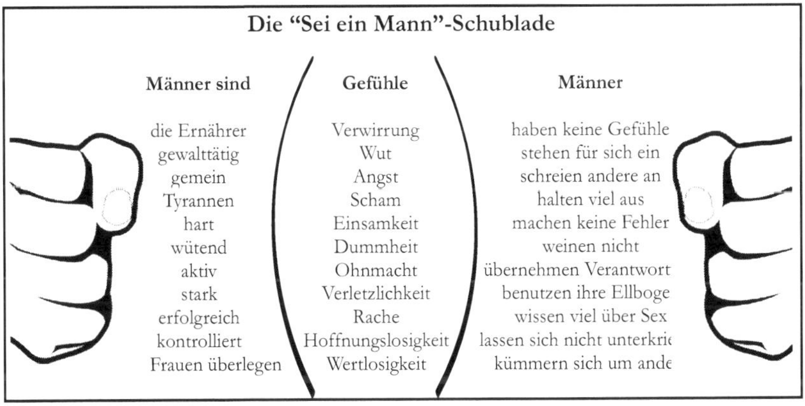

über die Geschlechterrollen, in denen sie erzogen werden. Wir machen sie nicht wirklich darauf aufmerksam. Wir beobachten nicht zusammen mit ihnen, welche Konsequenzen diese Rollen für Frauen und Männer haben (Males, 1996; Kivel, 1999, S. 15). Wir unterstützen sie nicht darin, ihre eigene Erziehung kritisch zu betrachten und die Fähigkeit zu entwickeln, sich durch kommunikative und problemlösende Strategien selber aus der „Sei ein Mann"-Schublade zu befreien. Wir brauchen eine umfassende Auseinandersetzung und Ablehnung der „Sei ein Mann"-Schublade – nicht nur unter den heutigen Erwachsenen, sondern gerade bei den jungen Männern selbst. Für sie kann es enorm befreiend sein zu begreifen, warum sie sich so unter Druck fühlen, welche Folgen ihre Erziehung zur Männlichkeit für sie selbst und die Menschen in ihrer Umgebung eigentlich hat, und für welche Art gesellschaftlicher Rollen sie eigentlich vorbereitet werden.

Es wird also deutlich, dass die Erziehung von Jungen tiefergehende Fragen aufwirft und nach grundsätzlicheren Antworten sucht. Wir sind dazu angehalten, uns der notwendigen Aufgabe anzunehmen, Söhne großzuziehen, die mit uns gemeinsam daran arbeiten werden, unsere Gesellschaft so zu verändern, dass unsere Kinder zu gesunden, produktiven und politisch aktiven Erwachsenen werden können. Diese Jungen sollen zu Männern werden, die Ungerechtigkeit nicht unterstützen, ihr ausweichen oder sie dulden, sondern die sich dagegen zur Wehr setzen, sich ihr widersetzen und sich gemeinsam mit anderen dagegen organisieren.

Was brauchen die Jungen von uns?

Was also brauchen Jungen von uns, um aus der Schublade zu entkommen und zu den gesunden, kreativen, intelligenten, mitfühlenden und zuverlässigen Mitgliedern der Gemeinschaft zu werden, die wir in ihnen erkennen können? Hier folgen einige Vorschläge dafür, wie wir Jungen fördern können, aus den Diskussionen des internationalen Symposiums „Gender, Trauma und Sucht" in Berlin im Frühjahr 2008, das der Anlass für den vorliegenden Band war (vgl. auch Kivel, 1999, S. 203).

An das Gute in ihnen glauben

Wenn man andere Menschen nach den positiven Eigenschaften von Jungen fragt, erhält man vielseitige Antworten: energisch, intelligent, kreativ, dramatisch, leidenschaftlich, ehrgeizig, fröhlich, herausfordernd, fürsorglich, künstlerisch, an die Grenzen gehend, liebevoll, arbeitswillig, sexy, neugierig, rebellisch, ausdrucksstark, wild, klug, experimentierfreudig, lebhaft. Dennoch werden Jungen heutzutage hauptsächlich als gewaltbereite, „zugedröhnte", leistungsunfähige sexuelle Lustmonster dargestellt – als Auslöser einer Unzahl von Problemen in unserer Gesellschaft. Die guten Eigenschaften von Jungen und jungen Männern geraten dabei leicht in Vergessenheit. Wenn wir aber an unserer Liebe, unserer Fürsorge und dem Glauben an unsere Söhne festhalten, können wir ihnen dabei helfen, gesund zu bleiben, starke und liebevolle Beziehungen zu entwickeln und ihre eigenen kreativen Träume und Visionen zu leben.

Gefühle zulassen

Jungen können weder zu sich selbst noch zu anderen wirkliche Nähe aufbauen, wenn es ihnen nicht erlaubt ist, ihre Gefühle zu zeigen. Wir können ihnen dabei helfen, indem wir sie regelmäßig fragen, wie es ihnen geht. Wenn wir ihnen vorlesen oder gemeinsam einen Film ansehen, können wir mit ihnen darüber reden, wie sich eine Figur in der dargestellten Geschichte fühlt, und die Jungen fragen, wie sie sich selber in einer solchen Situation fühlen würden. Wir können sie darin unterstützen, ihre Gefühle auch auf anderem Wege – über Kunst und Musik, Schreiben oder Tanz – zum Ausdruck zu bringen.

Fürsorge zulassen

Neben der fürsorglichen Erziehung müssen Jungen auch die Gelegenheit erhalten, sich selber als fürsorgliche Persönlichkeiten auszuprobieren. Wir sollten davon ausgehen, dass Jungen von sich aus fürsorglich sein können und wollen. Wir können ihnen Pflanzen, Haustiere, Puppen, Stofftiere oder jüngere Kinder anvertrauen. Je nach Alter und Fähigkeiten können wir sie dazu motivieren, die Freude, die Befriedigung und die Verantwortung kennenzulernen, die aus der Fürsorge für andere hervorgeht.

Heikle Themen ansprechen

Wir dürfen nicht zögern, mit unseren Söhnen zu reden. Viele von uns schieben wichtige Themen bis in die Pubertät hinaus, weil es uns unangenehm ist, über Sexualität, Drogen, Gewalt oder andere schwierige Lebensbereiche mit ihnen zu sprechen. Am besten aber sollte man, je nach den Fähigkeiten des Kindes, schon im Grundschulalter anfangen, über solche heiklen Themen zu reden. In diesem Alter hören sie noch auf uns und experimentieren noch nicht mit unterschiedlichen problematischen Verhaltensweisen. Mithilfe von Büchern, Videos oder Fernsehprogrammen, aktuellen Nachrichten und politischen Ereignissen können wir beginnen, mit ihnen über Sex, Gewalt und Drogen, über die Rolle der Medien und andere Themen zu sprechen. Wenn wir mit unseren jungen Kindern über Sex oder Drogen reden, führt das keinesfalls dazu, dass sie gleich damit experimentieren. Im Gegenteil, es vermindert eher die Notwendigkeit dazu. Wenn wir damit warten, bis sie Teenager sind, sind sie vielleicht schon so verunsichert und haben so viele verwirrende und falsche Informationen zu diesen Themen erhalten, dass sie nicht mehr auf unsere Meinung hören werden.

Zusammenkommen, Mitmachen, Verändern

Wir sind uns bewusst, dass Jungen ein großes Verständnis von Fairness haben, auf andere Rücksicht nehmen können und gerne etwas bewirken wollen. Indem sie zusammenkommen und sich an gemeinschaftlichen Prozessen beteiligen, können sie über sich selbst hinauswachsen und erkennen, dass der persönliche Erfolg nicht auf Kosten anderer gehen darf, sondern dass es wichtig ist, eine gemeinsame Grundlage zu finden, nach gemeinsamen Zielen zu streben und gemeinsame Bedürfnisse zu erfüllen. Unsere Erziehung muss dabei berücksichtigen, in welchen wirtschaftlichen, ethnischen oder anderen Hierarchien unsere Söhne eingebettet sind. Außerdem müssen wir uns darüber im Klaren sein, dass eine aktive Teilnahme am gegenwärtigen System nicht unbedingt zu einem Wandel des Systems führen kann. Und gerade deshalb müssen wir daran arbeiten, auf allen Ebenen Ungerechtigkeiten und Gewalt kritisch zu begegnen. Eine Vielzahl von Gemeinschaftsprojekten bieten sich an, um Jungen zu gemeinschaftlicher Aktivität und zu einem Miteinander heranzuführen. Wir können sie animieren, ehrenamtlich in sozialen Einrichtungen zu helfen oder bei Umweltaktionen teilzunehmen. Solche Aktivitäten fördern das gemeinschaftliche Zugehörigkeitsgefühl und die Einsicht, dass die Menschen innerhalb einer Gemeinschaft aufeinander Acht geben. Sie lernen, dass sie mit ihren eigenen Handlungen etwas im Leben anderer bewirken können.

Verbündete sein

Wir glauben fest daran, dass Jungen wie Mädchen ihre Identität und persönliche Entwicklung aus den Beziehungen zu anderen Menschen heraus bilden – zu Familie, Freunden, Altersgenossen oder anderen fürsorglichen Erwachsenen. Nur durch die Beziehung zu anderen können junge Männer die Verantwortung für ihr eigenes Leben und für ihre Gemeinschaft wirklich übernehmen. Um Verbündete oder Verbündeter zu sein, muss man zwei wesentliche Fragen beantworten: „Wofür stehe ich?" und „Zu wem gehöre ich?" Wir selbst sind immer wieder mit diesen Fragen konfrontiert und sollten jedem jungen Mann dabei helfen, seine eigenen Antworten zu finden. Auch wir müssen uns immer wieder neu entscheiden, wann und mit wem wir uns verbünden wollen (Kivel, 2008). Wir glauben, dass es grundlegende Eigenschaften gibt, die wir in unseren Verbündeten suchen. Wir wollen, dass sie respektvoll sind, ehrlich und engagiert, fürsorglich und hilfsbereit. Wir wollen, dass sie uns zuhören, uns kennenlernen, Diskriminierung und Nötigung erkennen, wann immer sie vorkommen, dass sie unsere Erfahrungen mitempfinden, ihre Stärke, ihr Wissen und die ihnen zur Verfügung stehenden Mittel mit uns teilen und sich leidenschaftlich für Gerechtigkeit einsetzen. Aber vor allen Dingen wollen wir, dass unsere Verbündeten uns zur Seite stehen, wenn wir sie brauchen. Wenn wir unterdrückt, missbraucht, zurückgewiesen, diskriminiert oder angegriffen werden, dann wollen wir, dass unsere Verbündeten dazwischengehen, eingreifen, die Dinge für uns organisieren und handeln, dass sie für Gerechtigkeit kämpfen, selbst wenn wir nicht selbst vor Ort sind. Um das zu erfüllen, muss ein Verbündeter mutig sein, risikobereit, kreativ, stark, einfallsreich und zugleich bescheiden. Jedes Mal, wenn wir uns als Verbündete hervortun, treten wir mehr aus unserer eigenen Isolation heraus, stärken unsere Zugehörigkeit und tragen dazu bei, eine bessere Welt zu schaffen. Wenn wir als Gemeinschaft die Kraft und die Mittel schaffen wollen, die es uns erlauben, den Kreislauf von Gewalt und Ungerechtigkeit zu durchbrechen, müssen wir – die Erwachsenen von heute – als starke und effektive Verbündete für junge Männer agieren und ihnen so den Weg weisen, wie sie selber einmal gute Verbündete für andere sein können.

Entscheidungen unterstützen

Zu der Erziehung unserer Söhne gehört es auch, sie dafür zu sensibilisieren, wie sich politische Entscheidungen, institutionelle Vorgehensweisen und alltägliche Handlungen auf Geschlechter, ethnische Zugehörigkeiten und wirtschaftliche Verhältnisse auswirken. Wir müssen ihnen die Mittel an die Hand geben, mit deren Hilfe sie ihre eigenen Werte entwickeln und in anstehenden Entscheidungsprozessen anwenden können. So werden sie letztlich die Fähigkeit haben, die für sie besten Entscheidungen zu treffen.

Schlussgedanken

Das Oakland Men's Project in Kalifornien (Kivel, 1990) umfasst in seinem Grundsatz u. a. folgende Punke:

1. Der männliche Sozialisierungsprozess ist grausam. Er zieht junge Männer emotional, physisch und kognitiv dazu heran, als Erwachsene missbrauchende Rollen einzunehmen. Jungen widersetzen sich dieser Erziehung, aber es stehen ihnen wenig Alternativen zur Verfügung.
2. Junge Männer wollen und können diese Erziehung wieder verlernen. Durch gegenseitige Unterstützung und den Beistand erwachsener Ver-

bündeter können sie ein positiveres Rollenbild für Männer erkennen und praktizieren.

3. Die ausschlaggebenden Voraussetzungen: An das Gute in den jungen Männern glauben, ihnen Vertrauen schenken und ihnen die Verantwortung für ihr eigenes Leben zugestehen (Kivel, 1990; Creighton & Kivel, 1994, S. 3).

Unsere Söhne sind keine gedankenlosen, leichtgläubigen Menschen, die sich von einem schrecklichen (aber verlockenden) Schicksal lenken lassen. Jungen haben eigene Gefühle und Ideen, Wünsche und Träume und außerdem die Fähigkeit, ihre eigenen Entscheidungen zu treffen. Wir müssen umdenken und an ihrer Seite stehen, statt sie auf unsere Seite holen zu wollen, wo sie sich unseren Werten unterwerfen sollen. Wir müssen innerhalb unserer eigenen Strukturen, in denen wir uns bewegen, als Fürsprecher für junge Männer fungieren, indem wir sie zur Verantwortung ermutigen und ihnen dazu verhelfen, dass sie alle Möglichkeiten, Mittel und Unterstützung zur Verfügung haben, die sie brauchen, um ihren Platz in der Gemeinschaft sinnvoll auszufüllen.

Natürlich werden uns dabei immer wieder Fehler unterlaufen. Die wenigsten davon werden fatale Folgen haben, die meisten jedoch werden notwendig sein, um uns aufzuzeigen, welchen Weg wir noch zu gehen haben, um selber zu reifen Erwachsenen zu werden. Wir sind dazu aufgerufen, jungen Männern dabei zu helfen, ihre eigenen Entscheidungen zu treffen und ihre eigenen Fehler zu machen anstatt lediglich einer traditionellen Männerrolle von Gewalt und Kontrolle nachzueifern.

Niemand muss in einer Schublade leben. Die Freiheit, all das zu entfalten, was in uns steckt, ohne Einschränkungen und ohne Diskriminierung, ist unser aller Recht als Menschen. Mögen wir dazu bereit sein, die Gleichberechtigung von Mädchen und Jungen gleichermaßen zu verteidigen und unseren Söhnen und Töchtern zur Seite zu stehen, wenn sie für eine bessere Welt mit mehr Gerechtigkeit und Frieden kämpfen.

(Aus dem Amerikanischen übersetzt von Sandra Lustig)

Literatur

Creighton, Allan & Kivel, Paul (1993). *Die Gewalt stoppen. Ein Praxisbuch für die Arbeit mit Jugendlichen.* Mühlheim: Verlag an der Ruhr. (Amer. Original erschienen 1992 u. d. T. *Helping teens stop violence. A practical guide for counselors, educators, and parents.* Alameda, CA: Hunter House..)

Creighton, Allan & Kivel, Paul (1994). *Young men's work: Stopping violence and building community. A multi-session group program.* Center City, MN: Hazelden.

Deutsche Jugendinstitute. (2007). *Geschlechter differenzierende Aspekte in Angeboten der Gewaltprävention in der außerschulischen Jugendarbeit.* Online-Dokument. Verfügbar unter: http://www.dji.de/bibs/jugendkriminalitaet/Jungenspezifische_Ansaetze1.pdf. [10.12.2008].

Kivel, Paul (1990). *The Oakland Men's Project.* Online available: http://www.paulkivel.com/articles/oaklandmensproject.pdf [01.12.2008].

Kivel, Paul (1999). *Boys will be men: Raising our sons for courage, caring, and community.* Gabriola Island, BC: New Society Publishers.

Kivel, Paul (2004). The culture of power: What makes diversity work in higher education. *Conflict Management in Higher Education Report 5*(1). Online available: http://www.campus-adr.org/CMHER/ReportArticles/Edition5_1/Kivel5_1a.html [10.12.2008].

Kivel, Paul (2008). *Boys will be men: Raising our sons for courage, caring and community.* Vortrag beim Internationalen Symposium: Gender, Trauma und Sucht. Berlin, Alice Salomon Hochschule, 16.-17. Mai 2008.

Krafeld, Franz Josef (2008). Grundlagen und Kernelemente akzeptierender Jugendarbeit. Überblick. *Zeitschrift des Informations- und Dokumentationszentrums für Antirassismusarbeit in Nordrhein-Westfalen 14*(4), 6-9.

Males, Mike (1996). *The scapegoat generation: America's war on adolescents.* Monroe, ME: Common Courage Press.

Zim, Howard (2005). *A people's history of the United States. 1492-present.* New York: Harper. (Harper Perennial Modern Classics.)

Thomas Schlingmann

Männlichkeit, sexuelle Gewalterfahrung und Drogenkonsum

Aus der Beratungsarbeit mit Männern, die als Jungen Opfer sexueller Gewalt wurden, ist ein breites Spektrum von verschiedenen Erscheinungsformen des Umgangs der betroffenen Männer mit Drogenkonsum und Sucht bekannt. Es reicht von totaler Abneigung und Abstinenz über gelegentlichen, kontrollierten Konsum bis zu massiver Abhängigkeit. Alle können aus der Sicht des Betreffenden mit der widerfahrenen sexuellen Gewalt in Zusammenhang stehen. Als Einstieg soll diese Vielfalt anhand einiger Fallbeispiele[1] dargestellt werden.

Fallbeispiele

A ist 18 Jahre alt und auf Trebe. Er wurde ab seinem vierten Lebensjahr durch seinen Stiefvater sexuell missbraucht. Dieser erlaubte auch anderen Männern gegen Bezahlung, A zu missbrauchen. Mit zehn Jahren trank A erstmals Alkohol. Mit 14 kam er mit Heroin in Kontakt. Um sich zu finanzieren, begann A, der inzwischen von zu Hause abgehauen war, sich auf dem Straßenstrich zu prostituieren.

B ist Mitte 30. Er war bis vor drei Monaten in führender Position in einer Investmentfirma tätig. Arbeitstage von 14-16 Stunden waren für ihn keine Seltenheit. Er achtet sehr auf sein Äußeres, ist freundlich und kann gut mit Menschen umgehen. B ist sehr leistungsfixiert und verlangt sich und anderen viel ab. Er hat, „um fit zu bleiben", Kokain konsumiert. Vor drei Monaten hatte er einen körperlichen Zusammenbruch und kam in eine Klinik. Bei Gesprächen mit dem dortigen Psychologen tauchte für ihn die

1. Die Beispiele entstammen der Arbeit bei Tauwetter e.V. Berlin, sie sind zum Zwecke der Anonymisierung verfremdet.

Frage auf, ob seine extreme Leistungsfixierung etwas mit der in der Kindheit erlebten sexuellen Gewalt zu tun haben könnte.

C ist Ende 40. Er arbeitet als Sozialarbeiter in einer Jugendfreizeiteinrichtung. Er ist in die Beratung gekommen, um sich über den korrekten Umgang in einem Verdachtsfall zu informieren. Im Laufe des Beratungsprozesses stellt sich heraus, dass C selber in seiner Kindheit Opfer sexueller Gewalt geworden war. Er meint, die Folgen schon lange überwunden zu haben. Wiederum einige Zeit später wird deutlich, dass C schon geraume Zeit gerne abends kifft, weil er dann besser schlafen kann. Erst auf Nachfragen und nach einigem Überlegen fällt ihm ein, dass er vorher immer Alpträume hatte.

D ist Mitte 20. Er verbringt oft die Wochenenden in Clubs. Er hat schon häufiger Extasy genommen, und kürzlich sind ihm dabei Erinnerungen hochgekommen, dass er als Kind sexuell missbraucht wurde. Das wusste er vorher nicht. Ähnliches ist ihm wohl schon zweimal vorher passiert, da war die Erinnerung aber in nüchternem Zustand hinterher immer wieder weg. Er hat aber von Bekannten erfahren, dass er auf Droge davon erzählt habe. Jetzt will D gezielt weiter konsumieren, um an weitere Erinnerungen zu kommen.

E ist als Junge durch einen alkoholisierten Täter sexuelle Gewalt widerfahren. In Folge lösten Alkoholisierte bei ihm ein „inneres Absterben, ein Kalt-und-gefühllos-Werden" (Numbing) aus. Als Jugendlicher ist E in die Freiwillige Feuerwehr seines Dorfes eingetreten Dort wurde regelmäßig in großen Mengen Alkohol konsumiert. E trank sehr schnell und viel „bis zum Umfallen". Er verließ das Heimatdorf, der exzessive Alkoholkonsum setzte sich fort. Er bekam frühzeitig einen Leberschaden, machte eine Entziehungskur und lebte als trockener Alkoholiker. Erst über ein Jahrzehnt später stellt er in einer Selbsthilfegruppe einen Zusammenhang zwischen der Exzessivität seines Alkoholkonsums und der sexuellen Gewalt her.

F ist mit der Art und Weise, wie er seine Homosexualität lebt, unzufrieden. Beziehungen scheitern meist nach kurzer Zeit, oftmals weil er feststellt, dass es doch nicht der Richtige war, und sich nach anderen umschaut. Hinzu kommt, dass sich seine Bekannten an der Häufigkeit stören, mit der er anonymen Sex in Saunen sucht. F gibt große Summen Geldes für 0180er-Nummern aus, was ihn immer wieder in finanzielle Schwierigkeiten bringt. Durch einen schwulen Therapeuten stößt er schließlich auf die Frage, ob sein Verhalten etwas mit der sexuellen Gewalt zu tun haben könne, die er als Junge erlebt hat.

G ist mit Bekannten entgegen seiner sonstigen Gewohnheit auf einer Party. Er konsumiert dort aber weder Alkohol noch andere Drogen. Dennoch bekommt er plötzlich

Herzrasen, Schweißausbrüche, Zittern, fällt zunehmend in Panik und wird unansprechbar. Die Bekannten, die das als Folge von Drogenkonsum interpretieren, wollen ihn an die frische Luft bringen und fassen ihn zu diesem Zwecke an. G rastet aus und beginnt, um sich zu schlagen. Er wird schließlich von der Security überwältigt. Als G einige Zeit später beginnt, sich mit der sexuellen Gewalt zu beschäftigen, die ihm als Junge angetan wurde, kann er die Partysituation als Traumaflashback erkennen, der vermutlich durch die sexualisierte, drogengeschwängerte Atmosphäre ausgelöst wurde.

H erfährt beim geselligen Beisammensein nach einer Veranstaltung davon, dass ein mit am Tisch befindlicher Veranstaltungsteilnehmer beruflich mit Männern arbeitet, die als Junge Opfer sexueller Gewalt wurden. Er hat schon einigen Alkohol konsumiert und trinkt jetzt ziemlich schnell weiter. Als alle bis auf jenen anderen gegangen sind, ist er stark alkoholisiert, hat Artikulationsschwierigkeiten und erzählt ihm, dass er selber als Junge sexuell missbraucht wurde. Am nächsten Tag und in Folge meidet H jeden Kontakt mit diesem Veranstaltungsteilnehmer.

Beim Betrachten dieser Beispiele fallen einige Dinge auf:

- Keineswegs jeder Drogenkonsum führt zu sozial auffälligem, unangepassten Verhalten.
- Drogen werden teilweise gezielt eingesetzt, um an Erinnerungen zu kommen. Wie erfolgreich, bleibt zu fragen.
- Es gibt offensichtlich kontrollierte Nutzer. Ob dies nur eine Phase oder ein Dauerzustand ist, bleibt schwer zu beurteilen.
- Trotz heftiger Abneigung gegen Drogen kann es bei sozialem Druck zu exzessivem Konsum und Abhängigkeit kommen.
- Keineswegs jedes Suchtverhalten in Folge sexueller Gewalt ist stoffgebunden.
- Durch ein Trauma hervorgerufene Flashbacks sind teilweise nur schwer von den durch Drogen hervorgerufenen Zuständen zu unterscheiden.
- Drogenkonsum kann die Hemmschwelle senken, von der erlebten sexuellen Gewalt zu sprechen. Das ist jedoch keineswegs immer ein geplanter Einsatz von Drogen.

In diesem Ausschnitt aus der Praxis einer Männerberatung zum Thema sexuelle Gewalt zeigt sich also eine Vielfalt von möglichen Interaktionen zwischen Drogen und sexueller Gewalt sowie ihren Auswirkungen.

Theoretische Modelle zu möglichen Zusammenhängen

Komorbidität von PTSD und SUD

Vor allem im US-amerikanischen Raum wird seit einigen Jahren verstärkt zur Komorbidität von PTSD (Posttraumatic Stress Disorder) und SUD (Substance Use Disorder) geforscht, wie sie in der DSM definiert sind (Überblicke zu diesen Forschungen z. B. bei Brown und Ouimette, 1999; Stewart et al., 2002; Kuhn, 2004; Schäfer & Najavits, 2007). Hier wurden Komorbiditätsraten zwischen Lifetime PTSD und SUD zwischen 21 und 43 % festgestellt. Um diese Korrelationen zu erklären, werden hauptsächlich zwei Ansätze herangezogen:

1. Die Selbstmedikationshypothese von Khantzian (1984, 1997): Abhängigkeit resultiere aus einem Drogenkonsum, der primär nicht stattfindet, um Vergnügen zu haben, sondern um unangenehme Zustände und Gefühle zu vermeiden oder zu lindern. Hermann (1992) erläutert, dass Traumatisierte Drogen z. B. als Hilfsmittel zur Dissoziation einsetzen können, wenn sie dazu nicht auf andere Weise in der Lage sind.
2. Ein entgegengesetzter Zusammenhang wird in der „high-risk"-Hypothese vertreten: eine Drogenabhängigkeit erhöhe die Wahrscheinlichkeit einer PTSD, weil eine SUD das Risiko steigert, einem Trauma ausgesetzt zu werden (Schäfer & Najavits, 2007). Dieser zweite Zusammenhang trete eher bei Männern auf, der erstere öfter bei Frauen (Teunißen & Engels, 2006).

Inzwischen werden diese Forschungen kritisiert: Offenbar verstellt der Blick auf die DSM, in der als Traumafolge v. a. die PTSD genannt wird, die Wahrnehmung weiterer Traumafolgen, wie sie z. B. in der ICD aufgelistet sind. Insbesondere kindliche Traumatisierung scheint mit der DSM nicht ausreichend zu erheben (Cook et al., 2005). Auch Bange (2007) weist darauf hin, dass die PTSD nicht die Gesamtheit der Traumafolgen fassen kann. Die Studien können also etwas über Korrelationen zwischen PTSD und SUD sagen, Schlussfolgerungen über Zusammenhänge zwischen Traumatisierung und Drogenkonsum lassen sie aber nur begrenzt zu. Eine Konkretisierung auf eine Interaktion zwischen sexueller Gewalt und dem

Verhältnis zu Drogen ergibt sich auch nicht zwangsläufig. Langeland et al. (2004) weisen außerdem darauf hin, dass die US-amerikanischen Studien im Bezug auf Männer primär Kriegsveteranen untersuchen und deshalb fraglich ist, ob sie sich auf hiesige Verhältnisse übertragen lassen. Schäfer und Reddemann (2005) merken an, „dass Suchterkrankungen auch als eigenständige Traumafolgen angesehen werden müssen".

Das Verlaufsmodell von Nathan und Fischer

Vor dem Hintergrund der klinischen Erfahrung, dass es vielfältige Komorbiditäten zwischen PTSD und anderen Diagnosen gibt, haben Nathan und Fischer (2001) ein Verlaufsmodell von Traumafolgen entwickelt und unterteilen in folgende Typen:

- Der *Sucht-Verlaufstyp* versucht Angst und intrusive Erinnerungsbilder durch Drogenkonsum unter Kontrolle zu bringen. Oft findet sich in der Familie bereits ein Suchthintergrund.
- Der *PTBS-Vermeidungs-Typ* verarbeitet primär durch verschiedene Formen von Vermeidung, dazu können auch Suchtmittel als Unterstützung herangezogen werden. Er war oft sexueller oder anderer Gewalt ausgesetzt, und es gab psychisch kranke bzw. gewalttätige Hauptbezugspersonen.
- Der *Dissoziations-Verlaufstyp* ist vorrangig durch Traumaverarbeitung mittels verschiedener Formen der Dissoziation gekennzeichnet. In der Vorgeschichte finden sich besonders oft Erfahrungen von Gewalt, Vernachlässigung und Trennungserlebnisse im Kontext mit alkoholkranken Eltern.
- Der *leistungskompensatorische Verlaufstyp* („workaholic") versucht, das Trauma durch übermäßiges Arbeiten zu kompensieren. In der Untersuchung von Nathan und Fischer (ebenda) entwickelten Männer und Frauen gleich häufig diese Strategie. Von der Art der Traumatisierung her scheinen Gewalterfahrungen zu überwiegen, bei den Frauen auch sexuelle Gewalt.
- Beim *PTBS-Angst-Typ* stehen traumabedingte Ängste im Vordergrund.
- Beim *dissoziationsarmen Typ* mit neurotischer Konfliktbewältigung treten Traumata meist erst im Jugend- oder Erwachsenenalter auf. Es gibt

eine Vorgeschichte von neurotischer Konfliktverarbeitung in belastenden Situationen.

Diese Typologie ist nicht exklusiv, d.h. es kommt durchaus vor, dass jemand Phänomene verschiedener Verlaufstypen aufweist (vgl. auch Fischer & Riedesser, 2003).

Die Verlaufstypen weisen eine erstaunliche Deckung mit Beobachtungen aus der Arbeit mit Männern auf, die als Kinder oder Jugendliche Opfer sexueller Gewalt wurden. Mehrere der vorgestellten Fallbeispiele lassen sich ohne größere Probleme einem Verlaufstyp zuordnen. Auch finden sich hier Parallelen zu dem in der Beratungsarbeit entstandenen Modell der Bewältigungsstile Verleugnung, Kompensation und Resignation (Schlingmann, 2007). Die Verlaufsmodelle versuchen auch, verschiedene Arten der Traumatisierung zu berücksichtigen. Der Genderaspekt scheint allerdings nur dahingehend berücksichtigt, als Häufigkeiten verteilt auf die Geschlechter betrachtet wurden – eine Einbeziehung der Interaktion mit Geschlechtskonstruktionen fehlt leider noch.

Drogen und Konstruktionen von Männlichkeit

Männer und Frauen sind unterschiedlich oft potenziell traumatischen Situationen ausgesetzt. Die Art dieser Situationen unterscheidet sich ebenfalls zwischen den Geschlechtern. Situationen werden unterschiedlich erlebt und interpretiert. Männer und Frauen zeigen ein unterschiedliches Ausmaß an PTSD (Norris et al., 2002). Um das unterschiedliche Erleben und die Bewältigungsversuche zu verstehen, kann ein Blick aus der Genderperspektive hilfreich sein.

In der Männerforschung hat sich in den letzten Jahren das von Connell (1995/2000) entwickelte Modell der Interaktion zwischen vielen verschiedenen Männlichkeiten und einer „Hegemonialen Männlichkeit“ durchgesetzt (vgl. ausführlich Schmitt, in diesem Band). Angelehnt an Gramscis Hegemonie-Begriff geht er davon aus, dass es eine hegemoniale Männlichkeit gibt, die so etwas wie die Wortführerschaft innehat, unabhängig von den Unterschieden und Ausprägungen, wie Männlichkeit in den verschiedenen sozialen Gruppen konstruiert wird. Ein elementarer Bestandteil dieser hegemonialen Konstruktion von Männlichkeit ist männliche Dominanz und weibliche Unterlegenheit. Gleichzeitig gibt es für viele Männer – und für junge gilt dies noch stärker – eine Diskrepanz zwischen der kollektiven Privilegiertheit und der persönlichen Unsicherheit.

Brandes (2001) benutzt den Begriff Habitus, um zu fassen, was es bedeutet, Mann (bzw. Frau) zu sein. Habitus lässt sich nicht auf eine Einstellung oder Haltung reduzieren. „Der Habitus – das sind die einverleibten Werte, die durch körpernahe Interaktion in einer bestimmten Umgebung unvermeidbar angeeignet werden." (ebenda, S. 40) Habitus beinhaltet zwar die Zugehörigkeit zu einer bestimmten sozialen Gruppe, lässt aber einen Spielraum für persönliche Auslegungen. Der individuelle geschlechtsspezifische Habitus und die darauf basierende Geschlechtsidentität des Subjektes sind jeweils stark von dem jeweiligen Umfeld abhängig, in dem die Person aufgewachsen ist.

Im Suchtbereich knüpft Stöver (2007) an diese Gedanken an: „Rausch, Drogenkonsum und Sucht sind Phänomene, die unmittelbar mit der Konstruktion von männlichen Identitäten verbunden sind: Ein ‚ganzer Kerl', ‚trinkfest' zu sein und ‚Stehvermögen' zu zeigen sind männliche Attribute, die nicht akzidentiell ‚passieren', sondern die permanent gemacht werden, wesentliche Bestandteile männlicher Identitätskonstruktionen und gelebt: Risikobiographien sind." (ebenda, S. 89; vgl. auch Schmitt, in diesem Band) Gerade bei Verunsicherungen der Männlichkeit können Drogen eingesetzt werden. Stöver (2007) nennt dieses Vorgehen „Doing gender with drugs" (zum Begriff „doing gender" vgl. Gahleitner, in diesem Band).

Konstruktion von Männlichkeit nach widerfahrener sexueller Gewalt und Drogenkonsum

Es ist bekannt, dass für Jungen, die Opfer sexueller Gewalt wurden, ein – oftmals zentrales – Problem darin besteht, die persönliche Opfererfahrung mit der Erfüllung der Anforderungen an die zukünftige Rolle als Mann in Einklang zu bringen (Bange & Enders, 1995; Duncan & Williams, 1998; Schlingmann, 2007). Nach wie vor gilt: Ein Mann ist kein Opfer. Wohl alle Jungen kennen ein gravierendes Diskrepanzerleben zwischen eigenen

Handlungsmöglichkeiten und der künftig einzunehmenden Männerrolle, aber nur wenige so zugespitzt wie die Opfer sexueller Gewalt. Die erste Reaktion ist zumeist eine häufig verwandte, männliche Copingstrategie: Verleugnung, Abspaltung, Verdrängung – auch weil Männlichkeit sehr stark von außen zugewiesen bzw. anerkannt wird und deshalb Geheimhaltung solcher Makel sinnvoll erscheint. Stöver (2007) hat auf die Funktionalität von Alkohol für diese Strategie hingewiesen.

Ergänzend versuchen viele Männer durch besonders männliches Verhalten jeden Verdacht von sich zu weisen und das empfundene Defizit zu kompensieren. Gahleitner (2005) stellte in ihrer Untersuchung fest, dass ein solches Extremverhalten vorübergehend durchaus hilfreich und funktional ist. Auch hier kann Drogenkonsum ein wichtiges Mittel sein, das erwähnte „Doing gender with drugs" (Stöver, 2007, vgl. auch Boldt, 2007). Eine gegenläufige Möglichkeit der Integration der Opfererfahrung jedoch besteht in Resignation und Entwicklung einer Opferidentität. Und auch bei dieser eher internalisierenden Vorgehensweise kann der Konsum von Drogen eine Rolle spielen: „Bei Männern mit internalisierenden Reaktionsweisen spielen sie jedoch eine nicht weniger bedeutsame Rolle und exzessiver Substanzgebrauch trägt häufig überdeutliche Züge nach innen gerichteter Aggression." (Schäfer, 2006, S. 73)

Diese Verbindungen zwischen männlichen Traumabewältigungsstrategien und Drogenkonsum müssen noch um eine Erfahrung aus der Praxis ergänzt werden: Viele Männer wechseln zwischen verschiedenen Copingstilen und entwickeln so einen eigenen, situativ angepassten. Hier können Drogen je nach Situation einen stark differierenden Stellenwert haben.

Veränderungen in den Zugangsbedingungen der Anlaufstelle

In der Arbeit bei Tauwetter hat sich sukzessive eine Veränderung im Umgang mit Drogenkonsum ergeben: Bedingung zu Teilnahme an der Gruppe war anfangs, dass eine eventuell neben der Traumatisierung vorliegende Drogenproblematik geklärt war. Der betreffende Mann musste also clean und trocken sein. Für den Gruppenabend wurde von allen eine nüchternes Erscheinen gefordert. Für diese Vorgaben gab es mehrere Gründe:

- Drogen, insbesondere Alkohol, haben bei vielen während der sexuellen Gewalt eine Rolle gespielt, weil der Täter bzw. die Täterin Alkohol konsumiert hat, um gezielt eigene Hemmschwellen zu senken, weil Drogen eingesetzt wurden, um das Opfer gefügig zu machen, weil die Eltern aufgrund von Abhängigkeiten den betroffenen Jungen nicht ausreichend gestützt haben, sodass er leichter Opfer von Dritten werden konnte, weil der betroffene Junge mit Drogen geködert wurde.
- Ein Arbeiten in einer Selbsthilfegruppe ist nicht möglich, wenn ein Teilnehmer unter Drogen steht.
- Schließlich nahm man an, Sucht bringe eine so große Destabilisierung mit sich, dass an eine Traumabearbeitung nicht zu denken sei.

In der Einzelberatung bei Tauwetter wurde von betroffenen Männern hingegen nicht Abstinenz, sondern Nüchternheit in der konkreten Beratungssituation gefordert. Hier in der Beratung wurde deutlich, dass entgegen der oben formulierten Annahme für einige Männer der Drogenkonsum eben nicht eine Destabilisierung darstellte, sondern im Gegenteil sogar eine stabilisierende Funktion hatte. Die Drogen wurden konsumiert, um unerträgliche Zustände abzuwenden oder zu lindern. Es leuchtet ein, dass die Forderung, den Konsum einzustellen, ohne andere Hilfsmittel zur Stabilisierung zur Verfügung zu stellen, für diese Männer so gut wie unerfüllbar ist.

Aktuell ist Voraussetzung für eine Gruppenteilnahme die Fähigkeit, nüchtern zu erscheinen. Jemand, der unter Drogen steht, kann an dem jeweiligen Gruppentreffen nicht teilnehmen. Ist dies häufiger der Fall, so wird die Teilnahme an der Gruppe überhaupt in Frage gestellt, denn verbindliches regelmäßiges Erscheinen ist eine Voraussetzung, um Vertrauen zu entwickeln. Gründe, die von einer regelmäßigen verbindlichen Teilnahme abhalten, kann es viele geben, z. B. wenn jemand gerade seine Examensarbeit schreibt oder die Wohnung verloren hat oder sich um die Beschaffung von Drogen kümmern muss. Anders formuliert: Die Selbsthilfegruppen sind offen für „Konsumenten“, nicht aber für „Süchtige“. Wobei der Punkt, wo der einzelne Mann steht, natürlich bei jedem einzeln abgeklärt werden muss, was nicht immer einfach ist. Leider gibt es immer noch kein ambulantes Angebot für süchtige Männer, die als Junge Opfer sexueller Gewalt wurden.

Die Basis einer Beratung besteht in der Überzeugung, dass es möglich ist, eine Form des Dialogs zu finden und zu einer Verständigung zu gelangen. Ist das nicht mehr gegeben, so kann eine sinnvolle Beratung nicht mehr erfolgen. Darüber hinaus braucht es, um das Gespräch erfolgreich führen zu können, Kontakt zwischen Ratsuchendem und Berater, und auch der kann durch Drogenkonsum eingeschränkt werden. Einige Männer „brauchen" ein Bier oder einen Joint, um sich in die Beratung zu trauen. Solange dadurch die Beratung nicht beeinträchtigt wird, kann das akzeptiert werden. Ob sie selber durch den Konsum eingeschränkt sind, müssen sie primär persönlich entscheiden – in diesem Sinne verbleibt die Verantwortung für sich selber bei den Betroffenen, trotz der womöglich vorliegenden Schwierigkeit, bei Abhängigkeit Eigenverantwortung wahrzunehmen. In der Zuständigkeit des Beraters liegt es, darauf zu achten, ob das Beratungsgespräch noch führbar ist.

Tauwetter arbeitet grundsätzlich ohne Diagnostik und festgelegte Behandlungspläne. Der Arbeitsansatz lautet, auf die jeweilige Person mit ihren subjektiven Begründungen und der konkreten Funktionalität der Bewältigungsstrategien zu schauen. Dies beinhaltet einen differenzierten Umgang, der sich an den konkreten Zielsetzungen des ratsuchenden Mannes orientiert. Und das sind keineswegs immer Entzug und nachfolgende Traumatherapie.

Unserer Erfahrung nach ist es im ambulanten Setting mit Konsumenten, bei denen nicht die Beschaffung oder der Konsum den gesamten Alltag bestimmen, durchaus möglich, an der erlebten sexuellen Gewalt zu arbeiten. Wie in der Traumaarbeit generell üblich, versuchen wir dabei als erstes eine Basis für eine Bearbeitung zu schaffen. Dies bedeutet zumeist eine Auseinandersetzung über die Ursachen des Konsums und ggf. das Erlernen anderer Hilfsmittel, anstelle der Drogen. Erst danach – so das Modell – erfolgt die eigentliche Bearbeitung. In der Realität laufen diese Prozesse oftmals eher verschachtelt als linear ab, und keineswegs folgt auf einen Schritt auch zwangsläufig der nächste. Es bleibt also kein Weg als der, individuelle Prozesse beratend zu begleiten – ein Ansatz, der sich allein schon aus der Spezifik sexueller Gewalterfahrung ergibt (vgl. Arbeitsgruppe bkA, 2006).

Literatur

Arbeitsgruppe bkA (2006). Der betroffenenkontrollierte Ansatz. *Prävention 9*(3), 4-9

Bange, Dirk (2007). *Sexueller Missbrauch an Jungen. Die Mauer des Schweigens.* Göttingen: Hogrefe.

Bange, Dirk & Enders, Ursula (1995). *Auch Indianer kennen Schmerz. Sexuelle Gewalt gegen Jungen. Ein Handbuch.* Köln: Kiepenheuer & Witsch. (KiWi. 386.)

Boldt, Steffen (2007). *Suchtarbeit mit Männern vor dem Hintergrund sexueller Gewalterfahrung.* Unveröffentlichte Diplomarbeit, Alice Salomon Hochschule, Berlin

Brandes, Holger (2001). *Der männliche Habitus. Bd. 1: Männer unter sich. Männergruppen und männliche Identitäten.* Opladen: Leske + Budrich.

Brown, Pamela J. & Ouimette, Paige C. (1999). Introduction to the special section on substance use disorder and posttraumatic stress disorder comorbidity. *Psychology of Addictive Behaviors 13*(2), 75-77.

Connell, Robert W. (2000). *Der gemachte Mann. Konstruktion und Krise von Männlichkeiten.* (2. Aufl.) Opladen: Leske + Budrich. (Geschlecht & Gesellschaft. Bd. 8.) (Engl. Original erschienen 1995.)

Cook, Alexandra, Spinnazola, Joseph, Ford, Julian, Lanktree, Cheryl, Blaustein, Margaret, Cloitre, Marylene, DeRosa, Ruth, Hubbard, Rebecca, Kagan, Richard, Liautaud, Joan, Mallah, Karen, Olafson, Erna & Kolk, Bessel A. van der (2005). Complex Trauma in Children and Adolescents. *Psychiatric Annals 35*(5), 390-398.

Duncan, Lauren E. & Williams, Linda M. (1998). Gender role socialization and male-on-male vs. female-on-male child sexual abuse. *Sex Roles 39*(9/10), 765-785 .

Fischer, Gottfried & Riedesser, Peter (2003). *Lehrbuch der Psychotraumatologie.* München: Reinhardt.

Gahleitner, Silke Birgitta (2005). *Sexuelle Gewalt und Geschlecht. Hilfen zur Traumabewältigung bei Frauen und Männern.* Gießen: Psychosozial.

Herman, Judith L. (1992). *Trauma and Recovery. The aftermath of violence – from domestic abuse to political terror.* New York: Harper Collins.

Khantzian, Edward J. (1985). The self-medication hypothesis of addictive disorders. *American Journal of Psychiatry 142*(11), 1259-1264.

Khantzian, Edward J. (1997). The self-medication hypothesis of substance use disorder: A reconsideration and recent applications. *Harvard Review of Psychiatry 4*(5), 231-244.

Kuhn, Silke (2004). Trauma, Posttraumatische Belastungsstörung und Substanzabhängigkeit: Eine Literaturübersicht. *Suchttherapie 5*(3), 110-117.

Langeland, Willie, van den Brink, Wim & Draijer, Nel (2004). Traumatische Erlebnisse in der Kindheit und psychiatrische Komorbidität bei erwachsenen männlichen Alkoholkranken: Empirische Untersuchungsergebnisse und ihre klinische Bedeutung. *Suchttherapie 5*(3), 132-136.

Nathan, Ruth & Fischer, Gottfried (2001). Psychosomatische Störungsbilder als Langzeitfolge des psychotraumatischen Belastungssyndroms (PTBS). Explorative Untersuchung und Modellentwicklung zur psychosomatischen Symptombildung. *Psychotraumatologie 2*(3). Verfügbar über http://www.thieme-connect.de/ejournals/abstract/psychotrauma/doi/10.1055/s-2001-16558 [11.7.2008].

Norris, Fran H., Foster, Jennifer D. & Weisshaar, Deborah L. (2002). The Epidemiology of Sex Differences in PTSD across Developmental, Societal, and Research Contexts. In Rachel Kimerling, Paige Ouimette & Jessica Wolfe (Eds.), *Gender and PTSD* (S. 3-42). New York: Guilford.

Schäfer, Ingo (2006). Zusammenhänge zwischen Traumaerfahrungen und Suchtentwicklung bei Männern. In Jutta Jacob & Heino Stöver (Hrsg), *Sucht und Männlichkeiten: Entwicklungen in Theorie und Praxis der Suchtarbeit* (S. 69-78). Wiesbaden: VS.

Schäfer, Ingo & Najavits Lisa M. (2007). Clinical Challenges in the Treatment of Patients With Posttraumatic Stress Disorder and Substance Abuse. *Current Opinion in Psychiatry 20*(6), 614-618.

Schäfer, Ingo & Reddemann, Luise (2005). Traumatisierung und Sucht – eine Literaturübersicht. *Zeitschrift für Psychotraumatologie und psychologische Medizin, 3*(3) 9-18.

Schlingmann, Thomas (2007). Charles Bronson, I-Aah, James Dean und der Survivor. Vorstellung der Arbeit der Anlaufstelle Tauwetter für Männer, die als Junge sexuell missbraucht wurden. In Wildwasser, Arbeitsgemeinschaft gegen sexuellen Missbrauch an Mädchen e.V. (Hg.), *Sexuelle Gewalt, aktuelle Beiträge aus Theorie und Praxis* (S. 61-77). Berlin: Wildwasser.

Stewart, Sherry S., Ouimette, Paige C. & Brown, Pamela J. (2002). Gender and the Comorbidity of PTSD with Substance Use Disorders. In Rachel Kimerling, Paige Ouimette & Jessica Wolfe (Eds.), *Gender and PTSD* (S. 232-270). New York: Guilford.

Stöver, Heino (2007). Mann, Rausch, Sucht: Konstruktionen und Krisen von Männlichkeiten. *Suchttherapie 8*(3), 89-94.

Theunißen, Sibylle & Engels, Michael (2006). Geschlechtsdifferenzierende integrative Therapie von Sucht und Traumafolgestörungen. In Ingo Schäfer & Michael Krausz (Hg.), *Trauma und Sucht. Konzepte – Diagnostik – Behandlung* (S. 127-152). Stuttgart: Klett-Cotta.

Dorothea Zimmermann

Jugendliche Mädchen als Täterinnen. Zur parteilichen Arbeit in der stationären Jugendhilfe von Wildwasser e.V.

Jugendliche Täterinnen in Opferschutzeinrichtungen?! Und mit ihnen eine parteiliche Arbeit leisten? Diese beiden Fragen umreißen die Widersprüchlichkeit des Themas. Abwehr und emotionaler Widerstand sind häufig die ersten Reaktionen. Die Zeichen der Täterinnenschaft von Mädchen sind jedoch nicht zu übersehen und fordern, ganz besonders in der stationären Arbeit, unser Handeln. So entsteht aus zunehmenden Praxiserfahrungen ein Handlungsdruck, bestehende Ansätze zu hinterfragen, zum Teil zu verändern und neue Erfahrungen zuzulassen. Vor allem Diskussionen zu unserem politischen und sozialpädagogischen Selbstverständnis sind es, die in dem vorliegenden Artikel Ausdruck finden, basierend auf gemeinsamen Überlegungen mit Kollegen/-innen (vgl. hierzu und zu den nachfolgenden Ausführungen Zimmermann & Reuter, 2003).

Allerdings kann an dieser Stelle weder ein fertiges Handlungskonzept vorgegeben noch ein erschöpfender Beitrag zur feministischen Theoriebildung zu diesem Thema geleistet werden – jedoch soll das Thema weiter geöffnet und dafür sensibilisiert werden. Notwendig dafür waren und sind ein eingehender Erfahrungsaustausch sowohl im eigenen Team als auch mit Mitarbeiter/-innen anderer Projekte, Selbsterfahrungsprozesse zur möglichen Veränderung der persönlichen und professionellen Haltung, wiederholte Konfrontation mit der Realität der Mädchen sowie das Ausprobieren neuer Interventionsstrategien, deren Auswertung und die Wiederholung aller genannten Prozesse.

Annäherungen

In der Zufluchtswohnung von Wildwasser[1] war und ist die Arbeit gekennzeichnet von Angriffen aus den verschiedensten Richtungen. Mehr oder weniger stark sind wir immer wieder auch damit beschäftigt, unseren eigenen Arbeitsansatz zu verteidigen und mehr oder weniger differenziert die parteiliche Mädchenarbeit zu erklären. Was in einem professionsübergreifenden theoretischen Diskurs interessant und anregend sein kann, wirkt sich in der alltäglichen Arbeit oft lähmend und motivationshemmend aus.

Nicht selten diene ich als Person dem jeweiligen ideologischen Background des Gegenübers als Projektionsfläche. Wird meine Arbeit anerkannt, kann ich etwas für oder gemeinsam mit dem Mädchen durchsetzen, so immer weil – oder obwohl – ich vor allem als eine „Wildwasserfrau" gesehen werde. Aus diversen Richtungen wird die Erwartung – explizit oder auch implizit – an uns herangetragen, dass wir vorgeben sollten, was in diesem Arbeitskontext feministisch als „politisch korrekt" gilt.

Teilweise entspricht dies auch unserem eigenen hohen Anspruch an uns, die Arbeit in einen gesellschaftspolitischen Zusammenhang zu stellen und sichtbar zu machen. Allerdings bieten wir mit dieser unbequemen und kritischen Haltung eine politische Angriffsfläche für jene Bündnisse von konservativen „Familienfreunden/-innen" und „Verteidigern/-innen einer repressionsfreien Sexualität", die durch einen gemeinsamen „Feind" zusammengefunden haben. Professionalität in der konkreten Arbeit wird dabei ausgespielt gegen eine negativ besetzte Ideologie.

Vor diesem Hintergrund wird verständlich, dass die Beschäftigung mit dem Thema „Frauen als Täterinnen sexualisierter Gewalt" nicht gerade mit Begeisterung aufgenommen wurde – zumal dies in eine Zeit fiel, als unsere Arbeitskraft viel zu stark gebunden war in den endlosen Diskussionen zum „Missbrauch mit dem Missbrauch". Unser Zögern war aber auch dadurch bedingt, dass Täterinnenschaft so gar nicht in das Bild von Mädchen- und Frausein zu passen scheint – es greift das gesellschaftliche Selbstverständnis von der Frau an und widerspricht den Rollenerwartungen an Frauen und Mädchen, die „sozial verträglich" und sich aufopfernd für die Familie sozialisiert werden sollen. Und es war auch nicht vereinbar mit der verkürzten feministischen Haltung, die Frauen per se als die besseren Menschen beschrieb und für die das Benennen von Täterinnenschaft eine Behinderung beim Erreichen der politischen Ziele von Frauen darstellte (vgl. Kavemann, 1995).

So begannen wir also nur im engsten Rahmen, die einzelnen Fälle genauer zu analysieren, und waren sehr erleichtert, als die LAG Autonome Mädchenhäuser[2] 1993 und 1996 in Bielefeld eine Tagung zu diesem Thema einberaumte. Dort trafen wir auf Frauen, die mit ähnlichen Unsicherheiten und Fragestellungen zu kämpfen hatten:

- Was ist überhaupt Gewalt durch Frauen?
- Was bedeutet die Erkenntnis, dass es Gewalt durch Frauen gibt, für unsere feministischen Gewissheiten?
- Spielen wir mit der Offenlegung dieser Gewalt dem Patriarchat in die Hände?
- Was bedroht mich an der Tatsache, dass Frauen Gewalt gegen Frauen/ Mädchen und Jungen ausüben?
- Wer soll mit diesen Frauen arbeiten?
- Habe ich eigene Gewaltanteile?
- Was bedeutet das für die Frage der „täterfreien Räume", die wir zur Verfügung stellen wollen?
- Müssen wir dann nicht auch unseren Kolleginnen und uns selbst gegenüber misstrauisch sein, so wie wir das in gemischten Einrichtungen fordern?

Bei einer zweiten Tagung 1996 stellten wir jedoch fest, dass dieser Diskurs sich kaum weiterentwickelt hatte. In fast allen Städten schienen die Projektfrauen es vorzuziehen, dieses Thema zu verdrängen, zumindest so lange, bis ein aktueller Fall eine Konfrontation damit forderte. Unschwer nachzuvollziehen ist daher, dass ein Projekt völlig überfordert war, wenn ein solcher Fall sexualisierter Gewalt durch eine Frau auftrat, da dann deutlich wurde, dass es noch immer an angemessenen konzeptionellen Weiterentwicklungen fehlte.

Das strukturelle Gewaltverhältnis wirkt nicht nur zwischen den Geschlechtern, sondern auch zwischen den Generationen – das konnte im Diskurs der feministischen Wissenschaftlerinnen deutlich herausgearbeitet werden. In einer von Männergewalt geprägten Gesellschaft suchen auch Frauen einen Platz, der ihnen ein Mindestmaß an Macht sichert. Diese Mechanismen konnten besonders im Zusammenhang mit rassistischer Gewalt deutlich aufgezeigt werden. Eine ungenaue Analyse dieses Gewaltverhältnisses hat zur Folge, dass es für die sexualisierte Gewalt durch Mädchen nur erste Ansätze von Erklärungen gibt wie diese: Die patriarchalen Strukturen unserer Gesellschaft bewirken die Kompensation eigener Ohnmacht durch sexualisierte Ausübung von Macht an einer machtloseren Person. Bezogen auf Mädchen bedeutet dies: Für sie erscheinen Macht und sexualisierte Gewalt derart miteinander verkoppelt, dass sie in ihrem Bewusstsein nur so ihre Selbstbehauptung gewährleisten können.

Der Transfer zwischen den Wissenschaftlerinnen und den Praktikerinnen der Frauen- und Mädchenprojekte hat leider kaum Tradition: Erstere werden eher als Frauen in Elfenbeintürmen gesehen, deren Erkenntnisse für die Konzeptionierung der alltäglichen Arbeit kaum zu verwenden sind. Es scheint ihnen schwer zu fallen, das Wesentliche aus der Sprache der Praktikerinnen herauszufiltern und in ihre Theorieentwicklung mit einzubeziehen. Nur so lässt sich verstehen, dass der Diskurs der (Mit-)Täterschaft von Frauen (Thürmer-Rohr, 1990) so wenig Eingang in Konzepte und Selbstverständnis der Frauen- und Mädchenprojekte gefunden hat.

Die Problematik der Mädchen, die sexuelle Grenzüberschreitungen begehen, wurde in der Arbeitsgruppe der Mitarbeiterinnen der Zufluchten, also des stationären Angebotes der Mädchenhäuser, offensichtlich. Eines der Ergebnisse der ersten Tagung bestand darin, sensibler auf die täglichen Grenzverletzungen der Mädchen untereinander zu achten und auch zu reagieren. Dies brachte zutage, wie vielen Mädchen es gelang, sich zu öffnen, wenn sie sich auch in dieser Hinsicht ernst genommen fühlten und ihnen geglaubt wurde. Häufig kommen die Mädchen zunächst mit der Annahme zu uns, sie könnten uns nur von erlittener Gewalt durch Männer und Jungen berichten, und staunen dann über unsere Eingangsfrage nach Gewalt durch Frauen und Mädchen. Interessanterweise haben die Mädchen ein gutes Gespür dafür, ob ihnen bei dieser Frage eine echte

Offenheit entgegenkommt oder aber ob die Frage zwar gestellt wird, eine positive Beantwortung die Beraterin bzw. das Team zu diesem Zeitpunkt jedoch überfordern würde.

Wir mussten einen wesentlichen Grund für unsere Schwierigkeiten damit, Mädchen als Täterinnen zu sehen, darin erkennen, dass wir sie jahrelang nur als „Opfer" erlebt hatten. Wenngleich dieser Begriff von Beginn an kritisch diskutiert wurde, garantierte uns dieses Herangehen doch ein hohes Maß an moralischer Integrität: Wer mit Opfern arbeitet, erscheint in gewisser Weise „sauberer", von höherer Moral und hat eine besser vertretbare Motivation für die Arbeit. Gerade unter Frauen hat das „Helfen" in Bezug auf Opfer eine klare Legitimation und lässt die oftmals unzumutbaren Arbeitsbedingungen vergessen. Haben wir es aber nicht länger nur mit Opfern zu tun, weil unsere Klientel plötzlich ähnlich verwerfliche Taten wie Jungen und Männer begeht, so sind wir versucht, wegzuschauen oder es gar nicht wahrhaben zu wollen, d. h. letztlich zu ähnlichen Mechanismen zu greifen, wie wir sie aus der Missbrauchsarbeit so gut kennen: Wir bagatellisieren, interpretieren um, hören nicht zu, glauben nicht, fühlen uns nicht zuständig – kurz: wir fahren die gesamte Palette der Abwehr auf. Einem Menschen zugleich als Opfer und Täter(in) zu begegnen, verlangt aber, sich selbst vieles ständig sehr bewusst zu machen:

- Bei welchem Thema setze ich die Priorität?
- Wie transportiere ich meine Haltung?
- Wie zeige ich Empathie, ohne zu entschuldigen?
- Wie schütze ich andere (vielleicht auch zukünftige Opfer), ohne den Kontakt abbrechen zu müssen?

Nicht wegzuschauen, sondern sich zu konfrontieren und sich diesen Mädchen und der Arbeit mit ihnen zu stellen, kostet jedoch große Anstrengung. Wir halten es für notwendig, uns dies bewusst zu machen und auch zuzugestehen. Das bedeutet: jede Mitarbeiterin sollte sich für diese Arbeit bewusst entscheiden und im Zweifelsfall lieber eine andere Frau aus dem Team bitten, in einen solchen Fall mit einzusteigen.

Mädchen und sexualisierte Gewalt

Die Auflistung der einzelnen Taten von Mädchen erschlägt immer wieder und verdeutlicht, dass bei allem rationalen Wissen zu diesem Thema doch noch ein Rest von emotionaler Abwehr bleibt:

- Mädchen empfinden Lust an sexualisierten Gewaltfantasien.
- Mädchen haben sexualisierte Kontakte zu ihren unterlegenen Geschwistern.
- Mädchen missbrauchen ihnen unterlegene Mädchen und Jungen.
- Mädchen üben zur Durchsetzung der sexualisierten Gewalt z. T. massive körperliche und psychische Gewalt aus.
- Mädchen sind an sexualisierten Gewalttaten durch Gruppen beteiligt.
- Mädchen führen Männern und Jungen andere Mädchen zu, sie liefern sie ihnen aus.

Die Gewalttaten, die wir bei Mädchen beobachten, unterscheiden sich nicht von denen, die wir schon von Männern und Jungen kennen – es reicht von kleineren Grenzverletzungen bis hin zur massiven Penetration mit Gegenständen (vgl. Eldridge, 1995). Hier besteht nach wie vor ein großer Forschungsbedarf; wir können uns hier lediglich auf die Erfahrungen beziehen, die wir im Rahmen unserer Arbeit mit den Mädchen gemacht haben.

Die jugendliche Täterin und ihre Biografie

Zu Beginn der Therapiegespräche berichten Mädchen bzw. Frauen wesentlich umfangreicher von erlittener sexualisierter Gewalt als Jungen bzw. Männer. Sämtliche jugendliche Täterinnen, auf die wir selbst im Rahmen unserer Arbeit trafen, waren selber Opfer sexualisierter Gewalt geworden. Die vorherrschenden Gefühle, von denen die Mädchen uns dabei berichteten, finden wir in einer Auflistung von Matthews (1995, S. 118) bestätigt: „(1) Scham, (2) Wut und die beiden Komponenten, die der Wut zu Grunde liegen: Schmerz und Angst, (3) geringes Selbstwertgefühl, (4) Empathiestörungen, (5) Fehlinterpretationen der Bedürfnisse der Opfer, (6) Fehlinterpretationen dessen, was das Opfer mitteilt."

Sexualisierte Gewalt, so haben diese Mädchen gelernt, ermöglicht ihnen, Kontrolle auszuüben und der absoluten Hilflosigkeit ein Gefühl von Macht entgegenzusetzen. Mitten in einem Chaos aus widerstreitenden Gefühlen wie Scham, Wut, Trauer und der Überzeugung, selbst nichts wert zu sein, scheint ihnen der Rückgriff auf das vertraute Muster der Missbrauchsdynamik, diesmal mit entgegengesetzten Rollen, vordergründig ein Gefühl der Sicherheit und Stabilisierung zu vermitteln. Wenn sie die Bedürfnisse ihrer Opfer in solchen Situationen massiv fehlinterpretieren, so lässt dies womöglich aber auch Rückschlüsse zu auf ihre Unfähigkeit, eigene Schmerzen, Verletzungen und Ängste wahrzunehmen. Die Mädchen dürfen ihr Leiden nicht zu sehr an sich herankommen lassen. Sie müssen sich und vor allen Dingen auch die Täter dadurch schützen und schaffen sich eine annehmbare Interpretation des Missbrauchs als Ausgangspunkt ihres Handelns. Die zentrale Vorstellung dabei ist oftmals, der eigene Körper sei eigentlich nicht wirklich schützenswert und könne, als abgespaltener Teil des Selbst, ruhig als Mittel der emotionalen und materiellen Bereicherung eingesetzt werden.

Im sehr vertrauten Kontakt einer stationären Unterbringung schimmert mitunter ein besonders heikler Bereich der emotionalen Verwirrung als Basis für sexualisierte Grenzüberschreitungen durch; Mädchen fühlen sich auch zum Teil von ihrem Körper verraten, weil sie bei der sexualisierten Gewalt erregende Gefühle spürten. Die Annäherung an diesen Bereich ist meist erst in einer langjährigen Therapie möglich. In der Folge müssen diese Gefühle mit Macht verdrängt werden, bleiben aber als Körpererinnerung erhalten. Scham und Ekel müssen in Schach gehalten werden. Sexualität und Gewalt bleiben vorerst untrennbar verbunden.

Die jugendliche Täterin und die Gruppenarbeit

Finden in einer stationären Gruppe unter den Mädchen sexualisierte Grenzverletzungen statt, so wirkt sich dies auf verschiedene Ebenen aus. Anfangs ist oft nur ein diffuses Gefühl von „hier stimmt etwas nicht" zu spüren. Dies korrespondiert mit dem Gefühl des betroffenen Mädchens, „hier geschieht etwas, was über meine Grenzen geht, aber ich kann es nicht benennen, es gefällt mir nicht, aber mir wird gesagt, das ist normal." Auch die sexualisierte Gewalt durch Mädchen beginnt, wie wir es aus der Missbrauchsforschung kennen, in der Regel erst mit einer kleinen Grenzverletzung. Auch hier trifft es häufig das Mädchen, das innerhalb der Gruppe die größten Schwächen oder auch die stärksten kommunikativen Bedürfnisse zu haben scheint. Es bedarf großer Professionalität im Team, schon zu diesem Zeitpunkt die Signale wahrzunehmen und nicht auf die gleichzeitige Botschaft der Gruppe – „misch dich da bloß nicht ein, uns geht es total gut miteinander" – hereinzufallen.

Das Miterleben dieser sich steigernden Missbrauchsdynamik mit einem immer höheren Geheimhaltungsdruck kann für einzelne Bewohnerinnen mit sexualisierten Gewalterfahrungen in spezialisierten Einrichtungen fatale Folgen haben. Die Atmosphäre der Geheimhaltung zu erleben und sexualisierte Grenzüberschreitungen mit anzusehen, kann eigene Erfahrungen aktualisieren und eine Retraumatisierung nach sich ziehen. Eigene Abwehrmechanismen können im therapeutischen Milieu der Einrichtung schon „aufgeweicht" worden sein; es besteht also kein ausreichender Schutz mehr gegenüber den anstürmenden Gefühlen einer sexualisierten Atmosphäre.

Zu diesem frühen Zeitpunkt aber steht den Mädchen noch keine andere, reifere Verarbeitungsmöglichkeit zur Verfügung, und es kann verstärkt zu selbstverletzendem Verhalten, erhöhter Aggressivität und zur Aktualisierung anderer Symptomatiken kommen. Der Schutzraum, den ein Mädchen in der Einrichtung gefunden hatte, erweist sich für sie dann erneut als trügerisch. Die Folge kann in einer extremen Verunsicherung bestehen, was die Annahme von Hilfeangeboten erschwert oder gar unmöglich macht.

In diese Dynamik, die sich als Missbrauchsdynamik aufbaut, kann das Team aufgrund der Gegenübertragung leicht hineingezogen werden. Es kann zu Spaltungen kommen oder zu unangemessenen Koalitionen. Dies zu durchschauen und der Manifestierung entgegenzusteuern, ist unserer Erfahrung nach nur durch eine offene Thematisierung in einer externen Supervision möglich. Es ist unsere Aufgabe, eine eindeutige Haltung zu erarbeiten.

Beispiele

Bei den im Folgenden aufgeführten Beispielen soll der Fokus auf einem Bereich liegen, dessen Grenzen zwischen „netter Intimität zwischen den Mädchen", einvernehmlichem sexualisierten Agieren und eindeutiger sexualisierter Gewalt besonders fließend sind. Ich nenne diesen Bereich das „Verkuppeln". Es geht dabei um das Sexualisieren von Kontakten und um die Frage, wie ein Kontakt hergestellt wird, was beides mit diesem Begriff verbunden wird. In jedem Bereich der Mädchenarbeit ist diese Situation anzutreffen.

Die harmlose Form, die zu fast jeder Mädchenbeziehung gehört, sieht so aus: Ein Mädchen hat Kontakt zu einer Gruppe von Jungen, hat sich vielleicht mit einem von ihnen angefreundet, es gibt noch ein paar Jungs in ihrem Umkreis, sie wird gefragt, ob ihre Freundin schon einen Freund hat und wird aufgefordert, Kontakt herzustellen. Vielleicht ist es ja auch dem Mädchen von sich aus lieber, sich mit einer Freundin in dieser Jungencrew zu bewegen. Schon bei dieser ganz alltäglichen Situation fühlt sich die Freundin manchmal zu einem solchen Kontakt gedrängt, weil es ihr schwer fällt, auf ihre eigenen Gefühle zu achten und sich zu entziehen, wenn solche Erwartungen an sie gestellt werden.

Die Steigerung in Richtung sexualisierter Gewalt ist von diesem harmlosen Beispiel aus fließend. Es kann ein massiver Druck von einem Mädchen ausgehen, sich doch mit diesem „gutaussehenden" Freund einzulassen – nach dem Motto: sie soll sich nicht immer so zickig benehmen, es wäre ja sonst peinlich, sich mit ihr sehen zu lassen. Oder: „Meine Freunde sind dir wohl nicht gut genug, du hältst dich wahrscheinlich für etwas Besseres!" Verknüpft wird dies in der Regel mit der Frage nach der Intensität der Freundschaft. Gab es dann schließlich tatsächlich einen Kontakt, so kann der Druck noch erhöht werden: „Jetzt hast du ihn scharf gemacht, jetzt musst du dich auch auf mehr einlassen."

In unserer Arbeit haben wir Beispiele erlebt, bei denen die Mädchen massiven Missbrauch erlebten, weil sich aus zunächst harmlosen Konstellationen gewaltgeladene Situationen entwickelten. Wurden die Mädchen den Jungen bzw. Männern zugeführt, so erlebten sie z. T. massive Gewalt, von der sie nur berichten, wenn sie explizit danach gefragt werden. Es muss ihnen vermittelt werden, dass wir von solchen Situationen wissen und ihnen nicht die Schuld daran geben. Sie erlebten z. B. im Beisein der „Freundin", dass sie nicht gehen konnten, wenn sie wollten, dass ihnen das Handy weggenommen wurde und schließlich sexualisierte Gewalt in den unterschiedlichsten Formen. Ein Mädchen in unserer Praxis hatte ihre Freundinnen im Auftrag ihres Freundes, eines Mitglieds in einem Frauenhandelring, dazu animiert, aus einem osteuropäischen Land nach Deutschland zu kommen.

Es stellt sich die Frage, warum sich Mädchen dazu benutzen lassen, andere Mädchen in Situationen zu bringen, von denen sie zu einem gewissen Anteil wissen, dass sie selbst darunter leiden würden. Zunächst ist festzuhalten, dass einige Mädchen vor dem Hintergrund eigener sexualisierter Gewalterfahrungen auch die Beziehungen zu anderen Mädchen regelhaft sexualisieren: die anderen Mädchen werden mit den Augen der potenziellen Sexualpartner gesehen. So wie sie ihre eigene Wertigkeit mit sexueller Verfügbarkeit verknüpfen, so beurteilen sie in der Identifikation mit „ihrem" Täter die anderen Mädchen nach dessen Kriterien. Damit wehren sie eigene Verletzungen auf mehreren Ebenen ab. Zum einen relativiert sich dadurch ihre eigene Scham, über ihre Grenzen gegangen zu sein. „Wenn die es auch gemacht hat, muss ich mich nicht mehr so sehr dafür schämen." Zum anderen sind einige Mädchen nicht in der Lage, die eigenen Grenzen in diesem Zusammenhang überhaupt wahrzunehmen, und spüren im Umgang des anderen Mädchens mit Sexualität eine Bestätigung.

Außerdem gibt es ihnen, wenn sie sich in dieser Situation auf die Seite der Täter stellen, ein Gefühl der Macht über andere, und sie sind nicht mehr das Opfer. Da sie sich Beziehungen außerhalb des Rasters Opfer-Täter(in) nicht vorstellen können, bedeutet es für sie einen Erfolg, die andere Rolle einnehmen zu können. Gleichzeitig kann es, wie bei dem Mädchen in unserer Einrichtung, eine Entlastung bedeuten, wenn die sexuellen Anforderungen nicht mehr nur an sie, sondern auch an andere Mädchen gestellt werden. Die Bestätigung, die sie dadurch von den Jungen bzw. Männern erhalten, wertet sie auf und hat wiederum eine weitere Verhaftung im patriarchalen Denkmuster und Wertesystem zur Folge.

In der Auseinandersetzung mit den Mädchen über ihr Verhalten zeigten diese zum Teil erstaunlich wenig Schuldgefühle, selbst wenn der Freundin gegenüber massive Gewalt angewendet wurde. Die Schuldzuweisung erfolgt in klassischer Weise auf das Opfer bezogen, „die es ja im Grunde selbst wollte, die die Jungs scharf gemacht hat, die ihr ‚Nein' nicht deutlich genug gezeigt hat". Empathie für das Opfer kann erst in einem längeren Prozess hergestellt werden.

Interventionsmöglichkeiten

Die Beispiele aus der Praxis haben einige der zentralen Merkmale der Arbeit – wie Transparenz und professionelle Haltung – plastisch werden lassen. Dass die Mädchen und jugendlichen Frauen in unseren Einrichtungen als eine mögliche Folge sexueller Gewalterfahrungen selbst sexualisierte Gewalt ausüben, muss als eine Tatsache akzeptiert werden. Intensive Auseinandersetzung mit dem Phänomen ermöglicht, sich auf zentrale Grundhaltungen zu verständigen:

- Es wird zu keinem Zeitpunkt in Frage gestellt, dass die sexualisierten Gewalttaten unrecht sind.
- Das Verstehen als Zugang ist nötig, entbindet aber die Täterinnen und uns nicht von der Verantwortung zu handeln. Der Opferschutz bleibt folglich weiterhin oberstes Ziel.
- Den Mädchen und jungen Frauen wird als Ganzes, mit ihren Opfer- *und* Täterinnenanteilen, begegnet.
- Ziel der Arbeit mit den Mädchen ist die Verantwortungsübernahme für ihre Taten.

Für den Arbeitsalltag in der Wohngruppe bedeutet dies beispielsweise, dass bereits im Aufnahmeverfahren nach sexualisierter Gewalt durch Frauen gefragt wird. Außerdem fragen wir jetzt zusätzlich neben der Einschätzung des eigenen Aggressionspotenzials auch gezielt nach aktiven sexualisierten Grenzüberschreitungen. Damit signalisieren wir, dass wir wissen, dass es „das" gibt. Selbst wenn sich die Mädchen im Aufnahmeverfahren (noch) nicht dazu äußern können, weil der Geheimhaltungsdruck zu stark ist, so haben sie durch unsere Fragen/unser Verhalten dennoch erfahren, dass wir solche Eingeständnisse hören können und das Thema bei uns kein Tabu ist. Damit ist die erste Schwelle genommen. Die Jugendlichen hören, dass wir Worte für aktive sexualisierte Grenzverletzungen finden und sie in den Zusammenhang ihrer Lebensgeschichte stellen. Wir machen deutlich, dass wir zwar die Gewalttaten verurteilen, nicht aber sie als Menschen – für uns werden sie nicht zu kleinen Monstern, als die sie sich selbst oft erscheinen. Wir geben ihnen zu spüren, dass wir an Veränderung glauben, daran jedoch bestimmte Anforderungen geknüpft sind. Im Bereich der aktiven Gewalttätigkeit geht es nicht um Vertrauen, sondern um Offenlegung, um genaues Anschauen im Detail, um Verantwortungsübernahme und Kontrolle.

Spätestens hier stellt sich die Frage, welche Bedingungen erfüllt sein müssen, um mit sexuell übergriffigen Mädchen in einer Opferschutzeinrichtung zu arbeiten. Übereinstimmung zwischen verschiedenen Einrichtungen besteht darüber, dass die Betreuung aktiver Täterinnen nicht möglich ist, wenn sie keinerlei Bereitschaft zeigen, ihr Verhalten zu verändern. Die Skala zwischen Schwarz und Weiß beinhaltet aber auch Grautöne. Den aktiven Täterinnen stehen nicht nur die Jugendlichen gegenüber, die am Ausstieg aus der eigenen Gewalttätigkeit arbeiten wollen, sondern auch jene, die sich noch nicht eröffnet haben, bei denen wir jedoch etwas ahnen. Selbstverständlich lässt sich Verhalten nicht von heute auf morgen ändern, es kann zu „Rückfällen" kommen.

An diesem Punkt wird deutlich, dass wir mit dieser Problematik anders umgehen müssen als sonst mit den Folgen sexualisierter Gewalt. Mit selbstverletzendem Verhalten oder Essstörungen, selbst mit Aggressionsdurchbrüchen (die verbaler Natur sind oder sich gegen Gegenstände richten) können wir in ganz anderer Weise akzeptierend arbeiten – wir kalkulieren den „Rückfall" immer mit ein; wir wissen, dass Verhaltensänderung Zeit braucht. Wieviel Zeit aber steht uns zur Verfügung, wenn es um Opferschutz geht?

Unbestritten bleibt: wenn wir unsere Hilfe nur den wenigen anbieten, die zu einer aktiven Auseinandersetzung mit ihrer Täterinnenschaft bereit sind, so arbeiten wir an der Realität vorbei und enthalten unsere spezialisierte Hilfe jenen Jugendlichen vor, bei denen sich ohne adäquate Hilfe die aktive Gewalttätigkeit immer mehr manifestiert. Bei der Arbeit in Opferschutzeinrichtungen haben wir auch einen Präventionsauftrag. Gerade in unseren spezialisierten Hilfen kann es besonders gut gelingen, die aktive sexualisierte Gewalttätigkeit in den Zusammenhang mit der eigenen Lebensgeschichte zu stellen und somit einen möglichen Zugang zu Verhaltensänderung zu schaffen.

Gruppenarbeit und Gruppenregeln sind ein weiteres zentrales Interventionsfeld. Schon der Abschnitt zum „Verkuppeln" (s. o.) verdeutlicht, dass es bei dem Thema nicht nur um Mädchen geht, die gezielt sexualisierte

Gewalt ausüben, sondern auch um andere grenzverletzende Handlungen in den Bereichen Nähe und Sexualität. Es muss immer damit gerechnet werden, dass die Mädchen für Grenzüberschreitungen und Machtmissbrauch kein bewusstes Gespür mehr haben. Mit Regeln und Gesprächsangeboten bemühen wir uns daher, ihnen wieder Orientierungshilfen zur Verfügung zu stellen. In spezialisierten Einrichtungen wie unseren ist z. B. Sexualität untereinander aufgrund der thematischen Nähe zum Thema Missbrauch immer besonders brisant. Hier kann sich eine destruktive Verknüpfung aufbauen, vom Miteinander-Wohnen über Bezugsgeschwister zu inzestuösen Beziehungen. Die Mädchen sollen bei uns lernen, ihre Gefühle und Bedürfnisse wahrzunehmen und zu unterscheiden, z. B. ein Kuschelbedürfnis von sexuellen Gefühlen zu trennen. Auch hier sind die Interventionsmöglichkeiten wieder so banal wie anspruchsvoll. Jede Gelegenheit sollte genutzt werden, um Haltung zu vermitteln und Gespräche auch in der Gruppe anzuregen.

Therapieansätze

An dieser Stelle sind einige Gedanken zum Thema Jugendalter und Therapie angebracht. Es ist allgemein bekannt, dass gerade Jugendliche schwer Zugang zu therapeutischen Prozessen finden. In dieser Entwicklungsphase geht es vorrangig um Loslösung und Individuation. Jugendliche befinden sich in einem Wechselbad von Autonomiebestrebungen, Allmachtsfantasien, Orientierungslosigkeit und Unsicherheit und versuchen ihre Konflikte eher mit Gleichaltrigen zu lösen als mit Erwachsenen. Erschwerend kommt hinzu, dass traumatisierte Jugendliche oft massive Ängste vor einer möglichen Traumabearbeitung haben. Auch unsere Erfahrungen bestätigen, dass die Mädchen und jungen Frauen in der Regel zunächst nicht in der Lage sind, ein geschütztes therapeutisches Setting gezielt und konstruktiv zu nutzen. Dies würde die Einsicht in den eigenen Behandlungsbedarf, eine Verbindlichkeit beim Einhalten von terminlichen Strukturen und ein gewisses Maß an Bindungsfähigkeit voraussetzen. Die Anbahnung zu Beratung und Therapie, zum „Hilfe-Holen" zu leisten, ist in der Regel Ziel der gesamten Unterbringungszeit.

In der Praxis gibt es meist ein Zusammenspiel vom Ausprobieren der internen therapeutischen Angebote und akuten Krisenunterbringungen, vom Nutzen tagesklinischer Angebote und mittelfristig geplanter stationärer Psychotherapie. Die Mädchen durchlaufen nicht in jedem Fall alle Stationen der therapeutisch-psychiatrisch-klinischen Versorgung, aber ein Großteil unserer Jugendlichen kommt mit mehreren Hilfen in Kontakt.

Wir mussten lernen, von welch großer Bedeutung eine gute Vernetzung und multiprofessionelle Kooperation ist, damit die Mädchen nicht das Netz der Helfer/-innen spalten und die Ressourcen, die in den unterschiedlichen Settings liegen, verloren gehen. Es ist wichtig, dass die Einschätzungen der unterschiedlichen Professionen zusammenfließen können und somit ein intensives, am Einzelfall orientiertes Verstehen und die Umsetzung dessen in den jeweiligen Betreuungskontext ermöglicht wird. Diese Transparenz (sie kann im Einzelfall auch eine Aufhebung des Schweigepflichtgebots nötig machen) ist umso wichtiger, wenn es um besonders brisante Themen wie aktive sexualisierte Gewalttätigkeit geht. Hier ist mit falsch verstandenen Geboten von Schutzraum und Schweigepflicht niemandem geholfen, und die Erfahrung hat auch gezeigt, dass sich die Mädchen letztlich (nach viel Widerstand und der oft gestellten Vertrauensfrage) gehalten fühlen und die Orientierung annehmen, wenn sie wissen, dass wir uns austauschen. Zwei Aspekte verdienen eine genauere Betrachtung und sollen hier zur Diskussion gestellt werden:

1. Wir merkten, dass die Möglichkeiten des Umgangs mit Mädchen mit aktiven Täterinnenanteilen auch Gefahren in sich bergen. Wir formulieren bei der Bearbeitung ihrer eigenen Täterinnenschaft, dass es der Gratwanderung bedarf, die eigenen Handlungen zu verstehen, um überhaupt einen Zugang zu der aktiven Gewalttätigkeit zu finden. Welche Auswirkungen hat dies auf die Verarbeitung der eigenen erlittenen sexualisierten Gewalt? Hier haben wir gelernt, dass es zunächst hilfreich ist, sich eindeutig zu positionieren. Es geht doch zu diesem Zeitpunkt nicht um das Verständnis für ihre emotionale Befindlichkeit als „Opfer“, sondern um die Konfrontation mit der Gewalttat und ihren Folgen. An dieser Stelle sind weiteres Mitdenken und das Evaluieren unseres Umgangs damit erforderlich.

2. Eine weitere offene Frage ist die des Umgangs mit Gewaltfantasien. Sind diese erlaubt unter dem Motto „denken darfst du alles, nur tun darfst du nichts", oder manifestieren sie sich doch in Beziehungen? Das sind sicherlich Fragen, die nicht nur unser Arbeitsfeld berühren, sondern alle Formen von Beziehungsgestaltung. In unserem Arbeitsalltag sind wir jedoch mit Situationen konfrontiert, in denen wir genau zu diesen Fragen gegenüber Mädchen und jungen Frauen Stellung beziehen müssen, die (vielleicht) gefährdet sind, aktive Täterinnenanteile auszuagieren. Dabei meint „gefährdet" nicht, sie aus ihrer Verantwortung zu entlassen.

Checkliste für Fälle aktiver Täterinnenschaft

Die folgende Checkliste führt stichpunktartig die einzelnen Aspekte auf, die in einem Fall aktiver Täterinnenschaft beachtet werden sollten.

Einzelarbeit

– Verständigung auf das zentrale Ziel, die aktive Misshandlung zu beenden.
– Klärung, an welchem Ort die weitere Bearbeitung stattfinden soll, abhängig davon,
  - wie schwer die Misshandlung war,
  - ob aktiv oder zu Gewalttaten gezwungen gehandelt wurde,
  - ob aktuell oder in der Vergangenheit gehandelt wurde,
  - ob eine aktuelle Gefährdung für das Opfer besteht,
  - in welchem Ausmaß die Gewalttätigkeit in die Persönlichkeit integriert ist.
– Mögliche Orte für die Einzelarbeit sind
  - Wohngruppe,
  - Therapie,
  - Selbsthilfegruppe.
– Intensive Einzelgespräche dienen
  - der Aufdeckung,
  - dem Erkennen des Zusammenhangs mit der eigenen Opfergeschichte,
  - der Annahme und innerpsychischen Bearbeitung der eigenen Täterinnenanteile,

  - der gemeinsamen Arbeit mit den Jugendlichen daran, dass sie zum eigenen Schutz die Erlaubnis geben, mit dem Thema öffentlich umzugehen,
  - der Konfrontation mit den Folgen für das Opfer,
  - der Präventionsarbeit.

Arbeit mit der Gruppe

– Offene Thematisierung durch uns und andere Professionelle i. S. von
  - Opferschutz in der Gruppe,
  - Normenbildung (Unrechtsbewusstsein, Verantwortungsübernahme).

Umfeldarbeit und Vernetzung

– Gegebenenfalls die Weiterleitung von Informationen an involvierte Stellen wie
  - Jugendamt,
  - Schulen und andere Institutionen,
  - Familie,
  - Freundeskreis.
– Zusammenarbeit mit Beratungsstellen und Therapeuten/-innen sowie dem klinisch-psychiatrischen Versorgungssystem.

Direkter Kontakt mit dem Opfer

– zwecks Verantwortungsübernahme,
– um dem Opfer die Erlaubnis zum Sprechen zu geben,
– um eine Therapie oder Beratung des Opfers ermöglichen.

Schlussbetrachtung

Die persönliche Erfahrung, als 1996 in Brighton auf einer großen internationalen Frauenkonferenz zum Thema „Gewalt, Missbrauch und weibliche Bürgerrechte" viele Frauen das erste Mal von ihren Missbrauchserfahrungen durch Frauen berichteten und gleichzeitig ihre Heimatlosigkeit in der feministischen Bewegung gegen Männergewalt betonten, hat mich nachhaltig geprägt. Die Frauen, die sich dort zu Wort meldeten, hatten damals das Gefühl, mit ihren Erfahrungen nicht gehört zu werden. Viele hatten sowohl in ihrer Therapie als auch in Selbsthilfegruppen nur über die sexualisierten Gewalterfahrungen durch Männer erzählt. Übereinstimmend berichteten sie nun über die extreme Verletzung nach dem Missbrauch durch die Mutter, die Tante, Oma oder Babysitterin.

Außer Zweifel steht, dass die Missbrauchserfahrungen durch Frauen in ihren zerstörerischen Auswirkungen denen der Missbrauchserfahrungen durch Männer in nichts nachstehen. Auch wenn ihr Anteil laut den verschiedenen Untersuchungen „nur" um 10% liegt, stellen sie doch ein erhebliches Gefährdungspotenzial für Mädchen dar. Auch Frauen missbrauchen mehr Mädchen als Jungen. Wenn wir uns dazu an die Untersuchungen erinnern, die feststellten, dass Frauen vermehrt schon als Jugendliche mit den sexualisierten Grenzverletzungen beginnen, wird die Notwendigkeit ersichtlich, dieses Thema im Sinne der Prävention als integralen Bestandteil in die Mädchenarbeit aufzunehmen. Es ist wichtig, sich dafür zu sensibilisieren, sexualisierte Gewalt gegenüber den Mädchen zu verbalisieren, eine klare Haltung im Umgang mit Täterinnenschaft zu entwickeln und die Mädchen mit ihren Übergriffen zu konfrontieren. Nur über diesen Weg ist es möglich, präventiv zu arbeiten und so weitere Täterinnenschaft zu verhindern.

In der Praxis der Mädchenarbeit, nicht nur der feministischen, ist die Versuchung groß, dieses Thema nicht wahrhaben zu wollen, zu verharmlosen und zu bagatellisieren. Wir müssen uns bewusst machen, was es heißt, wenn wir bei dieser Haltung bleiben. Wenn Mädchen mit ihren Handlungen nicht mit einer klaren Haltung konfrontiert werden, bekommen sie die Botschaft, (1) dass die Grenzüberschreitungen keine negativen Folgen für das Opfer hatten (denn dann hätten die Frauen ja zum Schutz des Mädchens eingegriffen); (2) dass es eine Komplizinnenschaft mit ihr als Täterin gibt (du bist die Starke, ich bin besser auf deiner Seite); (3) dass es ein Verständnis für ihre Handlungen gibt (weil du zu mir als Opfer gekommen bist, darfst du das tun).

Damit wird zu einer Etablierung dieses Ausagierens von sexualisierter Gewalt beigetragen. Es ist wichtig, deutlich vor Augen zu haben, dass sich die Grenzüberschreitungen in zunehmendem Alter nicht „auswachsen". Auch Täterinnen missbrauchen im Laufe ihres Lebens mehrere Kinder, auch wenn in den Untersuchungen eindeutig eine größere Nähe zum

Opfer festgestellt wurde. Aber diese Nähe lässt sich, wie die Frauen aus Brighton berichteten, in verschiedener Weise herstellen, ob als Mutter, als Tante, als Großmutter oder Babysitterin.

Um auf die eingangs gestellte Frage noch einmal zurückzukommen: Spielen wir dem Patriarchat mit der Diskussion dieses Themas in die Hände? Nur wenn wir versuchen, die kritischen oder heiklen Themen zu umfahren, sie nicht wahrhaben wollen oder durch Bagatellisieren in ihrer Bedeutung herunterspielen, eröffnen wir den Raum für eine antifeministische Besetzung dieses Themas. Wer auf diese Fragestellung trifft und in der feministischen Mädchenarbeit keine Antworten oder wenigstens Diskussionsansätze findet, wird für die antifeministischen Erklärungsmuster offen sein. Insofern war es uns ein Anliegen, sehr konkret die qualifizierte Arbeit in diesem Bereich zu beschreiben, die im Einklang mit der Gesellschaftsanalyse von patriarchalen Machtstrukturen steht. Insgesamt plädieren wir für einen offenen Blick auf alle Fragestellungen, auch wenn sie auf den ersten Blick scheinbaren Gewissheiten entgegenstehen. Nur so ist Prävention in allen Bereichen der sexualisierten Gewalt möglich.

Anmerkungen

1. Wildwasser Berlin wurde 1982 von betroffenen Frauen als Arbeitsgemeinschaft gegen sexuellen Missbrauch an Frauen und Mädchen gegründet und arbeitet auf der Grundlage eines feministisch-parteilichen Ansatzes in verschiedenen Bereichen der Jugendhilfe und in der Unterstützung der Selbsthilfearbeit.
2. Vgl. die Dokumentationen der Tagungen zum Thema „Sexuelle Gewalt durch Frauen und Mädchen" 1993 und 1996 in Bielefeld, veranstaltet von der Landesarbeitsgemeinschaft Autonome Mädchenhäuser NRW e.V. (Kavemann, 1994, 1997).

Literatur

Eldridge, Hilary (1999). Therapeutische Arbeit mit Frauen, die Kinder sexuell missbraucht haben. In KiZ – Kind im Zentrum im EJF (Hg.), *Wege aus dem Labyrinth. Erfahrungen mit familienorientierter Arbeit zu sexuellem Missbrauch* (S. 138-151). Berlin: KiZ.

Kavemann, Barbara (Hg.) (1994). *Täterinnen. Frauen, die Mädchen und Jungen sexuell missbrauchen. 22.11.93 bis 24.11.93 in Bielefeld.* Köln: Donna Vita. (Feministische Dokumente. 1.)

Kavemann, Barbara (1995). „Das bringt mein Weltbild durcheinander." Frauen als Täterinnen in der feministischen Diskussion sexueller Gewalt. In Michele Elliott (Hg.), *Frauen als Täterinnen. Sexueller Missbrauch an Mädchen und Jungen* (S. 13-40). Ruhnmark: Donna Vita.

Kavemann, Barbara (Hg.) (1997). *Sexuelle Gewalt durch Frauen und Mädchen wahrnehmen, weiterdenken, handeln. Dokumentation der Tagung 4.-6.11.96 in Bielefeld.* Köln: LAG Autonome Mädchenhäuser NRW e.V.

Matthews, Jane Kinder (1995). Die Arbeit mit Sexualstraftäterinnen. In Michele Elliott (Hg.), *Frauen als Täterinnen. Sexueller Missbrauch an Mädchen und Jungen* (S. 113-134). Ruhnmark: Donna Vita.

Reuter, Agnes & Zimmermann, Dorothea (2003). Jugendliche Täterinnen?! Zur parteilichen Arbeit in der stationären Jugendhilfe. In Sibylle Härtl & Adelheid Unterstaller (Hg), *Raus aus der Nische! Prävention von sexuellem Missbrauch als fester Bestandteil pädagogischen Handelns* (S. 77-79). Berlin: Amyna.

Thürmer-Rohr, Christina (1990). *Mittäterschaft und Entdeckungslust. Studienschwerpunkt „Frauenforschung" am Institut für Sozialpädagogik der TU Berlin.* Berlin: Orlanda.

Sabine Bode und Georg Bode

Die „Kriegsenkel" melden sich zu Wort: Lange Schatten der deutschen Vergangenheit

Die große Mehrheit der deutschen Bevölkerung ist im Frieden aufgewachsen. Sie kennt den Zweiten Weltkrieg nur aus Fernsehdokumentationen und Spielfilmen, allenfalls aus den Erzählungen der Älteren. Die NS-Zeit bedeutet für die meisten Deutschen keine mit der Familiengeschichte verknüpfte Vergangenheit, sondern Historie: etwas, das in Archiven und dicken Büchern aufbewahrt ist – gefühlsmäßig so weit entfernt wie die Zeit Napoleons.

Erst ganz allmählich spricht sich herum, dass die Auswirkungen jener Gewaltjahre im Gefühlsleben der in Friedenszeiten aufgewachsenen Deutschen unerkannt Unruhe stiften können. Hier und da wird in den Medien über „Kinder der Kriegskinder" berichtet. Dabei handelt es sich im Wesentlichen um die 1960er-Jahrgänge. Man weiß noch wenig über die „Kriegsenkel". Man tastet sich vor. Auch in der Forschung wächst das Interesse am Thema; entsprechende Untersuchungsergebnisse werden nicht mehr lange auf sich warten lassen.

Zunehmend melden sich heute Kriegsenkel selbst zu Wort. In dem Theaterstück „Risiken und Nebenwirkungen" von Klaus Fehling, Jahrgang 1969, wird die Beziehung eines Kriegsenkels zu seiner Kriegskind-Mutter thematisiert. Tochter Sigrid kommt nicht zu einem eigenen Leben, denn sie lässt sich von ihrer 70jährigen Mutter Anni geradezu aussaugen. Wenn die Tochter sagt: „Sorgen macht sich Anni gern, aber immer nur um sich selbst", kommt aus dem Theaterpublikum ein zustimmendes Lachen. Hier sitzen überwiegend die Kriegsenkel. Offenbar handelt es sich um ein Stück mit hohem Wiedererkennungswert. Mutter Anni sorgt sich nicht um andere, sie eignet sich, wie ihre Tochter weiß, nur deren Missgeschicke an.

Sigrid:
Mir hat einer mein Handy geklaut.
So ein Rudel Rumänenkinder.
Im Cafe. Vom Tisch im Vorbeigehen.
Die können echt schnell laufen.
Sie ist fünf Tage nicht vor die Tür gegangen,
nachdem ich ihr davon erzählt hatte.
Und natürlich kein Auge zu. Wie immer.

Literaten entwickeln häufig ein Gespür für unverarbeitete kollektive Katastrophen und ihren Niederschlag in den nachfolgenden Generationen. Dass schwere Schuld an die Nachkommen weitergegeben wird, davon kann man in der Bibel lesen. Aufgrund der Ergebnissc der Traumaforschung und der Holocaustforschung wird der Generationentransfer in der Fachwelt nicht länger bestritten. Die Weitergabe unverarbeiteter Belastungen an die Nachkommen ist nachweisbar, und sie findet auch außerhalb der Forschung immer mehr Beachtung. Aufschlussreich ist in diesem Zusammenhang die Aussage eines Angehörigen der Kriegskindergeneration, des Bischofs Hans Christian Knuth, Schleswig.

„Wir sind als Kinder der Kriegs- und Nachkriegsgeneration alle irgendwie zu Opfern schrecklicher Ereignisse geworden – und haben darüber geschwiegen. Wir haben unsere Kindheit unter traumatisierenden oder unwürdigen Umständen verbracht, viele von uns sind um ihre Kindheit buchstäblich betrogen worden – und wir haben darüber unser Leben lang nicht wirklich mit unseren Kindern geredet. Als Kinder verstanden wir nicht, wie uns geschah. Die Erwachsenen damals, also unsere Eltern, haben selber um ihr Überleben gekämpft und mit uns Kindern nicht über unsere Gefühle gesprochen. Dann hatten sie selber so sehr mit ihren Verlusterlebnissen, mit ihren Scham- und Schuldgefühlen zu tun, dass sie sich lieber in die Praxis des Wiederaufbaus des zerstörten Landes stürzten, als dass sie sich um die Nöte unserer verwunderten und verwundeten Kinderseelen kümmerten. Und wir, die Kriegskinder, verdrängten unsere Fragen und Ängste, wir schluckten unsere Tränen herunter und versuchten ein ‚ganz normales Leben' zu führen – was davon haben wir später eigentlich unseren Kindern erzählt?! Und: was wissen wir eigentlich darüber, wie unsere Kinder vielleicht dennoch gefühlt haben, dass da in ihren Eltern, also in uns, verletzte Seelen, ungeweinte Tränen sind." (Knuth, 2006)

Es gab eine Zeit in Deutschland, die erst vor wenigen Jahren zu Ende ging, als den Angehörigen der Kriegskinderjahrgänge – in etwa von 1930 bis 1945 – kaum in den Sinn kam, sie hätten als Generation ein besonderes Schicksal. Der Satz „Ich bin ein Kriegskind“ fiel äußerst selten, und noch seltener sprach ihn jemand völlig unbefangen aus. Das wirklich Neue an der Thematik „Kriegskinder“ sind *nicht* die Schrecken des Krieges. Es ist ja bekannt, dass Kinder, Alte und Kranke am stärksten unter kollektiver Gewalt leiden. Das Neue ist: Hier handelt es sich um eine große Gruppe von Menschen, die in der Kindheit verheerende Erfahrungen machte, aber über Jahrzehnte in der Mehrzahl *eben nicht* das Gefühl hatte, etwas besonders Schlimmes erlebt zu haben. Denn es fehlte der emotionale Zugang zu diesen Erfahrungen und damit auch der Zugang zu den wichtigsten Prägungen.

Die folgende Aussage stammt von einem Mann von 70 Jahren, der bis vor zehn Jahren mit kaum zu steuernden Spannungen und Ängsten durchs Leben lief – ohne zu wissen, woher sie kamen. Er sagte: „Das Schlimme ist, dass man nicht weiß, dass man kriegstraumatisiert ist. Als Kind weiß man das nicht. Auch später hat niemand darüber geredet. So hört der innere Schrecken nie auf – und man beschimpft sich als Erwachsener auch noch dafür.“

Wie kommen die Kriegskinder und die Friedenskinder miteinander aus? Wenn Eltern über furchtbare Erlebnisse ihrer Kindheit in einer Weise redeten, als hätte ihnen das alles nichts ausgemacht („Das war für uns normal“), wenn sie ihre frühen Erschütterungen und Prägungen emotional nicht wahrnahmen, konnte das folgenlos für die nächste Generation bleiben?

Die meisten Klagen, die wir bei unseren Seminaren für die Kinder der Kriegskinder über Eltern hörten, bezogen sich auf unbegreifliches Verhalten, unterkühlte Gefühle, verbohrte Sichtweisen, auf ein extremes Sicherheitsbedürfnis und ein gänzliches Desinteresse an irgendeinem neuen Thema. In dieser Weise äußerte sich eine Werbefachfrau aus unserer Nachbarschaft. Sie stand noch unter dem Eindruck eines spannungsreichen Besuchs bei ihren Eltern. Einzelheiten teilte sie nicht mit. Stattdessen fing sie an, deren Wohnzimmer zu beschreiben: Holzmöbel in der

Optik „deutsche Eiche“, eine barocke Polstergarnitur, geraffte Stores, an der Wand eine Zigeunerin sowie ein Puzzle aus 4000 Teilen und auf dem Tisch ein Weinflaschenständer mit eisernem Blattwerk. „Keine Vase gefällt mir, kein Bild, kein Kissen“, entfuhr es der Tochter. „Nichts von der Einrichtung würde ich haben wollen. Kein einziges Buch würde mich interessieren, mal abgesehen vom ADAC Auto-Atlas.“ Als wir zurückfragten, ob es denn in ihrer eigenen Wohnung etwas gäbe, das ihren Eltern gefiele, stutzte sie und dachte nach. Dann schüttelte sie den Kopf. „Nichts. Nicht einmal meine teure Espressomaschine.“

Einige Tage später teilte uns die Werbefachfrau mit, sie habe mit zwei gleichaltrigen Kolleginnen darüber gesprochen. Die hätten nur gelacht über den „clash of culture“. Obwohl man sich in völlig unterschiedlichen Welten aufhielt, war in ihren Familien das Verhältnis zwischen den Generationen entspannt. Dass Mutter und Vater sich mit den Grundgedanken der Werbung vertraut machten, wurde nicht erwartet. Geredet wurde über Enkelkinder, Verwandtschaft, Reisen und Kochrezepte, das ergab Gesprächsstoff genug. Beide Kolleginnen hatten auf die Frage „Was würdet ihr aus dem Wohnzimmer euer Eltern gern mitnehmen?“ spontan geantwortet: „Die Fotoalben von früher.“ Meine Nachbarin erzählte, wie sehr sie das überrascht habe, denn ihre Eltern besäßen kaum Bilder aus ihrer Kindheit.

Durch Nachfragen erfuhren wir, ihr Vater habe als Fünfjähriger die Zerstörung Kassels erlebt und ihre Mutter sei als Kleinkind mit ihrer Familie aus Ostpreußen geflohen. Als wir einwarfen: „Vielleicht sind Ihre Eltern deshalb so, wie sie sind, weil sie als Kinder Schreckliches erlebt haben“, herrschte eine Weile Schweigen. Dann kam der Satz, den wir schon von so vielen Kriegsenkeln gehört hatten: „Darüber habe ich noch nie in meinem Leben nachgedacht.“

Im Unterschied zu den 50er-Jahrgängen haben Menschen, die ein Jahrzehnt später geboren wurden, einen weit geringeren Bezug zur Vergangenheit. Für sie ist kaum vorstellbar, die unheilvolle deutsche Geschichte könne auch noch in ihr heutiges Leben hineingreifen. Dafür gibt es drei Gründe: der zeitliche Abstand, das weit verbreitete Schweigen in den Familien, und schließlich eine Aversion gegenüber NS-Themen, weil man während der Schulzeit eine Überdosis eingetrichtert bekommen hatte. Alles nachvollziehbare Gründe, die letztlich zu einem Defizit führten. Dass es Nachteile haben kann, wenn geschichtliches Denken in der persönlichen Entwicklung negiert wird, dafür fand Cicero vor über 2000 Jahren drastische Worte: „Nicht zu wissen, was vor der eigenen Geburt geschehen ist, heißt, immer ein Kind zu bleiben.“

Wir sprechen bei den Kriegsenkeln von einer Altersgruppe, die zu großen Teilen der „Generation Golf“ (1965-1975 geboren) zugerechnet wird. Buchautor Florian Illies, der den Begriff erfand (Illies, 2000), hatte sich und seine Altergenossen selbstironisch beschrieben: Die Generation Golf sei durch und durch konsumorientiert und vor allem von den 80er-Jahren geprägt, „das langweiligste Jahrzehnt des 20. Jahrhunderts“. Im Rückblick auf seine Kindheit hatte Illies einen bemerkenswerten Satz formuliert, der sich im Klappentext wiederfindet: „Noch ahnte man nicht, dass man einer Generation angehörte, für die sich leider das ganze Leben, selbst an Montagen, anfühlte wie die träge Bewegungslosigkeit eines Sonntagnachmittags.“

Wir möchten hinzufügen: Noch ahnte man in der Generation Golf nicht, dass eines Tages mit Globalisierung und Arbeitslosigkeit ganz andere Themen als Konsum auftauchen würden. Noch ahnte man nicht, dass man der ersten Nachkriegsgeneration angehörte, der im Unterschied zu Eltern und Großeltern kein behaglicher Ruhestand vergönnt sein würde, weil eben diese sich der öffentlichen Kassen gedankenlos bedient und ihren Nachkommen einen gigantischen Schuldenberg hinterlassen hatten. Noch ahnte man nicht, dass man zu gehemmt sein würde, um die Älteren mit ihrer Maßlosigkeit zu konfrontieren und von ihnen ein Umdenken bei den Wahlen zu fordern.

Die Kriegsenkel in unseren Seminaren machten uns gegenüber deutlich, wie stark Mutter und Vater, überwiegend ehemalige Flüchtlingskinder, durch Vertreibung und durch den Neubeginn in einer größtenteils feindseligen Umgebung Zeit ihres Lebens belastet blieben. Wir erfuhren von einem extremen Misstrauen, und dass sie nicht aufhörten, sich über die Zukunft existentielle Sorgen zu machen, auch dann, wenn sie ein gutes Auskommen hatten und gegen jedes Missgeschick versichert waren.

Die Familiengeschichten bestätigten den wissenschaftlichen Befund von Andreas Kossert in seinem Buch „Kalte Heimat“ (Kossert, 2008) mit gelebtem Leben: Das Bild von der rundum geglückten Integration der Vertriebenen nach 1945 ist ein Mythos. An den Spätfolgen haben nicht selten auch die Nachkommen jener 14 Millionen Deutschen zu tragen, die nach Kriegsende ohne Heimat waren.

Auffallend oft hörten wir Kinder der Kriegskinder über sich sagen, ihnen fehle der feste Boden unter den Füßen. Dabei waren sie als Friedenskinder in den besten aller Zeiten aufgewachsen. Zumindest in Westdeutschland hatte es ihnen an nichts gefehlt. Oder doch? Es war für die meisten ein völlig neuer Gedanke, sich vorzustellen, ihr verunsichertes Lebensgefühl könnte von Eltern stammen, die sich nicht von ihren Kriegserlebnissen erholt hatten. War es möglich, dass eine Zeit, die nun schon über 60 Jahre zurück lag, so stark in ihr Leben als Nachgeborene hineinwirkte? Und wenn ja, warum wussten sie nichts davon?

Anderseits konnten sie sich nicht mit dem Bild identifizieren, das in den Medien über die Generation 40 plus und die „Baby-Boomer“ verbreitet wird. So ermittelte eine im Jahr 2008 von der Wochenzeitschrift „stern“ in Auftrag gegebene Forsa-Umfrage „eine zufriedene Generation“ (stern, 2008). In der Illustrierten wurde ausdrücklich darauf hingewiesen: „Jeder zweite sagt sogar: So gut ging es mir noch nie“. Für diejenigen, die in unseren Seminaren (Titel: „Was die Eltern weitergaben“) saßen, galt das keineswegs. Zwei Beispiele:

Eine 40jährige Frau sagte: „Ich frage mich schon lange, warum ich so verunsichert durch die Welt laufe. Ich habe eine gute Ausbildung, traue mir aber nichts zu. Wenn ich mich bewerben soll, bekomme ich Panik.“

Ein Mann gleichen Alters teilte mit, er sei zwar beruflich äußerst erfolgreich und auch risikobereit, habe aber nicht den Mut zur Familiengründung – seine beiden Geschwister auch nicht. Für seine Eltern werde es wohl keine Enkel geben.

Von einem „Trauma“ wird in der Fachwelt in Bezug auf die Nachkommen nicht mehr gesprochen, allenfalls von einem „sekundären Trauma“, wohl aber von „Menschen mit Bindungsstörungen“ (vgl. z. B. Grünberg, 2001), oder abgeschwächt von solchen, die, wie es in der Fachliteratur heißt, „unsicher gebunden sind“ (ebenda). Der Hintergrund:

Eltern konnten ihren Kindern in den frühen und damit entscheidenden Jahren nicht ausreichend Halt geben und nur wenig Vertrauen ins Leben vermitteln.

Als die Kriegskinder aufwuchsen, glaubten nicht nur Eltern, sondern auch Ärzte, kleine Kinder seien äußerst robust, fast schmerzunempfindlich, und sie würden selbst von den größten Schrecken ringsum nichts mitbekommen. Als Beweis wurde stets der „selige Schlaf“ der Kleinen angeführt. Man war davon überzeugt, sie besäßen noch keinerlei Antennen für die Gemütsverfassung der sie umgebenden Erwachsenen und lobte die beruhigende Wirkung von Babys in Zeiten des Schreckens.

Das Gegenteil ist richtig. Kinder sind äußerst feinfühlig. Sie spüren selbst jenes Grauen, das ihre Eltern tief in sich vergraben und deshalb nicht mehr in ihrem Bewusstsein haben.

Der Bindungsforscher und Kinder und Jugendpsychiater Karl Heinz Brisch (2003, S. 130) macht deutlich: „Klassischerweise werden eigene, unverarbeitete Erlebnisse der Eltern in der Interaktion mit dem Säugling wieder lebendig – geradezu wie Gespenster aus der Vergangenheit.“ Viele Kriegsenkel erfuhren als kleine Kinder, dass ihre Ängste und inneren Nöte von den Eltern nicht ernst genommen wurden. Der Altersforscher und Psychoanalytiker Hartmut Radebold (2003, S. 14) sagt über die Beziehungen der Kriegskinder zu ihren Kindern: „Wahrscheinlich konnten diese Eltern nur wenig auf die psychischen Bedürfnisse ihrer Kinder eingehen und erwarteten, dass diese angesichts der eigenen bedrückenden Biografie mit ihren so ‚durchschnittlichen‘ Problemen und Konflikten in Kindheit und Pubertät selbständig zurechtkämen.“ Waren Mutter und Vater in ihrem eigenen Lebensgefühl und in ihrer Identität verunsichert, konnten sie ihren Kindern wenig Orientierung geben.

Die Kriegsenkel berichteten von relativ normalen Familienverhältnissen. Ihre Eltern waren keine Unmenschen. Es wurde nur übereinstimmend gesagt: „Ich kann meine Eltern emotional nicht erreichen.“ Damit möchten wir nicht behaupten, die Beziehungen zwischen den Kriegskindern und den Kriegsenkeln seien grundsätzlich spannungsreich. Aber mit Sachbeiträgen verhält es sich genauso wie mit Romanen und Filmdrehbüchern: Es macht keinen Sinn, über gesunde Familien zu schreiben. Unser Anliegen ist es, auf die Spätfolgen von NS-Zeit und Krieg in vielen deutschen Familien aufmerksam zu machen.

Es ist an dieser Stelle wichtig, sich klar zu machen, wie unterschiedlich in den Nachkriegsjahrzehnten mit den Themen Krieg und NS-Vergangenheit umgegangen wurde und welche Perspektive wann dominierte. Seit den 1970er-Jahren, vor allem nach der Ausstrahlung der amerikanischen Fernsehserie „Holocaust", galt im Westen das Thema „Die Deutschen als Opfer" als kulturell nicht mehr erwünscht. In den Medien, an den Schulen, in der Forschung ging es fast ausschließlich um die Fakten und Hintergründe von Hitlerdeutschland, um die Opfer der NS-Verbrechen. Vor diesem Paradigmenwechsel hatten die Deutschen sehr wohl unüberhörbar darüber geklagt, wie sehr sie im Krieg, in der Gefangenschaft, während der Nachkriegsarmut gelitten hatten.

Auf diese Weise wurden auch die Täter zu vermeintlichen Opfern umetikettiert. Der Psychotherapeut Jürgen Müller-Hohagen (2002, S. 76), 1946 geboren, beschreibt, wie sich Väter und Mütter, die sich während der NS-Zeit schuldig gemacht hatten, eine überaus haltbare Loyalität vonseiten ihrer Kinder sicherten: „Es waren ja unsere geliebten Eltern, die uns so entgegentraten, die uns auf den Schoß nahmen und dann vom Krieg erzählten oder beim Zubettbringen oder beim Essen, beim Spielen, bei Familienfeiern…"

Von schuldhaften Verstrickungen in das NS-Regime ist in Familien heute nur selten die Rede, mit der Auswirkung, dass sich in vielen Fällen eine diffuse Identität bei den Nachkommen nicht auflösen lässt. Um den Nebel zu lichten, könnten folgende Frage hilfreich sein: Was bedeutet das Schweigen in meiner Familie? Welche Geheimnisse, welche Schrecken, welche Schande soll es verdecken? Welche Bilder vom Russlandfeldzug wurde der Großvater Zeit seines Lebens nicht mehr los – und was davon ist an Vater oder Mutter weitergegeben worden?

Dem Schweigen über persönliche schuldhafte Verstrickung stand in den ersten drei Nachkriegsjahrzehnten lautes Klagen über erlittenes Leid gegenüber. Die Not und die totalen Verluste der Heimatvertriebenen waren im Westen des geteilten Landes ein unüberhörbares öffentliches Thema (im Osten dagegen überhaupt nicht). Doch es klagten diejenigen, die im Krieg bereits erwachsen gewesen waren – nicht aber deren Kinder. Ihnen wurde bedeutet: „Vergiss alles. Sei froh, dass du lebst. Schau nach vorn." Daran hat sich die vergessene Generation gehalten. Den meisten Kriegskindern gelang es, vor allem auch durch unermüdliches Arbeiten, ihre Schreckenserinnerungen auf Abstand zu halten. Das bedeutete aber nicht zwangsläufig ein unbelastetes Seelenleben.

Erst seit wenigen Jahren ist „Kriegskinder" eine Generationsbezeichnung. Ihr Schicksal wurde im Jahr 2005 bei dem ersten großen Kriegskinderkongress in Frankfurt zum öffentlichen Thema, und es wurde sichtbar: Natürlich haben frühe Begegnungen mit kollektiver Gewalt Folgen, auch wenn die Betroffenen im späteren Leben nicht spüren, wodurch sie untergründig gesteuert werden. Keine Frage, Kriegserlebnisse sind sehr unterschiedlich gewesen, und unterschiedlich stark waren die Folgen der frühen Verlust- und Gewalterfahrungen. Wie hoch mag der Anteil derer sein, die Schlimmes erlebten, und derer, die Glück hatten? Seit diesem Kongress haben sich die Experten weitgehend zu der Einschätzung durchgerungen, die Hälfte habe eine normale Kindheit gehabt, und die andere Hälfte nicht. Weiter heißt es: 25 % erlebten kurzfristig oder einmalig ein Trauma, weitere 25 % waren anhaltenden und mehrfachen traumatisierenden Erfahrungen ausgesetzt. Es wird vermutet, dass die letzte Gruppe unter Spätfolgen litt oder immer noch leidet. Von den Angehörigen der Jahrgänge 1930-1945 leben heute noch 16 Millionen.

Michael Ermann, der mit seiner Forschungsgruppe an der Universität München die Spätfolgen deutscher Kriegskindheiten untersuchte, geht davon aus, „dass der Weltkrieg und die NS-Zeit ihre Spuren wohl weniger in einer offensichtlichen Labilität, Einschränkung der Lebensbewältigung oder gar klinischen Symptomen hinterlassen haben, sondern dass sie sich eher als Leerstellen ins Identitätsgefühl" eingegraben haben.

> „Tatsächlich scheint das Erinnerungstabu in den Familien und in der Nachkriegsgesellschaft bei Kriegsende zu einer Identität beigetragen zu haben, die mit vielen unklaren Ahnungen und offenen Fragen verbunden ist: Ahnungen und Fragen über die familiären Biografien, aber auch über sich selbst. Denn solange sie – also die Kriegskinder – ‚alles mit sich selbst' ausgemacht haben, gab es weder die Erfahrung, vom anderen erkannt

> und begriffen zu sein, noch die einer tieferen Verbundenheit. Ohne Erinnerungsarbeit gibt es kein Gefühl der Kontinuität des eigenen Lebens – ohne diese gibt es keine positive Identität." (Ermann, 2006)

Wenn also selbst die große Gruppe der Kriegskinder über viele Jahrzehnte völlig ahnungslos bezüglich ihren eigenen Prägungen und ihren Verunsicherungen war, wie sollten deren Kinder, die Kriegsenkel, auf die Idee kommen, sie könnten ein kollektives, belastendes Erbe mit sich herumtragen, oder genauer: sie könnten von ihren Eltern eine verunsicherte Identität übernommen haben?

Wir stellten bei unserer Arbeit fest: In den meisten Familien der Angehörigen der 1960er-Jahrgänge hatten keine Dramen stattgefunden. Stattdessen war die Rede von „Nebel" und von „Unlebendigkeit". Ein 45jähriger Sohn beschrieb das Klima in seinem Elternhaus als eine „stillstehende graue Soße." Was die Kriegsenkel belastete, war etwas völlig Unspekulatives, etwas Unsichtbares – ein Vakuum.

Die Kriegsenkel sind in ihrer Mehrzahl geprägt von einer außergewöhnlichen Loyalität gegenüber Mutter und Vater, nicht selten einer Loyalität, der sie ihre eigene Weiterentwicklung und ihre Wünsche nach Unabhängigkeit unterordnen. Als erwachsene Kinder schlecht über Mutter oder Vater zu reden, kam vielen Seminarteilnehmern vor wie Verrat, und zwar auch dann, wenn ein Elternteil bereits verstorben war. Von klein auf hatten sie die Bedürftigkeit der Erwachsenen gespürt und versucht, es ihnen „leicht" zu machen und sie zu trösten. Damit war das Fürsorgeprinzip zwischen Eltern und ihren Kindern auf den Kopf gestellt worden. Wenn sie nun als Erwachsene ihre Eltern um jeden Preis schonen wollten, setzte sich diese ungesunde Fürsorge fort. Sie „verschwanden" hinter dem Leid von Mutter und Vater.

Wir reden hier über Menschen, überwiegend zwischen 40 und 50 Jahren alt, denen die eigenen Eltern unwillentlich Schaden zufügten, und – was die Folgen bis heute so schwer erträglich macht – deren Eltern keine eigene Beteiligung am Unglück ihres Kindes sehen bzw. die überhaupt kein Unglück wahrnehmen. Die Eltern werden in diesem Beitrag nicht beschuldigt, denn als Traumatisierte konnten sie ihr Handeln nicht richtig einschätzen. Aber sie werden auch nicht geschont. Denn Schonung würde bedeuten, das Schweigen in die nächste Generation weiterzutragen, wo es erneut Verwirrung und unerklärliche Symptome verursachen könnte.

Es gibt in Deutschland keine Familien, an denen der Krieg und die NS-Zeit spurlos vorbeigegangen sind. Der größte Teil der Bevölkerung will das auf sich beruhen lassen. „Wir wollen an die alten Familiengeschichten nicht mehr denken", wird gesagt, „und was damals in Deutschland geschah, ist uns ja nun hinreichend bekannt. In der Schule mussten wir uns bis zum Überdruss damit befassen. Es fehlt nicht an Fakten."

Mag sein. Was aber sicher fehlt, ist ein Verständnis für die Auswirkungen dieser Vergangenheit. Was bedeutet diese Erbschaft für unsere persönliche Identität, für unsere Familienidentität und letztlich auch für unsere gesellschaftliche Identität? Die Schriftstellerin Tanja Dückers (2002), 1968 geboren, spricht im Zusammenhang mit den Spätfolgen von NS-Zeit und Krieg von einem Nachbeben. Also nach dem Erdbeben das Nachbeben. Um es neben allen anderen Lebenserschütterungen zu identifizieren, bedarf es einer geradezu seismografischen Wahrnehmung. Rein intellektuell lässt es sich erst recht nicht erfassen. Dennoch: Viele Nachgeborene werden etwas davon spüren, aber sie können es nicht einordnen. Das Erdbeben selbst haben sie ja nicht erlebt.

Aber vielleicht nehmen sie etwas anderes bei sich wahr: Sie haben das Gefühl, sie würden ihre Potenziale nicht ausschöpfen. Irgendetwas bremst sie. Sie trauen sich beruflich zu wenig zu oder sie kommen nicht zur Gründung einer eigenen Familie. Die Kinder der Kriegskinder gehören der Altergruppe an, die am stärksten an psychologischer Hilfe interessiert ist. Den Psychotherapeuten sind die in diesem Beitrag beschriebenen Schwierigkeiten und Symptome wohlbekannt, weshalb sie zunehmend die Eltern und Großeltern ihrer Patienten mit deren zeitgeschichtlichem Hintergrund in den Blick nehmen. Die Psychotherapeuten sagen: Auffällig bei den heute 40- bis 50Jährigen sei eine diffuse Identität. Offenbar empfinden sich viele Menschen als unstimmig. Nicht alles lässt sich aus der eigenen Biografie erklären.

Wenn Romanschriftsteller und Drehbuchautoren sich für die Schnittstelle zwischen Familienalbum und zeitgeschichtlichem Hintergrund interessieren, dann deshalb, weil sie einer Geschichte und seiner Hauptfigur mehr Tiefe geben möchten. Wir haben festgestellt: Hier, an dieser Schnittstelle, befindet sich häufig auch der Schlüssel für einen neuen Zugang zu bislang ungeklärten Fragen der eigenen Identität. Neugier ist eine gute Voraussetzung für ein zunächst beklemmendes, dann zunehmend spannendes und in der Konsequenz Erleichterung schaffendes Thema. Wir möchten Menschen ermutigen, ihre Familiengespenster aus ihrem Schatten herauszulocken, damit diese endlich aufhören, Verwirrung zu stiften.

Literatur

Brisch, Karl Heinz (2003). Bindungsstörungen und Trauma. In Karl Heinz Brisch & Theodor Hellbrügge (Hg.), *Bindung und Trauma* (S. 105-135). Stuttgart: Klett-Cotta.

Dückers, Tanja (2002). Verdrängte Schuld. Die Autorin Tanja Dückers („Spielzone"), 33, über ihren entstehenden Roman „Himmelskörper" und dessen thematische Nähe zum Grass-Bestseller „Im Krebsgang". Interview. *Der Spiegel 11*, 236.

Ermann, Michael (2006). *Kriegskinder im Forschungsinterview.* Unveröffentlichter Vortrag bei der Tagung „Der Krieg nach dem Krieg – Spätfolgen bei traumatisierten Menschen" in Kiel am 6. und 7. Oktober 2006.

Grünberg, Kurt (Hg.) (2001). *Unverlierbare Zeit. Psychosoziale Spätfolgen bei Nachkommen von Opfern und Tätern.* Tübingen: diskord. (Psychoanalytische Beiträge aus dem Sigmund-Freud-Institut. 6.)

Illies, Florian (2000). *Generation Golf. Eine Inspektion.* Berlin: Argon.

Knuth, Hans Christian (2006). *Der Krieg der Väter – die Ängste der Kinder – die Fragen der Enkel.* Unveröffentlichter Vortrag bei der Tagung „Der Krieg nach dem Krieg – Spätfolgen bei traumatisierten Menschen" in Kiel am 6. und 7. Oktober 2006.

Kossert, Andreas (2008). *Kalte Heimat. Die Geschichte der deutschen Vertriebenen nach 1945.* München: Siedler.

Müller-Hohagen, Jürgen (2002). *Geschichte in uns. Seelische Auswirkungen bei den Nachkommen von NS-Tätern und Mitläufern.* Berlin: Knesebeck.

Radebold, Hartmut (2003). *Kindheit im II. Weltkrieg und ihre Folgen.* Gießen: psychosozial.

stern 33/2008. Themenschwerpunkt: 40+ und dann? 7.8.2008.

Verzeichnis der Autorinnen und Autoren

Georg Bode

Georg Bode arbeitet als Familien- und Psychotraumatherapeut in den rheinischen Kliniken Langefeld. Sabine und Georg Bode veranstalten Seminare zu den Auswirkungen von NS-Zeit und Krieg in deutschen Familien mit dem Titel: „Was die Eltern weitergaben“.

Kontakt: Georg.Bode@lvr.de

Sabine Bode

Sabine Bode ist Journalistin und Autorin. Ihre Bücher zum Thema – „Die vergessene Generation. Die Kriegskinder brechen ihr Schweigen“, 2004, „Die deutsche Krankheit – German Angst“, 2006, und „Kriegsenkel. Die Erben der vergessenen Generation“, 2009 – erschienen beim Verlag Klett-Cotta.

Kontakt: www.Sabine-Bode-Koeln.de

Steffen Boldt

Steffen Boldt ist Diplom-Sozialpädagoge/Sozialarbeiter sowie ausgebildeter Schauspieler, Sänger und Tänzer. Jahrgang 1974. Im Rahmen seines Studiums und der langjährigen Arbeit im Suchtbereich befasste er sich mit dem Thema Männer, Sucht und Trauma sowie genderspezifischer Suchtarbeit. Derzeit arbeitet er im Betreuten Gruppenwohnen für ehemals Drogenabhängige in Berlin.

Kontakt: stef-fen@web.de

Stephanie S. Covington

Dr. Stephanie S. Covington war Vorsitzende des Frauen-Komitees des Internationalen Rats für Alkoholismus und Sucht und Beraterin beim Ministerium für Drogen und Verbrechen der Vereinten Nationen (UNODC) in Wien und dem Zentrum für Behandlung von Missbrauch (CSAT) in Washington, D.C. Heute leitet sie das Institut für Beziehungsentwicklung sowie das Zentrum für Gender and Justice in La Jolla, CA. Sie ist Therapeutin, Autorin, Organisationsberaterin und Dozentin, arbeitet im Nationalen Verband der Sozialarbeit und der Amerikanischen Kommission für Medizinische Psychotherapie.

Kontakt: contact@stephaniecovington.com

Michael Engels

Michael Engels, Diplom-Sportlehrer, Diplom-Psychologe, Psychologischer Psychotherapeut. 2002 bis 2008 in der Fachklinik Beusingser Mühle tätig und u. a. mit der Weiterentwicklung und Durchführung der männerspezifischen Suchttherapie betraut. Referenten- und Fortbildungstätigkeit zu männerbezogener Arbeit. Verschiedene themenspezifische Veröffentlichungen. Seit Juli 2008 niedergelassener Psychotherapeut in eigener Praxis mit traumatherapeutischem Schwerpunkt.

Kontakt: praxis-engels@t-online.de

Natalie Eppler

Natalie Eppler, Jahrgang 1977, Diplom-Pädagogin, wissenschaftliche Mitarbeiterin an der Universität Marburg, Institut für Sozial- und Rehapädagogik. Ausbildung in Systemischer und Integrativer Therapie und langjährige Tätigkeit in Rehabilitationseinrichtungen für Drogenabhängige.

Promotionsprojekt zu Ausstiegsverläufen von drogenkonsumierenden Menschen. Schwerpunkte: Qualitative Forschung, Sucht- und Therapieforschung.

Kontakt: natalie.eppler@online.de

Silke Birgitta Gahleitner

Silke Birgitta Gahleitner studierte Soziale Arbeit und promovierte in Klinischer Psychologie. Sie arbeitete langjährig als Sozialarbeiterin und Psychotherapeutin in der sozialtherapeutischen Einrichtung für traumatisierte Mädchen TWG Myrrha sowie in eigener Praxis. Seit 2005 ist sie als Professorin für Klinische Psychologie und Sozialarbeit mit den Arbeits- und Forschungsschwerpunkten psychosoziale Diagnostik, Psychotherapie und Beratung, qualitative Forschungsmethoden und Psychotraumatologie zunächst an der EFH Ludwigshafen, danach an der ASFH Berlin tätig.

Kontakt: sb@gahleitner.net

Connie Lee Gunderson

Connie Lee Gunderson unterrichtet Sozialarbeit an der University of Applied Sciences, Bremen, und ist Doktorandin an der Universität Bremen. Ihr Forschungsgebiet ist das Thema Frauen, Trauma und Sucht, in dem sie seit über 25 Jahren tätig ist.

Kontakt: hello@connie-gunderson.de

Ruth Großmaß

Prof. Dr. Ruth Großmaß, Studium der Philosophie, Pädagogik, Germanistik; Promotion in Pädagogik mit einer sozialphänomenologischen Studie zu Beratung. Seit 2004 Hochschullehrerin an der Alice-Salomon-Hochschule Berlin für das Fach Ethik. Praxiserfahrungen in Beratung, Psychotherapie und Supervision. Hauptberufliche Tätigkeit in der Hochschulberatung (Universität Bielefeld) mit den Arbeitsschwerpunkten wissenschaftliches Arbeiten und Beratung von Frauen. Heutige Forschungsschwerpunkte: Ethik in der sozialen und psychosozialen Praxis; sozialhistorische Analysen zu Beratung; Gender.

Kontakt: grossmass@asfh-berlin.de

Kaja Swanhilt Haeger

Kaja Swanhilt Haeger, M. A., ist derzeit als Projektreferentin im Bologna-Zentrum der Hochschulrektorenkonferenz tätig. Ihr Verantwortungsbereich umfasst dabei hauptsächlich die Beratung, Veranstaltungsorganisation und Informationsverbreitung zum Bologna-Reformprozess. Parallel arbeitet sie an ihrer Doktorarbeit zum Thema „männliche Repräsentationen von Jugendlichen mit türkischem Migrationshintergrund". Ihre Schwerpunktthemen liegen dabei insbesondere in der Migrations- und kritischen Maskulinitätsforschung sowie der qualitativen Empirie.

Kontakt: Kaja.haeger@gmx.de

Klaus Dieter Horlacher

Klaus Dieter Horlacher, Diplom-Psychologe und Gesprächspsychotherapeut, Jahrgang 1967. Seit 1998 psychotherapeutische Arbeit in freier Privatpraxis. Therapeutischer Schwerpunkt ist die Therapie und Beratung bei

Sucht und Abhängigkeit, sexuellem Missbrauch sowie körperlicher oder psychischer Gewalt. Er arbeitet hierbei in enger Kooperation mit einer Fachklinik für Suchterkrankungen und Doppeldiagnosen, einer Drogenberatungsstelle sowie verschiedenen Berufsgenossenschaften. Darüber hinaus berät er supervisorisch verschiedene Einrichtungen der Suchtkrankenhilfe.

Kontakt: horlacher@ppm-online.de

Paul Kivel

Paul Kivel ist Dozent für Sozialrecht, Aktivist, Schriftsteller und leitet gewaltpräventive Maßnahmen. Er entwickelte Trainingsmethoden für Jugendliche und Erwachsene in verschiedenen Lebenssituationen und ist Autor zahlreicher Bücher und Programme. Zum Thema erschienen „Helping teens stop violence“, 1992 (in deutscher Sprache 1993: „Die Gewalt stoppen – ein Praxisbuch für die Arbeit mit Jugendlichen“; Co-Autor: Alan Creighton) und„Boys will be men“, 1999.

Kontakt: www.paulkivel.com

Luise Reddemann

Prof. Dr. med. Luise Reddemann, Nervenärztin, Fachärztin für psychotherapeutische Medizin und Psychoanalytikerin, langjährige Leiterin einer psychosomatischen Klinik. Jetzt überwiegend lehrend und forschend tätig. Honorarprofessorin an der Universität Klagenfurt für Psychotraumatologie und Medizinische Psychologie. Mitherausgeberin der „Zeitschrift für Psychotraumatologie, Psychotherapiewissenschaft und Psychologische Medizin“ beim Asanger-Verlag und Mitglied des Wissenschaftlichen Beirats der Lindauer Psychotherapiewochen.

Kontakt: L.reddemann@t-online.de

Sabine Scheffler

Dr. Sabine Scheffler, Diplom-Psychologin, Psychologische Psychotherapeutin, Supervisorin (DGSV), Professorin (emer.), therapeutische und Beratungspraxis. Schwerpunkte: Sozialpsychologie, Frauen- und Geschlechterforschung, Arbeit mit Folgen von Gewalt und Diskriminierung.

Kontakt: sabschef@t-online.de

Thomas Schlingmann

Thomas Schlingmann, Jahrgang 1958, Fachberater für Psychotraumatologie, 1995 Mitbegründer von Tauwetter (Anlaufstelle für Männer, die als Jungen sexuell missbraucht wurden), seither tätig in der Beratungsarbeit für betroffene Männer und unterstützende Angehörige sowie in der Startbegleitung von Selbsthilfegruppen und in der Fortbildung zum Themenkomplex sexuelle Gewalt gegen Jungen und ihre Auswirkungen. Arbeitsschwerpunkte unter anderem: Geschlechtsspezifik nach sexueller Gewalt, Frauen als Täterinnen, Methodik der beratenden Arbeit mit Gewaltopfern.

Kontakt: beratung@tauwetter.de

Rudolf Schmitt

Prof. Dr. Rudolf Schmitt, Jahrgang 1959, Abschluss in Psychologie und Germanistik, Ausbildung in Verhaltenstherapie und systemischer Therapie, mehrjährige Tätigkeiten in Einzelfall- und Familienhilfe sowie Psychiatrie. Seit 1997 Lehre an der Hochschule Zittau/Görlitz, Fachbereich Sozialwesen. Arbeitsschwerpunkte: Sucht, Psychiatrie, Beratung, qualitative Forschungsmethoden, Metaphernanalyse.

Kontakt: r.schmitt@hs-zigr.de

Sybille Teunißen

Sybille Teunißen, Diplom-Psychologin, Psychologische Psychotherapeutin, Klinikleiterin der Fachklinik Beusingser Mühle, einer stationären medizinischen Rehabilitationseinrichtung für Drogenabhängige in Trägerschaft der Diakonie Ruhr-Hellweg mit den Behandlungsschwerpunkten der integrativen Therapie von Drogenabhängigkeit und Traumafolgestörungen, der geschlechtsbezogenen Therapie und der Behandlung von jungen erwachsenen Drogenabhängigen. Zahlreiche Fachveröffentlichungen zum Themenfeld Sucht und Traumatisierung. Nebenberuflich als Supervisorin und in der Fortbildung tätig.

Kontakt: steunissen@diakonie-ruhr-hellweg.de

Dorothea Zimmermann

Dorothea Zimmermann, Psychologische Kinder- und Jugendtherapeutin, Traumatherapeutin. Seit 1990 bei „Wildwasser e.V. Berlin“. Mitbegründerin und Vorstand im „BIG“, Berliner Interventionsprojekt gegen häusliche Gewalt. Fortbildungsarbeit, Supervision.

Kontakt: dorothea_zimmermann@web.de

Dima Zito

Dima Zito, geboren 1970 im Ruhrgebiet. Studium der Sozialpädagogik. Nach mehreren Projekt-Aufenthalten in Mittelamerika Tätigkeit in der entwicklungspolitischen Bildungs- und Projektarbeit im Informationsbüro Nicaragua, Wuppertal. Anschließend Weiterbildungen in Systemischer Therapie, Psychodrama und Traumatherapie. Seit 2003 als Sozialpädagogin und Therapeutin im Psychosozialen Zentrum für Flüchtlinge Düsseldorf tätig, Koordination des Jugendbereichs. Aktuell Arbeit an einer qualitativen Studie zu „Kindersoldaten als Flüchtlinge in Deutschland. Lebenswelten, Traumabewältigung und Psychosoziale Arbeit" im Rahmen des Dissertationsprojekts am Fachbereich Bildungs- und Sozialwissenschaften der Universität Wuppertal als Stipendiatin der Hans-Böckler-Stiftung.

Kontakt: dima.zito@gmx.de

Psychotraumatologie
Psychotherapie
Psychoanalyse

Herausgegeben von
PD Dr. phil. Rosmarie Barwinski, PD Dr. med. Robert Bering,
Prof. Dr. Gottfried Fischer, Prof. Dr. León Wurmser

Band XXII: Silke Birgitta Gahleitner und Connie L. Gunderson (Hrsg.) (2009). Gender – Trauma – Sucht. Neues aus Forschung, Diagnostik und Praxis. 332 S., 34.50 Euro (542-7)

Band XXI: Werner Haas (2009). Das Hellinger-Virus. Zu Risiken und Nebenwirkungen von Aufstellungen. 2. korr. und erweit. Aufl., 186 S., 24.50 Euro (538-0)

Band XX: Ruthard Stachowske (Hrsg.) (2009). Drogen, Schwangerschaft und Lebensentwicklung der Kinder. Die Leiden der Kinder in suchtkranken Familien. 2. korr. Aufl., 410 S., 39.50 Euro (489-6)

Band XIX: Claus Henning Bachmann (2008). Freiheitsberaubung. Eine Vatersuche: Die Spur führt nach Auschwitz. 210 S., 25.50 Euro (497-0)

Band XVIII: Monika Becker-Fischer und Gottfried Fischer, unter Mitarbeit von Christiane Eichenberg (2008, 2. völlig neu bearb. Aufl.). Sexuelle Übergriffe in Psychotherapie und Psychiatrie. Orientierungshilfen für Therapeut und Klientin. 220 S., 25.50 Euro (460-4)

Band XVII: Brigitte Dennemarck-Jaeger (2008). Der ungehörte Schrei. Ingeborg Bachmanns Roman Malina und seine Interpreten – eine psychotraumatologische Studie. 194 S., 24.50 Euro (498-7)

Band XVI: Ruthard Stachowske (2008). Sucht und Drogen im ICF-Modell. Genogramm-Analysen in der Therapie von Abhängigkeit. 400 S., 39.50 Euro (478-9)

Band XV: Silke Birgitta Gahleitner und Connie L. Gunderson (Hrsg.) (2008). Frauen – Trauma – Sucht. Neue Forschungsergebnisse und Praxiserfahrungen. 200 S., 24.50 Euro (493-2)

Band XIV: Robert Bering (2007). Suizidalität und Trauma. Diagnostik und Intervention zur Vorbeugung suizidaler Erlebniszustände. 200 S., 25.50 Euro (462-4)

Band XIII: Katrin Boege und Rolf Manz (Hrsg.) (2007). Traumatische Ereignisse in einer globalisierten Welt. Interkulturelle Bewältigungsstrategien, psychologische Erstbetreuung und Therapie. 230 S., 22.- Euro (483-3)

Band XII: Manfred Krampl (2007). Einsatzkräfte im Stress. Auswirkungen von traumatischen Belastungen im Dienst. 230 S., 25.- Euro (486-4)

Band XI: Robert Bering und Luise Reddemann (Hrsg.) (2007). Jahrbuch Psychotraumatologie 2007. Schnittstellen von Medizin und Psychotraumatologie. 144 S., 19.50 Euro (475-8)

Band X: Renate Hochauf (2007). Frühes Trauma und Strukturdefizit. Ein psychoanalytisch-imaginativ orientierter Ansatz zur Bearbeitung früher und komplexer Traumatisierungen. 290 S., 29.- Euro (485-7)

Band IX: Monika Götz-Goerke (2007). Psychoanalytische Therapie mit früh traumatisierten Patienten. Innere und gemalte Bilder als therapeutischer Zugangsweg bei gravierenden und kumulativen Mikrotraumata der Kindheit. 280 S., 29.- Euro (470-5)

Band VIII: Mats Mehrstedt (2007). Zahnbehandlungsängste. Analyse empirischer Forschungsergebnisse aus der Literatur und Untersuchungsergebnisse aus der Praxis. 242 S., 23.- Euro (479-6)

Band VII: Angelika Birck (2006, 3. Aufl.).Traumatisierte Flüchtlinge – Wie glaubhaft sind ihr Aussagen? 164 S., 17.- Euro (376-8)

Band IV: Maria Pia Andreatta (2006). Erschütterung des Selbst- und Weltverständnisses durch Traumata. Auswirkungen von primärer und sekundärer Traumaexposition auf kognitive Schemata. 330 S., 29.- Euro (458-1)

Band V: Gottfried Fischer (2005). Konflikt, Paradox und Widerspruch. Ausstieg aus dem Labyrinth – für eine dialektische Psychoanalyse. 185 S., 19.- Euro (434-5)

Band IV: Rosmarie Barwinski (2005). Traumabearbeitung in psychoanalytischen Langzeitbehandlungen. Einzelfallstudie und Fallvergleich auf der Grundlage psychotraumatologischer Konzepte und Modelle. 360 S., 39.- Euro (425-3)

Band III: Gaby Breitenbach und Harald Requardt (2005, 2. Aufl.). Psychotherapie mit entmutigten Klienten. Therapeutische Herausforderungen. 250 S., 29.- Euro (438-3)

Band II: Gottfried Fischer und Christiane Eichenberg (Hrsg.) (2005). Jahrbuch Psychotraumatologie 2005. Traumabehandlung in der tiefenpsychologischen und analytischen Psychotherapie. 182 S., 19.- Euro (440-6)

Band I: Doris Denis (2004). Die Angst fährt immer mit ... Wie Lokführer traumatisierende Schienenunfälle bewältigen. 280 S., 29.- Euro (423-3)

www.asanger.de

Gottfried Fischer

Kausale Psychotherapie.

Manual zur ätiologieorientierten Behandlung psychotraumatischer und neurotischer Störungen. Kröning: Asanger Verlag 2007. 672 S., Festeinband, 90 Abb. und Tab., € 75.-, ISBN 978-3-89334-435-2

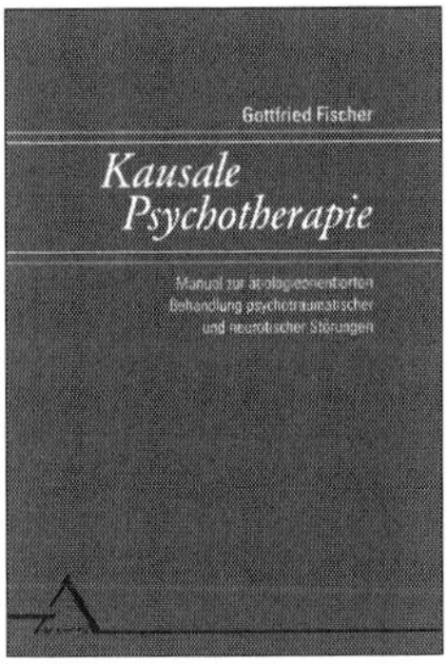

Das erste und bisher einzige Psychotherapiemanual, das den therapeutischen Interventionsstil nach der Ätiologie psychischer Störungsbilder variiert.

„Eine differenzielle Therapieführung bis in ihre Feinheiten ausgearbeitet und manualisiert zu haben, ist das Verdienst dieser Arbeit ... In Verbindung mit einem Testmodul mit automatisierter Testauswertung liegt ein rundes Softwarepaket vor, welches das Manual in idealer Weise ergänzt ... Fraglos bietet der Ansatz auch Verhaltenstherapeuten genügend Anknüpfungspunkte, ihre eigenen Stärken einzubringen, um sie durch ökologisch-dialektisches Denken zu erweitern."(Psychotherapeut, 2007)

Peter K. Schneider

Multiplentherapie.

Konzepte, Materialien und ernste Spiele für eine integrative Praxis. Kröning: Asanger Verlag 2007. 280 S., € 29.50, ISBN 978-3-89334-482-6

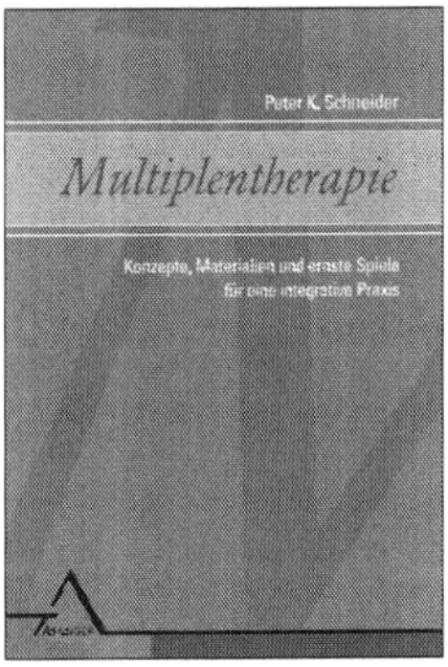

Der Autor entwickelt im handwerklichen Detail erstmalig eine Therapieform, die mit eigens adaptierten Übungsmaterialien die schmerzliche Phasenfolge von Traumakonfrontation und Integration umzukehren erlaubt.

„Danke für diesen Lesegenuss! Jeder Satz belegt, dass ein Praktiker spricht mit einer immensen Erfahrung, der sich aber auch nicht scheut, seine Erkenntnisse mit denen anderer zu vergleichen"

(Hans-Martin Zöllner, Schweizer Archiv für Neurologie und Psychiatrie)

Asanger Verlag, Kröning

Dr. Gerd Wenninger, Bödldorf 3, 84178 Kröning, Mail: verlag@asanger.de

www.asanger.de

Robert Bering, Luise Reddemann (Hg.)
Jahrbuch Psychotraumatologie 2007.
Schnittstellen von Medizin und Psychotraumatologie. Kröning: Asanger Verlag 2007. 200 S., € 19.50, ISBN 978-3-89334-475-8

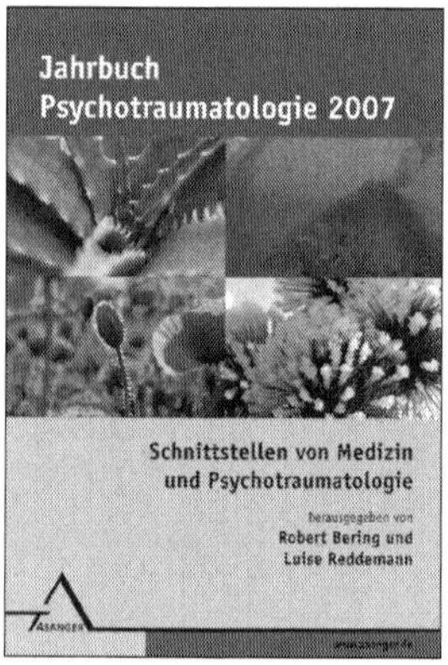

Grundlage der unterschiedlichen therapeutischen Richtungen in diesem Jahrbuch (z.B. PITT, MPTT, MPTT-KJ) ist eine psychodynamische Modellvorstellung: Die Therapien setzen an den inneren Widersprüchen und Konflikten an, die aus traumatischen Erfahrungen entstehen, um stagnierende Entwicklungsprozesse freizusetzen und die Fähigkeit zur Selbstregulation wieder herzustellen.

Aus dem Inhalt:

- Neurobiologie und Psychopharmakologie der Posttraumatischen Belastungsstörung
- Umgang mit Belastungsstörungen in der hausärztlichen Versorgung
- Die psychotraumatologische Ätiologie in ausgewählten Problemstellungen der Allgemeinmedizin
- Begutachtung von Trauma- und Traumafolgestörungen

Gottfried Fischer, Christiane Eichenberg (Hg.)
Jahrbuch Psychotraumatologie 2005.
Traumabehandlung in der tiefenpsychologischen und analytischen Psychotherapie. Kröning: Asanger Verlag 2005. 182 S., € 19.-, ISBN 978-3-89334-440-3

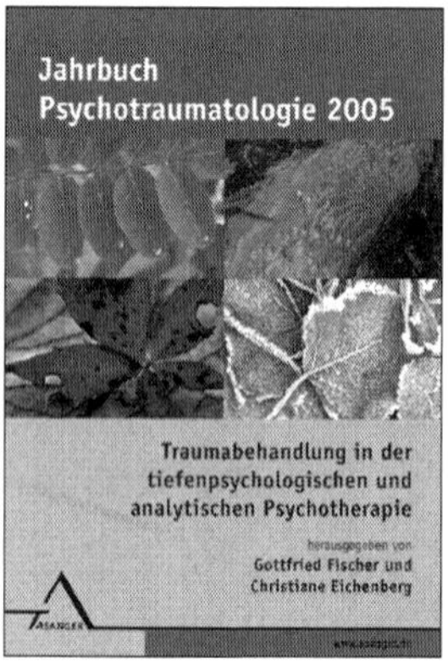

Das erste Jahrbuch seit Erscheinungsdatum der Zeitschrift für Psychotraumatologie und Psychologische Medizin (ZPPM) im Jahr 2003 präsentiert Beiträge zur tiefenpsychologischen und psychoanalytischen Therapie traumatisierter Menschen: Begriffsklärungen und Definitionen aus der psychodynamischen Psychotherapie und Traumabehandlung, Übertragung und Gegenübertragung in der Therapie einer PTBS, Trauma und Traumabehandlung im Kindes- und Jugendalter, spezielle Therapieverfahren sowie Forschungsergebnisse.

"Der Band lebt durch seine Zeitschriftenartikeln inhärente Aktualität des Wissensstandes, die hier thematisch gebündelt in Buchform angeboten werden. Er ist somit von besonderem Reiz sowohl für Forscher als auch für Praktiker, die den Anschluss an den aktuellen Stand der Forschung im Bereich der Psychoanalyse und Tiefenpsychologie nicht verlieren möchten "(PiD-Heft 4/2006)

Asanger Verlag, Kröning
Dr. Gerd Wenninger, Bödldorf 3, 84178 Kröning, Mail: verlag@asanger.de